全国中医药高等院校规划教材

脊柱相关疾病学

（供中医骨伤科学、针灸推拿学、康复治疗学等专业用）

主　审　韦贵康

主　编　周红海

U0364268

中国中医药出版社

·北　京·

图书在版编目（CIP）数据

脊柱相关疾病学 / 周红海主编 . —北京：中国中医药出版社，2023.1
全国中医药高等院校规划教材
ISBN 978-7-5132-7912-3

Ⅰ.①脊…　Ⅱ.①周…　Ⅲ.①脊柱病—中医治疗法—中医学院—教材
Ⅳ.① R274.915

中国版本图书馆 CIP 数据核字（2022）第 214392 号

中国中医药出版社出版
北京经济技术开发区科创十三街 31 号院二区 8 号楼
邮政编码　100176
传真　010-64405721
河北品睿印刷有限公司印刷
各地新华书店经销

开本 889×1194　1/16　印张 12.25　字数 324 千字
2023 年 1 月第 1 版　2023 年 1 月第 1 次印刷
书号　ISBN 978-7-5132-7912-3

定价　52.00 元
网址　www.cptcm.com

服 务 热 线　010-64405510　　微信服务号　zgzyycbs
购书热线　010-89535836　　微商城网址　https://kdt.im/LIdUGr
维 权 打 假　010-64405753　　天猫旗舰店网址　https://zgzyycbs.tmall.com

如有印装质量问题请与本社出版部联系（010-64405510）

全国中医药高等院校规划教材

《脊柱相关疾病学》
编 委 会

主 审

韦贵康（广西中医药大学）

主 编

周红海（广西中医药大学）

副主编

韦 坚（广西中医药大学）　　　　　　张 军（北京中医药大学）

编 委（以姓氏笔画为序）

卢建华（浙江中医药大学）　　　　　　刘俊宁（福建中医药大学）

关智宇（贵州中医药大学）　　　　　　何心愉（广西中医药大学）

宋志靖（甘肃中医药大学）　　　　　　陆 延（广西中医药大学）

陈 超（南方医科大学）　　　　　　　赵长伟（长春中医药大学）

秦明芳（广西中医药大学）　　　　　　黄俊卿（河南中医药大学）

熊 勇（湖北中医药大学）

编写说明

　　脊柱相关疾病学是中医骨伤科学的重要分支，随着现代生活和工作方式的改变，脊柱疾病不断增多，脊柱相关疾病的发病率正日益引起人们的重视。

　　20世纪70年代后，脊柱相关疾病作为一个独立的边缘学科逐渐被认识和研究。1976年秋，中医骨伤科专家韦贵康、张长江牵头的中医骨伤科学术研讨会议在北京召开，会议提出了"脊柱相关疾病"的名称；1978年韦贵康发表了《颈椎旋转复位法治疗颈性血压异常37例初步观察》；1979年张长江发表了《中西医结合治疗颈椎病所致失明4例报告》；1980年李起鸿报道了"颈椎病性类冠心综合征""颈椎病与冻结肩"；此后许多的中医骨伤科名医名师陆续发表了不少与脊柱相关的病种。1984年4月"脊柱相关疾病讨论会"在北京举办，来自全国14个省市的代表介绍了54种脊柱相关疾病，涉及神经、循环、消化、呼吸、泌尿、生殖、内分泌等系统。1991年第一届国际脊柱相关疾病学术讨论会介绍的脊柱相关疾病达40余种，并建立了脊柱相关疾病学科，随后对脊柱病引起的其他系统疾病的诊治进行了深入研究。与此同时，随着脊柱与脊柱相关疾病的研究不断深入，相关专著陆续出版。代表性著作有段俊峰、魏征、龙层花的《脊椎病因治疗学》，韦贵康的《软组织损伤与脊柱相关疾病》《脊柱相关疾病学》，张长江、董福慧的《脊柱相关疾病》《临床脊柱相关疾病》，钟士元的《脊柱相关疾病治疗学》等，这些专著从不同层次和角度阐述了由脊柱病变引起的其他系统疾病的诊断与中医治疗，特别对手法治疗进行了系统的基础研究与临床观察，确立了"脊柱相关疾病"的概念，拓展了"脊柱相关疾病"的中医诊断和治疗的外延与内涵，补充了新的病因学说，提供了与以往不同的诊断和治疗方向。

　　为了推广"脊柱相关疾病"这门学科，由中国中医药出版社牵头，广西中医药大学周红海主编，来自全国10所高等中医药院校的专家、学者组成编委会，着手编写本教材。该教材旨在贯彻落实国务院办公厅《关于深化医教协同进一步推进医学教育改革与发展的意见》和教育部《普通高等学校教材管理办法》等文件精神，深化中医药高等教育教学改革，突出特色教学，提升教学水平和培养质量，推进新医科建设。本教材特别邀请国医大师韦贵康主审，并以韦贵康教授与王守东、张俐教授编著的《脊柱相关疾病学》为蓝本，以全国名中医孙树椿的《清宫正骨手法图谱》等相关代表性著作为重要参考，坚持基本理论、基本知识、基本技能，思想性、科学性、先进性、启发性、适用性，特定学制、特定专业方向、特定对象的"三基五性三特定"原则，体现学科发展及学术成果，突出实用性，注重实践技能培养，创新编写形式，突出特色，契合相关临床人才培养的需求，以为中医人才队伍建设提供新的思路。本教材适用于中医骨伤科学、针灸推拿学、康复治疗学等专业用。

　　参与本教材编写的均为长期从事教学及临床一线的骨伤科专家。本教材共十一章，第一章概论由周红海编写；第二章脊柱相关疾病应用解剖由陈超编写；第三章脊柱相关疾病的病因病机病理由宋志靖编写；第四章脊柱相关疾病的诊断由陆延编写；第五章手法治疗由陆延、韦坚编写；第六章其他疗法由张军、何心愉编写；第七章护理由秦明芳编写；第八章颈椎性脊柱相关疾病的诊断和治疗由周红海、宋志靖、陆延、何心愉编写；第九章胸椎性脊柱相关疾病的诊断和治疗由赵长伟、关智宇编写；第十章腰骶椎性脊柱相关疾病的诊断和治疗由熊勇、卢建华、关智宇编写；第十一章脊源性亚健康由黄俊卿、刘俊宁编写。全书由周红海、韦坚、何心愉统稿。

　　编委会成员本着创新求实的敬业精神和科学态度，竭尽心智，精益求精，力求编出高质量的教材。教材编写过程中得到了相关院校专家、同道、广西中医药大学国医大师韦贵康学术思想与临床诊疗传承发展研究中心以及中国中医药出版社的大力支持和协助，在此谨表深深的感谢！

　　由于时间紧迫，教材中难免有不足或疏漏之处，诚望各院校师生及广大读者提出宝贵意见，以便进一步修订提高。

《脊柱相关疾病学》编委会

2022 年 2 月

目 录

第一章

概　论

一、脊柱相关疾病学的概念

脊柱相关疾病学是在中医学整体观理论指导下，专门研究脊柱自身疾病及脊柱相关的疾病的病因、病机、诊断以及防治等的一门学科，是中医骨伤科学体系的重要组成部分。

脊柱相关疾病也称脊柱源性疾病或脊椎源性疾病，有广义和狭义之分。广义的脊柱相关疾病是指由于脊柱及周围软组织力学不平衡所导致的诸多疾病，不仅涉及常见的如落枕、颈椎病、腰椎间盘突出症等颈肩腰腿痛疾病，还涉及如头痛、眩晕、血压异常等循环、呼吸、消化、神经、内分泌、免疫系统病症。狭义的脊柱相关疾病仅仅指脊柱及周围软组织不平衡所致心血管系统、神经系统、消化系统、内分泌系统、运动系统等对应脏器功能减弱或失调。需要注意的是，脊柱及周围软组织不平衡是引起其他系统疾病的一个重要原因，而不是全部发病因素。

二、脊柱相关疾病学的形成与发展

（一）中医对脊柱相关疾病的认识

古代文献虽然没有提出脊柱相关疾病的精确概念，但其相关论述散见于各朝代若干医集中，认为其与经络有关，特别是与督脉及足太阳膀胱经关系密切。

春秋战国时期，中医对脊柱相关疾病的认识可追溯到春秋战国时期。《黄帝内经》对脊柱、脊椎、脊髓形态及相应的疾病已有相关认识，"经脉"一词论述的内容与现代脊神经及走行于脊柱旁的交感神经极其相似，正如《灵枢·经脉》中阐述的"经脉为始，营其所行，知其度量，内次五脏，外别六腑"。而督脉则与脊髓和脊神经更加接近，如《素问·骨空论》曰："督脉者，起于少腹以下骨中央……绕篡后，别绕臀，至少阴与巨阳中络者，合少阴上股内后廉，贯脊属肾，与太阳起于目内眦，上额交巅上，入络脑，还出别下项，循肩髆内，侠脊抵腰中，入循膂络肾。"《灵枢·经脉》曰："督脉之别，名曰长强，挟膂上项，散头上，下当肩胛左右，别走太阳，入贯膂。"《难经·二十八难》曰："督脉者，起于下极之俞，并于脊里，上至风府，入属于脑"。《素问·气府论》在论述"脊椎法"时还指出："督脉气所发者二十八穴：项中央二，发际后中八，面中三，大椎以下至尻尾及傍十五穴"，明确指出脊柱旁开的十五穴是"督脉气所发"，指出了督脉行走的方位以及与足太阳经、少阴经相互联络。督脉总督手足之阳经，而手足阳经行走方位与现代脊神经支配区基本一致。《灵枢·口问》所载"上气不足，脑为之不满，耳为之苦鸣，头为之苦倾，目为之眩"，《灵枢·大惑论》中"邪中于项，因逢其身之虚，其入深，则随眼系以入于脑，入于脑则脑转，脑转则引目系急，目系急则目眩以转矣"，这些论述都与颈椎性疾病相似。

由此可见，春秋战国时期脊柱相关疾病学已经萌芽，并为其理论、诊断、治疗奠定了基础。

秦汉三国两晋南北朝时期，东汉张仲景著述的《伤寒杂病论》指出风、寒、湿可致腰痛。晋代皇甫谧《针灸甲乙经》中论述了膀胱俞、秩边、志室、承扶都是足太阳膀胱经之腧穴，明确指出内脏的病变与脊柱督脉及督脉旁穴位的关系，初步形成了中医学以经络穴位学说论述脊柱相关疾病的独特理论。

隋唐时期，随着骨伤科临床诊断学、病理学及治疗学的进步，脊柱相关疾病的诊疗得到了进一步发展。隋代巢元方对各种脊柱相关疾病的病因病机进行了详细论述，提出肾虚为其根本，其病因主要有 5 种，并按照病因分别辨证论治。《诸病源候论》"养生方导引法"中介绍用引、伸、摇、振、压、努、挽等治疗颈腰病痛，首次报道了应用旋转法治疗颈椎病。唐代孙思邈在《备急千金要方》"老子按摩法"中介绍了推、捺、捻、掘、掖、细、抱、托、筑、挽、振、摇、搦、伸等手法治脊椎病及四肢病痛，并报道了用抱头旋转法治腰背痛、牵引屈伸法治疗急性腰扭伤。这一时期对腰痛、筋骨痹等脊柱相关疾病的论治已逐渐趋向辨证论治。

宋金元时期，科技的进步推动了医学空前的发展，学术上出现了百家争鸣的局面，大大推动了脊柱相关疾病学的发展。这一时期侧重对疾病的概念以及病因病机的认识，宋代王执中首次把腰脊痛的治疗从督脉、足太阳膀胱经，扩大到足厥阴肝经、足少阳胆经等。陈无择的《三因极一病证方论》对疾病的发病因素提出了著名的三因学说。金元时期，出现了以金元四大家（刘完素、张从正、李杲、朱震亨）为代表的一批著名医学家，对眩晕的概念、病因病机及治法方药均有了进一步的认识。刘完素主张眩晕的病机应从风火立论。朱震亨在《丹溪心法》对眩晕之病机则偏重于痰，有"无痰则不作眩"的主张，提出"治痰为先"的方法。

明清时期是古代医学发展的繁荣时期，涌现出一大批名医名家。脊柱相关疾病学不仅在理论上，而且在临床实践上都有了发展和提高。明代杨继洲集古代针灸之大成，治疗上以足太阳膀胱经及督脉为主，涉及 6 经 12 穴，并提出各证详细治疗方案。张介宾提出"无虚不作眩"，主张"治虚为先"。王肯堂认为风寒邪气侵袭三阳经可导致眩晕，主张从外邪论治。李中梓明确提出肾虚腰痛有肾阴虚、肾阳虚之分，并分别予六味地黄丸及肾气丸加减治疗。清代沈金鳌指出肾虚、风寒、湿热皆可导致腰痛，从虚实两方面分型论治。胡廷光著述的《伤科汇纂》，介绍了牵头踏肩法治疗颈椎损伤，并首次报导脊椎伸直型骨折脱位，用"腹部枕缸法"屈曲复位。手法推拿治疗虽在两汉时就有导引治疗，但成为完整、系统的理论体系在清代吴谦，其对腰背损伤的推拿手法做了详细的描述，将理筋与正骨手法有机结合，先理筋后正骨对后世影响很大，一直沿用至今。儿科运用"捏脊疗法"治疗疾病，如 1846 年的《理瀹骈文》载："无论风寒、外感及痘疹，皆可……背后两饭匙骨及背脊骨节间，各捏一下，任其啼叫，汗出肌松自愈。"有关各种整脊手法的运用，在《中国传统医学整脊技术史》一文详有介绍。古代中医对脊柱相关疾病虽无明确概念，但对其病因病理及与经络关系有较深的认识。病因主要有风、火、痰、湿、瘀、虚等，经络主要与督脉及足太阳膀胱经关系密切，治疗上有中药内服外用，针灸及手法治疗等。中国传统医学发展到 19 世纪初，对脊椎的复位既有过伸法，也有屈曲法，形成了一套完整的整脊疗法。

近代，将脊柱相关疾病作为一个独立的边缘学科进行研究和认识是从 20 世纪 70 年代后逐渐兴起的。20 世纪 60 年代后，中医骨伤科的振兴以及中西医结合治疗骨折和软组织损伤的兴起，中国学者用现代解剖生理学、生物力学等研究传统的整脊疗法，用科学理论阐明其机理。例如尚天裕、顾云伍对攀索叠砖法、腰背垫枕法的生物力学研究；冯天有等对旋转复位法的研究等，使传统的整脊疗法得到了发扬光大。1978 年韦贵康教授提出了"颈性血压异常"的诊断病名及手法治疗疗效观察报告。同年，张长江发表了《中西医结合治疗颈椎病所致失明 4 例报告》。1980

年李起鸿报道了"颈椎病性类冠心综合征"，随后又报道了"颈椎病与冻结肩"，潘之清编写了《颈椎病》一书，认为颈椎病与血压异常、冠心病、心律失常、脑缺血性疾病有内在的关系，颈椎病是多种疾病之元凶。随后又提出了"颈性头痛十分多见"的观点。1982年"颈性视力障碍及手法治疗"的成果通过鉴定。1984年4月"脊柱相关疾病讨论会"在北京举办，来自全国14个省市的代表介绍了54种脊柱相关疾病，涉及神经、循环、消化、呼吸、泌尿、生殖、内分泌等系统。1991年第一届国际脊柱相关疾病学术讨论会介绍的相关疾病达40余种。近年经过大量病例总结和实验研究证实已有70多种疾病与脊柱力平衡失调有关。通过大量的总结，目前认为引起脊柱相关疾病的中间环节大致有神经性、体液性、生物电性、血流动力性、代谢性、生物力学性等。这一学科的建立，为内脏病的发病补充了新的病因学说，从而为许多难治性慢性病提供了新的诊断和治疗途径。它已成为现代中医骨伤科学的诊断学、治疗学的重要组成部分之一。

（二）西医对脊柱相关疾病的认识

脊柱相关疾病是在脏腑相关、表里相关和气血经络相关的理论基础上，经过长期临床实践积累总结，运用基础医学、临床医学、生物力学和生物医学工程学等多学科进行研究的一类疾病，是从脊柱力学观点出发研究脊柱与疾病关系的一门科学。脊柱相关疾病目前研究的内容集中在脊柱力学不平衡而致肌张力失衡，骨关节轻度位移，压迫刺激周围的血管神经，引起身体其他系统的相应症状、体征，发生疾病的脏器或组织均与脊柱相互分离且有各自的功能。现代医学对脊柱相关疾病的研究涉及病因、病理、治疗、康复等多方面，采用的方法也呈现出跨专业、跨学科、跨领域的趋势。将脊柱相关疾病作为一个独立疾病认识，只是近年才开始的。现代医学对脊柱相关性疾病的认识始于20世纪初。Philps在1927年首先指出心绞痛样心前区疼痛可因颈神经根受压而出现。Parisie于1976年在《颈性综合征》一文中提到，颈椎病症状除颈部疼痛、僵硬，放射到一侧或两侧肩部、上背部或肩胛区外，常伴有头痛、头晕、视力障碍、耳鸣等。在国内脊柱相关疾病作为一个独立的边缘学科进行研究和认识是从20世纪70年代后逐渐兴起的。"脊柱相关疾病学说"于70年代初由国内魏氏首先提出。是在诊治退行性脊柱病、神经综合征、胸腰椎后关节功能紊乱等症1700例脊柱疾病中，偶然观察到三种疾病好转后，原有1/3并发植物功能紊乱的内脏亦好转。为此以中医学异病同治的理论为指导进行研究，观察到脊柱及周围软组织损伤和自主神经功能紊乱之间有密切的关系，并将这种因脊柱错位造成交感神经继发性损害而导致内脏功能障碍的病因称为"脊柱病因"。还指出颈神经综合征可以引起心动过速或心动过缓；胸椎后关节错位可以导致心肺功能障碍；退行性脊柱病可伴发多种内脏病、胃肠功能紊乱。根据临床实践观察结果总结提出：以"脊柱病因"理论为指导，通过治疗脊柱及周围软组织损伤而达到治疗内脏器官疾病，并把这种诊治疗法称为"治脊疗法"，亦称为"整脊疗法"。1991年第一届国际脊柱相关疾病学术讨论会介绍的相关疾病达40余种，并且得到同行专家的确认，从此整脊疗法治疗的疾病命名为"脊柱相关疾病"。近年经过大量病例总结和实验研究证实已有70多种疾病与脊柱力平衡失调有关。

近年来，随着神经解剖学的发展，对脊柱相关性疾病的认识也越来越深入，从一般的临床分析发展到一系列的基础理论研究。病因一般分为两大类：基础病因、诱发因素。其中基础病因包括椎间盘退行性变化、颈肩腰背软组织慢性劳损、脊柱骨质增生、椎间盘突出、韧带增生肥厚或钙化、先天性畸形等。上述病因中，以椎间盘退变、椎周软组织劳损造成脊柱失稳而发生脊柱错位最为常见。发病诱因有扭伤、疲劳、姿势、体位不良、内分泌失调、寒冷等。对脊柱病发病机制目前主要有三种学说：传统的骨性学说、软组织损伤学说以及骨性病变和软组织损伤互为因果学说。

　　脊柱相关疾病的病理变化与脊柱内在的平衡功能、患者的体质和致病因素的性质有密切关系。脊柱相关疾病虽然临床表现错综复杂，但就其病理过程来说有其内在的联系，主要是脊柱失稳，导致脊柱小关节错缝，影响了信息传导的通路，从而出现了临床症状。1982年法国学者Cortel和Dubousset提出了脊柱三维空间理论。1983年，德国学者Louis从脊柱形态解剖的静力平衡稳定观点出发，提出三柱理论。同年，另一学者Denis提出了将脊柱分为前、中、后三柱的三柱理论，并强调韧带对脊柱稳定的重要作用。Denis的三柱理论后经McAfee和Ferguson修改，成为现在被普遍接受的三柱理论，即前纵韧带、前2/3椎体、前2/3椎间盘为前柱；后1/3椎体、后1/3椎间盘、后纵韧带、椎弓为中柱；椎弓板、上下关节突、棘间韧带、棘上韧带为后柱。大多数学者研究脊柱力学都是围绕着如何维持脊柱稳定性的问题而进行的，脊柱失稳导致的关节骨错缝和肌肉张力失衡最为常见。临床上治疗脊柱相关疾病最为常用和有效的方法是复位手法与牵引。目前，比较公认的通过手法治疗脊柱相关性疾病的机制有如下两点：第一，纠正解剖位置的失常。急性损伤或慢性劳损均可造成脊柱骨错缝、筋出槽，进而引起一系列复杂的临床症状，如前所述的多种疾病。通过手法将骨复位，筋归槽，即可使其他相应的疾病得到治疗。第二，恢复动态平衡。脊柱与内脏有着复杂的联系，脊柱自身也靠椎间盘、椎间韧带和周围附着的肌肉保持动态平衡，这种平衡又直接影响维系着脊柱与周围脏器间的稳定。脊柱任一稳定结构失去动态平衡，均会导致相应症状的出现。通过各种治疗方法，恢复脊柱的动态平衡，使脊柱达到一个新水平的稳定，将一些被破坏和阻断了的联系重新恢复起来，从而达到治愈相关疾病的目的。

（三）脊柱相关疾病学的发展趋势及展望

　　临床中仍然存在对于一些高血压、眩晕、失眠、耳鸣、眼花等症状的常规治疗效果不理想的情况，正是由于中医脊柱相关疾病学的存在与发展，解决了临床上碰到的这些难题，形成了一种对这些疾病或症状的全新认识，并针对这些疾病采取相应的治疗方法。脊柱相关疾病学在保持整体辨证和治疗优势的基础上，在基础研究及力学研究上正在逐步走向深入，为许多传统意义上的慢性病和疑难病开创了新的防治途径。

　　脊柱相关疾病学作为一门新兴的学科，发展中仍存在临床诊断还需要规范化，对于脊柱相关疾病的触诊、影像学诊断以及神经定位系统的问题都还没有一个固定的标准；有关发病疾病数及椎体错位与内脏神经的关系仍有待于深入研究等情况。因此仍需要发行脊柱相关疾病的标准指南以及拓宽脊柱相关疾病研究的思路，一方面在临床诊疗中注意处理好个性化诊疗与规范化技术的辨证关系；近期疗效的统计与远期疗效的随访；各种组织对整脊手法的动态响应特点；局部症状体征与系统反应的调节途径等情况。另一方面加强脊柱相关疾病的研究，尤其是基础研究，如治脊手法的反馈调节机制、脊柱相关疾病的信息通道、整体观念与脊柱相关疾病的关系、分子生物学与脊柱相关疾病的关系等。

【复习思考题】

　　1. 在脊柱相关疾病学形成和发展过程中，其主要的发病机制是什么？
　　2. 你是如何看待脊柱相关疾病学这门学科的。

第二章

脊柱相关疾病应用解剖

第一节　脊柱的骨关节结构与组成

一、脊柱形态

脊柱是身体的支柱，能活动，如同支架，悬挂着胸壁和腹壁。同时比较固定，身体的重量和所受的震荡即由此传达至下肢。脊柱由脊椎骨及椎间盘构成（图2-1），其长度3／4是由椎体构成，1／4由椎间盘构成，是一个能活动的结构。随着身体的运动及体重的载荷，脊柱的形状可能有相当大的改变。脊柱的活动取决于椎间盘的完整，相邻脊柱骨关节突间的正常运动也是很重要的因素。

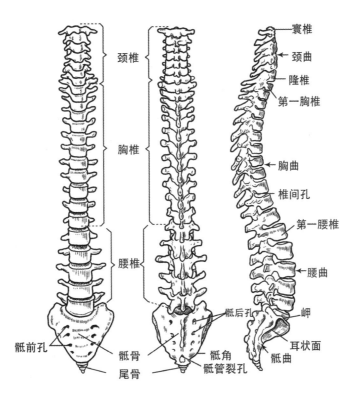

图 2-1　椎骨前、后、侧面解剖图

成人脊柱由 26 块椎骨组成，包括颈椎 7 块，胸椎 12 块，腰椎 5 块，骶骨 1 块（由 5 块骶椎融合构成）、尾骨 1 块（由 3～4 块尾椎融合构成）。借韧带、关节及椎间盘连接而成，具有一定的稳定性和活动度。脊柱前方由众多椎体排列而成，脊柱后方由各椎骨的椎弓、椎弓板、横突及棘突组成。前与胸腹内脏邻近，保护脏器本身及周围神经和血管；后面彼此借韧带相互连接，其浅面仅覆盖肌肉，比较接近体表，易于扪触，因此脊柱后部的病变易穿破皮肤。脊柱内部自上而下形成一条纵行的脊管，称为椎管，容纳脊髓及其被膜和神经根。其周围骨性结构如椎体、椎弓、椎弓板，因骨折或其他病变而侵入椎管时，即可引起脊髓压迫症，严重可引起截瘫。

二、颈椎

颈椎共有 7 个，除第 1、第 2、第 7 颈椎因形状特殊属特殊颈椎外，其余 4 个颈椎形态基本相似，称为普通颈椎。

（一）普通颈椎一般形态

普通颈椎是指第 3 至第 6 颈椎，每节椎骨均由椎体、椎弓和突起三部分组成。

1. 椎体

椎体自第 2 至第 6 颈椎逐渐增大，椎体的横径约为矢状径的两倍，上面凸起（形成侧缘关节），下面凹陷。上、下椎体重叠，呈马鞍状，故椎体前方所见的椎间隙低于椎体中部椎间隙。椎体前面呈弧形隆起，上、下缘有前纵韧带附着。后面扁平，有滋养血管出入孔，后纵韧带附着于此。椎体上面的侧方有脊样隆起，称为钩突，与上位椎体下面的侧方相应的斜坡的钝面形成钩椎关节，此关节增生易压迫神经根引起颈肩疼痛。

2. 椎弓

椎弓从椎体侧后方发出，呈弓状。由两侧一对椎弓根与一对椎板相连接。椎弓根短而细，与椎体外缘呈 45° 相连接，上、下缘各有一条狭窄的凹陷，称为颈椎椎骨上切迹和颈椎椎骨下切迹。相邻两个椎骨上、下切迹形成椎间孔，有脊神经和伴行血管通过。椎弓板是椎弓根向后延伸的部分，呈板状，狭长而薄，在椎体后缘与两侧椎弓根合拢构成椎管。上位椎板下缘向后翘起，有覆盖下位椎板的趋势，其前面有黄韧带附着，并向下延伸，止于下位椎板的上缘，当其肥厚或松弛时，可凸向椎管压迫脊髓，尤其当颈椎后伸时更为明显。

3. 突起

突起包括横突，上、下关节突和棘突。

（1）颈椎的横突短而宽，较小，发自椎体和椎弓根的侧方，向外并稍向前下。中央部有椭圆形横突孔，内有椎静脉、椎动脉通过。横突末端分为横突前、后结节，两结节间的深沟通过脊神经的前支。第六颈椎结节较为粗大，位于颈总动脉后方，又称为颈动脉结节，头颈部出血时，可用于压迫止血。

（2）关节突分为上关节突和下关节突，左右各一，呈短柱状。起于椎弓根和椎板的连接处，位于横突后方。关节面平滑呈卵圆形，覆有关节软骨。关节面的方向朝下朝前，与椎体纵轴呈 45° 角。这种结构形式在遭受屈曲外力时易产生脱位与半脱位。

（3）棘突位于椎弓的中央，呈矢状位，斜向下方，末端分成叉状。项韧带及其附着肌肉对颈部的仰伸和旋转运动起杠杆作用。

（二）特殊颈椎

1. 第 1 颈椎（又称寰椎）

寰椎由前、后两弓及两个侧块相互连成环状，上与枕骨髁相连，下与枢椎构成关节。见图 2-2。

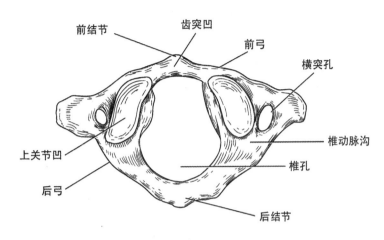

图 2-2　第 1 颈椎（寰椎）的解剖示意图

（1）前弓连接两侧块的弓形板，向前隆凸，中央有小结节，称为前结节。后方正中有圆形的齿突关节面，与枢椎的齿突构成寰齿关节。

（2）后弓与侧块后方相连，长而曲度较大，后面正中为粗糙的后结节，朝上后，为左、右头后小直肌的附着点，并可限制头部过度后伸。后弓上方偏前与侧块连接处有一深沟，称为椎动脉沟，有椎动脉和枕下神经通过。前、后弓均较细，尤以侧块连接处更为脆弱，是力学上的薄弱部，遭受外力后容易发生骨折。

（3）侧块是寰椎两侧骨质增厚的部分，相当于普通颈椎的椎弓根和上、下关节突。上面是肾形凹陷的上关节面，也称为上关节凹，与枕骨髁形成寰枕关节。下方是圆形微凹的下关节面，与枢椎上关节面组成寰枢外侧关节。上、下关节面的周围分别有寰枕关节囊与寰枢关节囊包绕，侧块内侧有一粗糙结节，系寰椎横韧带的附着部，该韧带将寰椎也分为大小部等的两部分。前方较小，容纳齿突，后方容纳脊髓及其被膜。

（4）横突大而扁平，不分叉，有许多肌肉附着，为寰椎旋转运动的支点。基底部偏外侧有一较大圆孔，称为横突孔，有椎动脉、椎静脉通过。

2. 第 2 颈椎（又称枢椎）

枢椎的解剖形态与普通颈椎存在比较大的差异：上关节突位于齿突两侧，成为枢椎前结构的组成部分。从前面观，左、右、前结构侧方与上关节突之间有一凹陷区域。椎弓侧方为上下关节突之间的连接部分，且上下宽度不一致，上宽下窄。见图 2-3。

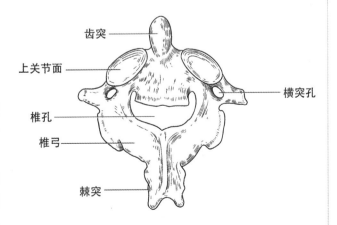

图 2-3　第 2 颈椎（枢椎）的解剖示意图

（1）齿突　长14～16mm，根部较扁，前后各有一卵形关节面，分别与寰椎齿突关节面及寰椎横韧带相连。末端较尖，称为齿突尖，上有齿尖韧带。

（2）前结构　相当于普通颈椎的椎体部分。于齿突两旁各有一朝向上的圆形上关节面，与寰椎的下关节面构成寰枢外侧关节。

（3）枢椎侧弓　枢椎上关节突位于枢椎前方，侧弓为上下关节间的连接部分。

（4）横突和椎板　横突较短小，有一斜行横突孔，由前内下向后外上走行，内有椎动静脉穿过。椎动静脉在穿过横突孔时，可分支滋养血管滋养枢椎侧弓。所以在枢椎侧弓的横突孔外壁上，可有滋养血管孔存在。椎板呈棱柱状，较厚。棘突粗大，末端分叉，有许多肌肉附着。

3. 第7颈椎（又称隆椎）

第7颈椎大小与外形介于普通颈椎与胸椎之间，其棘突长而粗大，末端不分叉，呈结节状，临床上常以此作为辨认椎骨序数的标志。横突孔变异较多，通常无椎动脉通过。

三、胸椎

1. 椎体

胸椎椎体后部有一对肋凹与肋头相接。每个椎体应与相应的肋骨小头形成关节，老人骨质疏松，椎体可呈扁形或楔形。见图2-4、图2-5。

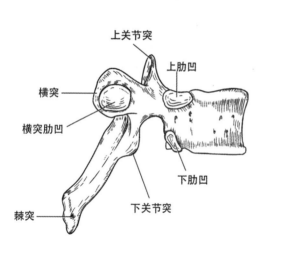

图 2-4　胸椎解剖图侧面观

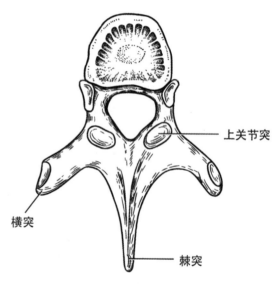

图 2-5　胸椎解剖图横面观

2. 横突

胸椎的横突上每侧有一个横突肋凹与肋结节形成关节。横突短粗，伸向后外，人体直立后肋弓凸向后所致。横突由上向下逐渐变小。

3. 棘突

胸椎的棘突细长，伸向后下，上位胸椎棘突叠掩下位胸椎棘突，呈叠瓦状。在十二个棘突中，中部的四个最为典型，几乎垂直向下，上四个排列接近颈椎，下四个接近腰椎。

4. 关节突

胸椎的关节突呈额状位，位于以椎体靠前外侧为中心的弧度上，上关节突朝向后外，下关节突朝前。

四、腰椎

腰椎位于脊柱的下部，具有运动、负荷和保护功能。由于其上接胸椎，下连骶椎，其负荷和稳定功能尤为重要。腰椎前部由 5 节椎体借助椎间盘和纵韧带连接而成；后部由各椎节的椎弓根、椎板、横突和棘突构成，其间借助关节、韧带和肌肉等相连。各椎节依序列联成椎管，其间容纳脊髓下端、圆锥和马尾神经根。见图 2-6、图 2-7。

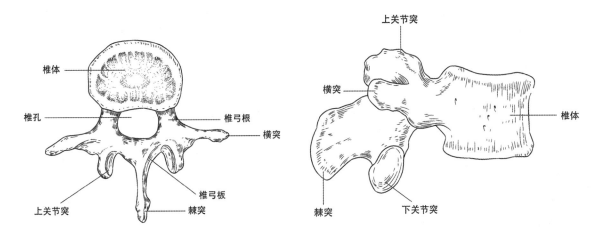

图 2-6 腰椎解剖图横面观　　　　　图 2-7 腰椎解剖图侧面观

1. 椎体

腰椎椎体为人体脊柱中最大的椎节。椎体主要由松骨质组成，外层为一薄层密质骨，椎体前外侧分布诸多滋养孔。椎体上下面较平坦，前端较后端略凹陷。椎体前部厚度自上而下逐渐增加；后部高度自上而下逐渐减少。腰椎体横径大于矢状径，并自上而下逐渐增大。

2. 椎弓根

椎弓自腰椎椎体后上方垂直发出，伸向后方，较粗大。椎弓上切迹较下切迹窄而宽。相邻椎节的上下切迹构成椎间孔。椎弓向后延伸形成椎板、上下关节突、横突和棘突。

3. 椎板

椎板是椎弓向后方连续所形成短而宽厚的板状结构，是椎孔后部重要的解剖结构。椎板宽度小于椎体高度；两相邻椎板之间存在一定间隙而不重叠，其间由黄韧带覆盖和连接。腰椎椎板向后下方呈斜行走向。正常椎板厚度自上而下有变薄的趋势，第 1～第 3 腰椎为 6.5mm，第 4、第 5 腰椎为 5.5～6.0mm。

4. 关节突及关节突关节

腰椎关节突与颈椎和胸椎明显不同。上关节突自椎弓根后上方发出，扩大并斜向后外方，关节面凹向后内侧；下关节突由椎板下外方发出隆凸，伸向前外方，与上关节突面相对应并构成关节突关节。在腰椎不同节段关节突关节所处位置和形态不完全一致，第 1 至第 2 腰椎关节突关节间隙处于矢状面，利于腰椎屈伸运动。腰椎关节突关节自上而下逐渐形成冠状位，第 5 腰椎最为典型。关节突关节具有完整滑膜、关节囊组织。

5. 横突

腰椎横突由肋骨残余遗迹与横突合成。横突由椎弓根和椎板会合处向外突出，左右各一。横突前后位扁平呈带状外形，与腹后壁外形相适应。腰 1、2 横突逐渐增长，腰 3 横突最长，有时可在体表摸到，腰 4、5 横突逐渐缩短，腰 5 横突最短并且向上倾斜。腰 3 横突弯度大，活动多，所受杠杆作用最大，受到的拉应力也最大，其上附着的筋膜、腱膜、韧带、肌肉承受的拉力较大，易受损伤。急性损伤如处理不当变成慢性劳损，可引起横突周围软组织瘢痕粘连引起腰痛；其附近的血管神经束受到卡压也可引起腰、臀部疼痛，出现腰 3 横突综合征。

6. 棘突

棘突为两侧椎板在中线处汇合而成。腰椎的棘突呈长方形骨板，宽且垂直向后，棘突的下方如梨状，为多裂肌肌腱附着处，末端膨大，为棘上韧带附着处。50% 以上棘突有偏歪。腰 5 棘突有时未融合而成隐裂，称为隐性骶裂。腰椎的棘突具有支点作用，众多肌肉、韧带附着其上，更增加了脊柱的稳定性。相邻棘突间空隙较大，腰 3 ～ 5 棘突间是腰椎穿刺或麻醉的进针部位。

五、骶骨

骶骨由 5 个骶椎节融合而成，外观略呈扁平的三角形。上端与第 5 腰椎椎间盘和关节突关节连结，下端与尾骨相连。骶骨分为基底部、尖部、外侧缘、背侧面和骨盆面。骶骨的背面粗糙并向后上方隆凸。在后正中线上，有 3 ～ 4 个棘突遗迹形成的结节纵形连接成为骶中脊。关节突遗迹为骶关节脊，其下端突出成为骶角。在两侧骶角之间有一缺口名为骶管裂孔。骶关节外侧有两排骨孔，即骶后孔。该孔与骶前孔相对，有骶神经后支及血管相通。骶骨盆面呈斜形向前下方，表面平滑但有凹陷。中部有四条横形的骶椎愈合遗迹，两端各有一孔，即骶前孔，有骶神经前支及伴行血管通过。骶骨底，即为第 1 骶椎上面，中部是较平坦但粗糙的卵圆形关节面，以椎间盘与第 5 腰椎相连。骶骨底的外后方两侧有一对不对称的上关节突，其特点是可呈斜位、矢状位和额状位，与第 5 腰椎下关节突形成腰骶关节。见图 2-8、图 2-9。

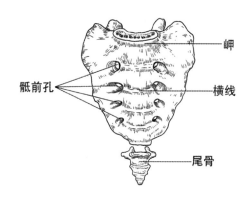

图 2-8　骶骨解剖图后面观

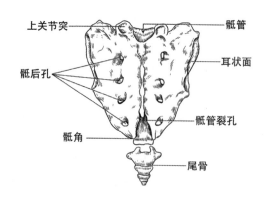

图 2-9　骶骨解剖图前面观

六、尾骨

尾骨为三角形骨块，常由 4 个尾椎融合而成一体。上部较宽，下部较窄，弯向前下方。第 1 尾椎较大并有椎体、横突和椎弓遗迹。

【复习思考题】

1. 脊柱相关疾病的发生与脊柱各椎体及其关节结构有何联系？
2. 脊柱各椎体与关节在生物力学中的作用是什么？

第二节 脊椎的椎间盘与韧带、肌肉

一、椎间盘（椎间纤维软骨盘）

椎间盘是椎体间主要连接结构，由软骨板、纤维环、髓核组成。自第 2 颈椎到第 1 骶椎上方相邻两个椎体之间均有椎间盘，共 23 个。第 1 颈椎与第 2 颈椎之间、骶椎与尾椎无椎间盘结构。

1. 软骨板

作为髓核上下界，与相邻椎体分开。软骨板覆盖在椎体上、下面骺环中间骨面上，中央部较薄，呈半透明状，平均厚度 1.0mm。完整的软骨板与纤维环共同将髓核密封，保持一定压力状况。软骨板被破坏即可使髓核突出进入椎体。

2. 纤维环

纤维环由外层、中层和内层纤维组成。外层由胶原纤维构成，为梭形细胞；内层由纤维软骨带组成，为类软骨样圆形细胞。细胞排列与分层的纤维环方向一致。纤维环前部和两侧部分最厚。外层纤维在椎体表面的骺环之间。内层纤维在两个椎体软骨板之间，深层进入髓核并与细胞间质相连。纤维环的各层纤维交叉编织排列在横切面上呈同心圆排列。如此排列的纤维环能限制扭转活动并且缓冲震荡。纤维环周边部穿入椎体骺环骨质中。内层纤维附着于透明软骨板；中央部纤维与髓核的纤维相融合；前部纤维环宽，后部薄，是力学薄弱处。

3. 髓核

由于纤维环前部较厚，故髓核一般位于纤维环的中部偏后，并不在中心位置，髓核是含水量较多的类黏蛋白样物质，呈白色，内含软骨细胞和成纤维细胞，具有一定的张力和弹力，并可随着外界压力变化改变其形状和位置。由于髓核在密封状态下，故具有应力分布的变化。椎间盘的厚度占整个脊柱高度的四分之一。成年人的椎间盘除纤维周缘部外，其余部位无血管和神经支配。其营养主要靠椎体内血管经软骨板弥散而来，软骨板的通透性或髓核的渗透能力发生变化，可导致椎间盘变性，进而影响椎体间的稳定性。

二、韧带

韧带主要包括连接颅底与脊椎、各脊椎之间、脊椎与盆骨间的一些韧带。

1. 前纵韧带

前纵韧带位于椎体前面，上端起自枕骨底部和寰椎前结节，向下韧带纤维延伸，途经整个椎体前面，止于第 1 腰椎或第 2 腰椎前面。前纵韧带为人体最长的韧带，在颈椎和腰椎及其椎间盘部较阔，但略薄；而胸椎节段较窄且厚。前纵韧带由 3 层纤维共同作用维持椎体前方的稳定性，具有较强的张应力。

2. 后纵韧带

后纵韧带位于椎管前壁内面，向上方移行于腹膜，向下方沿各椎节的椎体后缘，直达骶骨，并移行于骶尾后深韧带。后纵韧带及其椎间盘部较宽阔；下胸椎和整个腰椎节段相对较窄。后纵韧带通常在椎体后部，较为薄弱。在椎间盘水平与其纤维环紧贴，而在椎体水平侧较疏松，其间有椎体静脉通过；韧带的中央部较厚，而两侧延展部较宽但薄弱，尤其是腰椎，这一解剖特点更加明显。由于后纵韧带的解剖特点，在椎间盘变性后，髓核突出常常发生在后纵韧带的两侧，而在正中央部较少见。

3. 黄韧带（椎板间韧带、弓间韧带）

黄韧带由黄色弹性纤维组成。正常的黄韧带厚度为 2～3mm，该韧带主要部分位于椎板间，又称椎板间韧带或弓间韧带。黄韧带呈膜状，成节段性结构。上起上位椎板下缘（前面）下 2/3，下方附着于下位椎板上缘和背部。黄韧带前面凹陷、光滑，正中部有一裂隙，其间有少量脂肪组织，并伴有静脉通行。后中央部与棘间韧带相连；向外至关节突关节内侧缘，向外侧扩展部附着横突根部，同时近关节处与关节囊相融合参与形成关节囊。黄韧带具有弹性，可以在一定范围内伸展和缩短，对限制腰椎过度前屈有一定作用。黄韧带占椎管背侧 3/4 的面积，自第 1 胸椎向下至第 5 胸椎其厚度逐渐增厚，以第 4 至第 5 胸椎椎节间最厚，达 4.5～5.0mm。

4. 棘间韧带

棘间韧带位于相邻椎节的棘突之间。在一个节段水平，该韧带沿棘突基底到棘突尖。韧带的前部与黄韧带中央裂隙部相贴，后部逐渐移行于棘上韧带。颈椎和上胸椎棘间韧带发育欠佳，较松弛、薄弱；腰椎厚而坚韧，发育相当完善。该韧带有限制腰椎运动单位过度屈曲的功能，也为椎板间隙和棘突间隙提供保护作用。其自身的修复功能很差，损伤后可能产生持久的腰痛。

5. 棘上韧带

棘上韧带由项韧带向下至第 7 颈椎棘突开始，为一细长、坚韧的条束状带，附着于脊椎节的棘突尖部，止于骶骨的骶中脊。两侧与背部筋膜相连续。在颈部棘上韧带移行为强有力的项韧带。项韧带为三角形的弹性纤维膜，基底部向上，附着于枕外隆凸和枕外脊，尖部向下同寰椎后结节及其以下 6 个颈椎棘突的尖部相连，后缘游离而肥厚，有斜方肌附着。主要维持头颈部的直立体位。

6. 关节囊韧带

关节囊韧带是指包绕相邻椎体间关节突关节囊外面的韧带。关节囊韧带很坚韧，增强了关节突关节囊的保护作用。成人的关节囊韧带随着关节突关节退变和变形而发生改变，容易松弛。

7. 横突间韧带

横突间韧带位于相邻的两椎节的横突之间，呈扁平膜状束带编织。因该韧带非常薄弱，对脊椎联结和稳定功能无重要作用。

三、枕颈部特殊韧带

1. 枕骨和寰椎之间的韧带

（1）寰枕前膜　连接枕骨大孔前缘和寰椎前弓上缘，为前纵韧带的延续部，中间略厚两侧宽阔而薄并与关节囊融合。

（2）寰枕后膜　连接枕骨大孔后缘与寰椎后弓上缘，前面与硬脊膜紧密连接，后方连接头后小直肌，两侧移行于关节囊，外下方有椎动脉和枕下神经通过。

（3）寰枕外侧韧带　连接于寰椎横突与枕骨颈静脉突之间，加强关节囊外侧壁。

2. 寰枢椎之间韧带

（1）寰枢前膜　起于寰椎前面和下缘，止于枢椎椎体前方，长而坚韧，中部与前纵韧带移行。

（2）寰枢后膜　位于寰椎后弓下缘与枢椎椎弓上缘之间，较薄，中部略厚，两侧有第 2 颈神经穿过。

（3）寰椎横韧带　连接于寰椎两侧块内侧面。肥厚而坚韧，位于齿突后方，使齿突同寰椎前弓后面的齿突关节面相接触。其前面中部有薄层关节软骨面与齿突构成寰齿后关节。韧带中部向上下各发出一束纵形纤维，附着于枕骨大孔前缘及枢椎后面，状如十字，又称寰椎十字韧带，可加强横韧带的坚固性。

（4）覆膜　起自枕骨底部的斜坡，通过齿突及十字韧带的后面下行，移行于后纵韧带，前面同寰椎十字韧带相连，外侧附于寰枢外侧关节囊。

（5）翼状韧带　起于齿突的上外侧面，左右各一，斜向外上方，止于枕骨髁内侧面的粗糙部，该韧带坚韧，断面呈圆形，直径约为 8mm，限制头颅过度前屈和旋转。

（6）齿状尖韧带　又称齿突悬韧带，细小，束状位于寰椎横韧带的深面，连接齿突尖与枕骨大孔前正中缘。头后仰时紧张，前屈时松弛。

四、腰椎与毗邻结构之间的韧带

1. 髂腰韧带

髂腰韧带是连接第 4 至第 5 腰椎横突和髂骨的韧带，通常可分为上下两束。上束起自第 4 横突尖，其韧带纤维斜向外下方，向后侧止于髂嵴，形成较薄层筋膜；下束为较厚的坚韧韧带束，起自第 5 胸椎横突，纤维斜向下外方，呈弓形，止于髂嵴内唇。

2. 骶髂韧带

骶髂韧带分为骶髂前韧带、骶髂后短韧带、骶髂骨间韧带。

（1）骶髂前韧带　韧带纤维束宽阔而薄，起自骶骨骨盆面侧面，止于髂骨关节沟，其位置在骶髂关节面。

（2）骶髂后短韧带　位于骶髂关节的盆面。起自髂骨粗隆、髂骨耳状关节面和髂后上棘，斜向髂骨内，止于骶外侧和骶关节脊。其浅层纤维为骶髂后长韧带，起于髂后上棘，止于第 2 至第 4 腰椎关节突。外侧与骶结节韧带相连，内侧与腰背筋膜相连。

（3）骶尾部韧带　由骶尾前韧带，后深、浅韧带和骶尾侧韧带组成。骶尾前韧带为前纵韧带向下方延伸部，骶后深韧带为后纵韧带的延续部，骶尾后浅韧带为棘上韧带延伸部。

五、关节

1. 枕寰关节

枕寰关节由 4 个关节组成，包括两个中间的车轴关节及两个侧方的摩动关节。

2. 寰齿前关节

寰齿前关节由寰椎的齿突关节面与枢椎齿突的前关节面组成，关节囊薄而松弛。

3. 寰齿后关节

寰齿后关节由寰椎横韧带与枢椎齿突后方的关节面组成，常与寰枕关节相交通。齿突前后关节可视为一组关节，也有人称之为滑囊。

4. 寰椎外侧关节

寰椎外侧关节由左右寰椎下关节面和枢椎上关节面连接构成，侧关节向外下方倾斜。寰椎侧块的下关节面稍凹，与枢椎上关节面的凸面相适应，利于寰枢椎间最大限度旋转。关节囊松弛，其内侧及后部有韧带加强。

5. 钩椎关节

钩椎关节是颈椎侧方的钩突与相邻上一椎体下面侧方的斜坡构成的滑膜关节，位于椎体两侧，具有限制椎体间侧方移动的作用。

6. 关节突关节

关节突关节左右各一，自寰枕关节起直到骶尾间都具有此类关节，共26对。在颈椎上，由上位颈椎的下关节突与下位颈椎的上关节突咬合形成。关节面较平坦，表面有透明软骨覆盖，向上约呈45°倾斜。关节囊内衬滑膜，薄而松弛。这种结构在遭受屈曲外力时易产生脱位和半脱位。关节突前方直接与神经根相贴，因此该处发生增生、肿胀、松动或不稳、脱位时，神经根易受累。外伤时易引起脱位和半脱位。

7. 骶髂关节

（1）骶髂关节的解剖　骶骨两侧上部与髂骨相应的关节面构成骶髂关节。人体躯干和上肢所有的重量，必须通过骶髂关节传到下肢，而两足或两侧坐骨结节所受外力，也必须通过骶髂关节才能传到躯干。因此，骶髂关节是受力最大的关节之一。

（2）骶髂关节结构特点　骶髂关节是骶骨两侧的耳状面与髂骨的耳状面间形成的滑膜关节。其关节面上有关节软骨及滑膜，关节软骨在骶骨侧深层为透明软骨。浅层是纤维软骨，在髂骨侧为纤维软骨。狭窄的关节间隙内有少量滑液。关节面凹凸不平，凹凸使关节面相互嵌合，并限制运动，以利于关节的稳定。随着年龄的增加，20～30岁后，骶髂关节常发生纤维性或骨性强直。

（3）骶髂关节病变的解剖基础　正常直立时，骨盆应在水平位置，髂前、后上棘连线应与地面平行。躯干正常屈曲时，腰椎和骨盆应同时前屈，腰椎有疾患时，患者只能借骨盆前旋而使躯干半屈曲，腰椎并没有屈曲；如骶髂关节有疾患时，弯腰时虽然腰椎屈曲使躯干半屈曲，但骨盆并未前旋。

在不良姿势位置和肌肉不平衡的情况下，身体的负重会引起骶髂关节的扭伤，亦可使韧带变松弛，损伤的机会增多，这种扭伤亦可发生在腰骶关节。由于骶髂关节面凹凸不平，周围韧带多，各种暴力均可使关节面移位及韧带损伤。韧带或肌肉损伤后，局部血肿如不给予积极治疗，则可产生软组织粘连，引起慢性腰痛。骶髂关节有疾患时，压痛点多限于患侧髂骨后缘，疼痛向下肢放射，患者为了减轻疼痛、背部肌肉挛缩，这也是引起脊柱侧凸的原因。在此部位时，腰骶干可以完全或部分损伤。后骨盆不稳定，腰骶干病变（如骨折、感染、骨关节炎及分娩）受到刺激，也可引起坐骨神经痛。髂骨致密性骨炎为骶髂关节的正常结构紊乱，骶髂关节无任何相应改变，髂骨X线显示耳状面致密，疼痛可能因循环紊乱，外伤或女性分娩所致。

六、与脊柱相关肌肉组织

与脊柱相关肌肉组织解剖关系，见表2-1。

表2-1　与脊柱相关的肌肉组织解剖关系表

肌群	名称	起点	止点	作用	神经支配
体前屈脊柱肌群	颈长肌	下内侧部起自上位3个胸椎体及下位3个颈椎体，上外侧部起自$C_{3\sim6}$横突前结节	下内侧部止于$C_{2\sim4}$椎体，$C_{5\sim7}$横突的前结节；上外侧部止于寰椎前结节	双侧收缩时，使颈前屈；单侧收缩时，使颈侧屈	颈神经前支$C_{3\sim8}$
	头长肌	$C_{3\sim6}$横突的前结节	枕骨底部的下面（咽结节后侧的部分）	两侧同时收缩时，使头前屈；单侧收缩时，使颈向同侧屈	

续表

肌群	名称	起点	止点	作用	神经支配
	头前直肌	寰椎的横突根部	枕骨底部的上面（枕骨大孔的前方）	两侧同时收缩时，使头前屈；单侧收缩时，使颈向同侧屈	颈神经的分支 $C_{1\sim6}$
	头外侧直肌	寰椎横突	枕骨外侧部的下面	两侧同时收缩时，使头前屈；单侧收缩时，使颈向同侧屈	受颈神经 $C_{1\sim2}$ 的分支支配
	腹外斜肌	下8肋外面	白线、腹股沟韧带、髂脊前部外唇	增加腹压，前屈、侧屈、旋转脊柱，提睾丸、封闭腹股沟管	下6对胸神经的腹侧支
	腹内斜肌	胸腰筋膜、髂嵴前部和腹股沟韧带外侧1/2	白线、下3肋、耻骨梳韧带	增加腹压，前屈、侧屈、旋转脊柱，提睾丸、封闭腹股沟管	下6对胸神经及第1腰神经腹侧支
	腰大肌	T_{12}椎体、上4个腰椎体和椎间盘的侧面，以及全部腰椎横突	股骨小转子	该肌收缩时，可屈大腿并旋外，当大腿被固定时，则屈脊柱腰段而使躯干前屈	腰丛神经（T_{12}、$L_{1\sim4}$）
	髂肌	髂窝	股骨小转子及髋关节囊	收缩时可屈大腿并外旋	腰丛神经的肌支
	腰方肌	髂脊后部的内唇、髂腰韧带及下方3～4个腰椎横突	第12肋骨内侧半下缘、上方4个腰椎横突及T_{12}椎体	两侧收缩时降第12肋，还可协助伸脊柱腰段，一侧收缩时使脊柱侧屈	腰神经前支（$T_{12}\sim L_3$）
体后伸脊柱肌群（浅层）	头夹肌	项韧带的下部 $C_3\sim T_3$ 棘突	上项线的外侧部，部分肌束止于乳突的后缘	单侧收缩时，使头转向同侧；双侧同时收缩时，使头后仰	颈神经$C_{2\sim5}$后支的外侧支
	颈夹肌	$T_{3\sim6}$棘突	$C_{2\sim3}$横突后结节	单侧收缩时，使头转向同侧；双侧同时收缩时，使头后仰	颈神经$C_{2\sim5}$后支的外侧支
	竖棘肌（骶棘肌）	骶骨后面、髂骨后部	椎骨、肋骨和颞骨乳突	伸脊柱、降肋、仰头	脊神经后支
	髂肋肌	①腰髂肋肌起自竖脊肌的总腱。②胸髂肋肌起于腰髂肋肌在下6个肋角的止点的内侧	①腰髂肋肌止于下6个肋骨角的下缘。②胸髂肋肌$C_{4\sim6}$横突的后结节	一侧收缩脊柱向同侧屈，两侧收缩脊柱后伸	脊神经后支
	最长肌	除起于总腱外，还起自全部胸椎和$C_{5\sim7}$横突	全部胸椎横突和附近的肋骨，上部颈椎横突和颞骨乳突		
	棘肌	总腱和下部胸椎棘突	上部胸椎棘突，枕骨下项线		

续表

肌群	名称	起点	止点	作用	神经支配
体后伸脊柱肌群	半棘肌	$C_{2\sim7}$ 及 $T_{1\sim10}$ 横突	枕骨上、下项线之间的骨面、$C_{2\sim7}$ 和 $T_{1\sim4}$ 棘突	两侧同时收缩时，使脊柱后伸；单侧收缩时，使脊柱转向对侧	受颈、胸神经后支 $C_1 \sim T_{10}$）支配
	胸半棘肌	$C_2 \sim T_1$ 横突	上部胸椎、C_{2-7} 颈椎棘突和枕骨上下项线之间的骨面		
	颈半棘肌	上位数个胸椎横突尖	上位数个颈椎棘突尖，大部分肌束止于 C_2 的棘突尖		
	头半棘肌	上位胸椎横突和下位数个脊椎的关节突	枕骨上、下项线间的骨面		
	多裂肌	下位 4 个颈椎的关节突	上位数个颈椎的颈椎棘突的下缘		由脊神经后支（$C_3 \sim S_5$）支配
	回旋肌	颈椎横突上后部	上一椎骨椎弓板下缘及外侧面，直至棘突根部		由胸神经后支 $T_{1\sim11}$ 支配
体侧弯脊柱肌群	斜方肌	上项线内 1/3 部、枕外粗隆、项韧带全长、C_7 棘突、全部胸椎棘突及其棘上韧带	锁骨外 1/3 部后缘及其附近的骨面，肩峰内侧缘和肩胛冈上缘的外侧部，肩胛冈下缘的内侧部	内收肩胛骨	副神经及 $C_{3\sim4}$ 神经前支
	胸锁乳突肌	一部分以短腱起自胸骨柄前面，一部分起自锁骨的胸骨端	乳突的外侧面及上项线外侧部	维持头的正常端正姿势，一侧收缩时使头向同侧倾斜，面向对侧旋仰。两侧同时收缩时，使头后仰	副神经
	腰方肌	髂脊后部的内唇、髂腰韧带及下方 3 ~ 4 个腰椎横突	第 12 肋骨内侧半下缘、上方 4 个腰椎横突及 T_{12} 椎体	两侧收缩时降第 12 肋，还可协助伸脊柱腰段，一侧收缩时使脊柱侧屈	腰神经前支（$T_{12} \sim L_3$）
	前斜角肌	第 3 ~ 6 颈椎横突前结节	第 1 肋骨上面的斜角肌结节	上提第 1 肋，助吸气	颈神经前支 $C_{3\sim4}$
	中斜角肌	第 1 颈椎（或第 2 颈椎）到第 6 横突后结节	第 1 肋骨上面，锁骨下动脉沟以后的部分		
	后斜角肌	$C_{5\sim7}$ 横突后结节	第 2 肋骨外侧面中部的粗隆	上提第 2 肋，助吸气	

【复习思考题】

脊柱相关疾病的发生与脊柱的软组织结构有何联系。

第三节　脊髓与脊神经

一、脊髓的位置和形态

1. 脊髓的位置

脊髓位于椎管内，外包被膜，成人长 42～45cm，最宽处的直径约 1cm，重约 35g。脊髓上端在枕骨大孔处与延髓相连。下端变细呈圆锥状，称脊髓圆锥。在成人圆锥末端一般平第 1 腰椎下缘，新生儿平第 3 腰椎。由脊髓圆锥末端向下延续为一根细丝，称终丝，止于尾骨后面的骨膜，有稳定脊髓的作用。终丝已无神经组织。

2. 脊髓的形态

脊髓表面有 6 条纵沟：前面正中的沟较深称前正中裂，后面正中的沟较浅称后正中沟。前后正中两条纵沟把脊髓分为对称的两半。在前正中裂和后正中沟的两侧，分别有成对的前外侧沟和后外侧沟。在前、后外侧沟内有成排的脊神经根丝出入。出前外侧沟的根丝形成 31 对前根，入后外侧沟的根丝形成 31 对后根。在后根上有膨大的脊神经节。前、后根在椎间孔处汇成 1 条脊神经，由椎间孔出椎管。

与每对脊神经前、后根相连的 1 段脊髓，称 1 个脊髓节段。因此，脊髓分为 31 节段：即 8 个颈段、12 个胸段、5 个腰段、5 个骶段和 1 个尾段，所以脊神经有 31 对。

脊髓呈前后稍扁的圆柱形，全长粗细不等，有两个膨大部，上方的称颈膨大，自颈髓第 4 节段到胸髓第 1 节段的部分；下方的称腰骶膨大，自腰髓第 2 节段到骶髓第 3 节段。

在胚胎 3 个月以前，脊髓和椎管的长度大致相等，所有脊神经根几乎都呈直角伸向对应的椎间孔。从胚胎第 4 个月起，脊髓的生长速度比脊柱缓慢，脊髓长度短于椎管，因此脊髓节段的位置由上向下逐渐高出相应的椎骨，神经根向下斜行一段才达相应的椎间孔。腰、骶、尾段的神经根在未出相应的椎间孔前，在椎管内垂直下行，围绕终丝形成马尾。成年人，一般第 1 腰椎以下已无脊髓，只有浸泡在脑脊液中的马尾和终丝，故临床上常在第 3、4 腰椎棘突之间进行腰椎穿刺。

3. 脊髓与脊柱的对应关系

脊髓和脊柱的长度不等，脊髓的节段和脊柱的椎骨不完全对应。了解某段脊髓平对某节椎骨的相应位置，具有临床实用意义。粗略推算，在成人颈髓上部（$C_{1\sim4}$）大致与同序数椎骨相对，颈髓下部（$C_{5\sim8}$）和胸髓上部（$T_{1\sim4}$）与同序数椎骨的上一节椎体平对，如第 6 颈髓平对第 5 颈椎体。胸髓中部（$T_{5\sim8}$）与同序数椎骨的上两节椎体平对。胸髓下部（$T_{9\sim12}$）与同序数椎骨的上三节椎体平对。腰髓平对第 10～12 胸椎。骶髓和尾髓平对第 1 腰椎。

二、脊髓的内部结构

脊髓由灰质和白质构成。灰质在里面，白质在周围。

1. 灰质

在横切面上呈 "H" 字形，其中间横行部分，称灰质连合，其中央有中央管，纵贯脊髓全长。每侧灰质前部扩大，称前角。后部狭窄，称后角。前、后角之间称中间带。

（1）前角　除有些小型中间神经元外，主要为运动神经元，统称为前角运动细胞，它们成群排列，其轴突经前根和脊神经直达躯干和四肢的骨骼肌。

（2）中间带 从第1胸节段到第3腰节段，中间带向外侧突出的部分称侧角，侧角内含中、小型多极神经元，统称为侧角细胞，是交感神经的低位中枢，它们的轴突经相应前根、自交通支进入交感干。

（3）后角 内含多极神经元，组成较复杂，分群较多，统称为后角细胞。后角细胞主要接受后根的各种感觉纤维。

2. 白质

在灰质周围，每侧白质借脊髓的纵沟分成3个索。前正中裂与前外侧沟之间称前索；前、后外侧沟之间称外侧索；后外侧沟与后正中沟之间称后索。灰质连合与前正中裂之间的白质，称白质前连合。

三、脊髓的功能

脊髓具有传导和反射功能。

（一）传导功能

脊髓是感觉和运动神经冲动传导的重要通路，其结构基础即脊髓内的上、下行纤维束。除头、面部外，全身的深、浅感觉和大部分内脏感觉冲动都经脊髓白质的上行纤维束才能传到脑。由脑发出的冲动也要通过脊髓白质的下行纤维束才能支配躯干、四肢骨骼肌以及部分内脏的活动。如果脊髓白质损伤，将导致损伤平面以下出现运动和感觉功能障碍。

（二）反射功能

脊髓可执行一些简单的反射活动，包括躯干反射和内脏反射。脊髓各种反射都是通过脊髓节内和节间的反射弧完成的。

1. 躯干反射

躯干反射是引起骨骼肌运动的反射，由于感受器部位不同，又分为浅反射和深反射。

（1）浅反射 是刺激皮肤、黏膜的感受器，引起骨骼肌收缩的反射，如腹壁反射。浅反射的反射弧中任何一部分受到破坏，出现反射减弱或消失。

（2）深反射 是刺激肌腱的感受器，引起骨骼收缩的反射。因为这一刺激，使肌腱受到突然的牵拉而引起被牵拉肌的反射性收缩，所以又称牵张反射。如膝跳反射，就是叩击髌韧带引起股四头肌收缩产生伸小腿动作，其反射弧主要是由感觉和运动两个神经元组成。其反射过程：当髌韧带内感受器受到刺激时，兴奋沿股神经的传入纤维至脊髓 $L_{2\sim4}$ 节段的前角细胞，最后再经股神经的运动纤维传至股四头肌，引起股四头肌收缩。

深反射的反射弧任何一部分受损都可引起反射活动的减弱或消失，如前角运动细胞受损，除了相应支配的骨骼肌瘫痪外，还出现膝反射消失、肌张力减弱、肌松弛变软和肌萎缩（由于前角细胞对肌肉还有神经营养作用），等症状，临床上称周围性瘫痪或软瘫。

深反射（包括肌张力反射）的反射弧，还受到高级中枢的控制。当上运动神经元（如皮质脊髓束）受损时，受损平面下，除了相应骨骼肌瘫痪之外，还失去此抑制作用，脊髓深反射亢进，肌张力增强，并出现正常时看不到的病理反射，如巴宾斯基征。临床上称此瘫痪为中枢性瘫痪或硬瘫。

2. 内脏反射

脊髓的中间带内有交感神经和副交感神经的低级中枢，如瞳孔开大中枢 $T_{1\sim2}$，血管运动和发汗中枢（$T_1 \sim L_3$）以及排尿、排便中枢（$S_{2 \sim 4}$）等。这些中枢执行的内脏反射活动，也是通过脊髓反射弧，并受到大脑皮质的控制。如排尿反射，当任一部分的排尿反射弧被中断时，可出现尿滞留；当脊髓颈、胸段横贯性损伤后，可引起反射性排尿亢进而出现尿失禁。

四、脊神经

脊神经共 31 对，即颈神经 8 对，胸神经 12 对，腰神经 5 对，骶神经 5 对，尾神经 1 对。第 1 ～ 7 对颈神经在相应椎骨上方的椎间孔出椎管。第 8 对颈神经在第 7 颈椎与第 1 胸椎之间的椎间孔出椎管。胸、腰神经均分别在同序数椎骨下方的椎间孔传出。第 1 到第 4 对骶神经在相应的骶前、后孔穿出。第 5 对骶神经和尾神经由骶管裂孔穿出。见图 2-10。

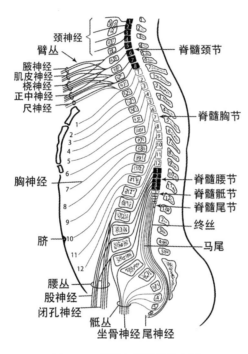

图 2-10　脊髓与脊神经分布图

每对脊神经都是由前根和后根在椎间孔处合并而成。脊神经前根属运动性，脊神经后根属感觉性。每对脊神经都含有运动纤维和感觉纤维，所以脊神经是混合性神经，均含有 4 种纤维成分。①躯干感觉纤维：来源于脊神经节细胞，分布于皮肤、骨骼肌、肌腱和关节，将浅感觉和深感觉冲动传入中枢。②内脏感觉纤维：来源于脊神经节细胞，分布于心血管、内脏和腺体，向脊髓传入来自这些结构的感觉冲动。③躯干运动纤维：来源于前角运动神经元，分布于骨骼肌，支配其运动。④内脏运动纤维：来源于侧角细胞及骶副交感神经元，支配平滑肌、心肌的运动和控制腺体的分泌。

脊神经出椎间孔后立即分为前支和后支。前支和后支都是混合性的。

（一）后支

后支一般较相应的前支细而短，经相邻椎骨横突之间或骶后孔向后走行，呈节段性地分布于枕、项、背、腰、臀部的皮肤及脊柱两侧深部的肌肉，主要皮神经有以下几种。

1. 枕大神经

枕大神经为第 2 颈神经后支，较粗大，穿斜方肌腱至皮下，分布于枕部的皮肤。

2. 臀上皮神经

臀上皮神经为第 1～3 腰神经后支，在髂嵴上方竖脊肌外侧缘处穿至皮下，分布于臀上部皮肤。

3. 臀中皮神经

臀中皮神经为第 1～3 骶神经后支，穿过臀大肌起始部达皮下，分布于臀中部的皮肤。

（二）前支

前支粗大，分布于躯干前外侧和四肢的肌肉和皮肤。除胸神经前支保持明显的节段性，其余的前支分别交织成丛，由丛再分支分布于相应的区域。脊神经前支形成的神经丛，共计有颈丛、臂丛、腰丛和骶丛。

1. 颈丛

颈丛由第 1～4 颈神经的前支组成，位于胸锁乳突肌上部的深面，发出皮支和肌支。

（1）皮支　均在胸锁乳突肌后缘中点附近穿出，行向各方，其穿出部位是颈部皮肤浸润麻醉的一个阻滞点。主要皮支有枕小神经、耳大神经、颈横神经和锁骨上神经，它们分布到枕部、耳部、颈前区和肩部皮肤。

（2）肌支

①膈神经：是颈丛中最重要的分支，沿前斜角肌前面下降，在锁骨下动、静脉之间经胸廓上口入胸腔，沿肺根前方，心包的两侧，下降至膈。膈神经之间中的运动纤维支配膈肌；感觉纤维主要分布到胸腔和心包。一般认为右侧膈神经的感觉纤维还分布到肝和胆囊表面的腹膜等处。

膈神经损伤可引起同侧半膈肌瘫痪，导致腹式呼吸减弱或消失，严重者有窒息感。膈神经受刺激时可发生呃逆。肝胆疾病患者可出现右肩痛，这与膈神经受到刺激有关。

②颈丛深支：主要支配颈部深肌，如肩胛提肌和舌骨下肌群。

2. 臂丛

臂丛由第 5～8 颈神经前支和第 1 胸神经前支的大部分组成。在颈根部先经斜角肌间隙穿出，行于锁骨下动脉的后上方，再经锁骨后方进入腋窝。因此臂丛以锁骨为界，分为锁骨上部和锁骨下部。锁骨上部分支是一些短的肌支，分布于颈部、胸壁及肩部的肌。锁骨下部在腋窝内，围绕腋动脉，并形成内侧束、外侧束和后束，由束发出分支。主要分支如下。

（1）肌皮神经　发自外侧束，向外斜穿喙肱肌，在肱二头肌与肱肌之间下行，支配肱二头肌、喙肱肌和肱肌后，在肘关节稍上方穿出深筋膜延续为前臂外侧皮神经，其末端分布于前臂外侧皮肤。

（2）正中神经　由内侧束和外侧束的内、外侧两根夹持腋动脉向下合成，沿肱二头肌内侧沟随肱动脉下行到肘窝。从肘窝向下行于前臂的正中，位于前臂浅、深屈肌之间，经腕管入掌，在腕上方，正中神经位于桡侧腕屈肌腱和掌长肌腱之间的深方，位置浅表，易发生切割伤。

①肌支支配除肱桡肌、尺侧腕屈肌、指深屈肌尺侧半以外的所有前臂的屈肌以及手肌外侧的大部分（拇收肌以外的鱼际肌和第 1、2 蚓状肌）。②皮支分布于手掌桡侧 2/3 区、桡侧 3 个半指掌面及这 3 个半指背面末 2 节的皮肤。

自肱动脉的始端搏动点至肘部肱骨内、外上髁间连线中点稍内侧，再由此至腕掌侧横纹的中点。

运动障碍表现为前臂不能旋前（旋前肌瘫痪），屈腕能力减弱，拇、食指不能屈曲（屈腕指肌瘫痪），拇指不能对掌，鱼际肌萎缩（鱼际肌瘫痪）。感觉障碍以桡侧 3 指远节最明显。

（3）尺神经　发自内侧束，沿肱二头肌内侧沟随肱动脉下降，至臂中部离开此动脉转向后下，经肱骨内上髁后方的尺神经沟至前臂，在尺侧腕屈肌深面随尺动脉内侧下行，于豌豆骨外侧入手掌。

①肌支支配前臂尺侧腕屈肌和指深屈肌的尺侧半以及手肌内侧大部分（小鱼际肌、拇收肌、骨间肌和第3、4蚓状肌）。②在手掌面，分布于手掌尺侧1/3和尺侧1个半手指的皮肤。在手背面，分布于手背尺侧1/2区及尺侧2个半指的皮肤（第3、4指毗邻侧只分布于近节）。

自肱动脉始端搏动点至肱骨内上髁后方，再由此至豌豆骨外侧缘。

主要表现为屈腕能力减弱（屈腕、屈指肌瘫痪），拇指不能内收（拇指肌瘫痪），各指不能相互并拢，第4、5指的掌关节过伸而指间关节屈曲（骨间肌、第3、4蚓状肌瘫痪）形似鹰爪，故称"爪形手"。小鱼际肌萎缩平坦。尺神经与正中神经合并损伤时，由于小鱼际肌和鱼际肌、骨间肌、蚓状肌均萎缩，手掌更显平坦，类似"猿手"。尺神经损伤感觉障碍以手的内侧缘为主。

（4）桡神经　发自臂丛后束，初在肱动脉背侧下行，后经肱三头肌深面紧贴肱骨体中部后面沿桡神经沟向下外行，至肱骨外上髁前分为浅、深两支。桡神经在臂部发肌支支配肱三头肌和肱桡肌。

①桡神经浅支：为皮支，与桡动脉伴行，至前臂下1/3转向手背，分布于背桡侧半和桡侧2个半指近节背面的皮肤。

②桡神经深支：为肌支，穿旋后肌至前臂背侧，改名为骨间后神经，分支支配前臂所有的伸肌。

③桡神经本干损伤：主要表现为不能伸腕、伸指，呈垂腕姿态。感觉障碍以手背第1、2掌骨之间的皮肤最明显。

（5）腋神经　发自后束，绕过肱骨外科颈向后外走行，支配三角肌、小圆肌、肩关节及肩部的皮肤。腋神经损伤后，三角肌瘫痪，上肢不能外展，肩部失去圆隆状而成方形。

（6）胸背神经　发自后束，循肩胛骨外侧缘下降，支配背阔肌。

（7）臂内侧皮神经　发自内侧束，分布于臂内侧皮肤。

（8）前臂内侧皮神经　发自内侧束，在上臂中点与贵要静脉一起穿深筋膜，支配前臂内侧的皮肤。

3. 胸神经前支

胸神经前支共12对。除第1对的大部分和第12对的小部分分别参加臂丛和腰丛外，其余皆不成丛。第1至第11对胸神经前支，各自位于相应的肋间隙内，称肋间神经。第12对胸神经前支位于第12肋的下方，故称肋下神经。肋间神经在肋间内、外肌之间与肋间血管一起沿肋沟走行，自上而下按静脉、动脉、神经依次并列。上6对肋间神经分支分布于肋间肌、胸壁皮肤和壁胸膜。第7～11对肋间神经除分布于相应的肋间肌和胸壁皮肤及壁胸膜外，并斜向前下和肋下神经一起走行于腹内斜肌和腹横肌之间，分布于腹前外侧肌群和腹壁皮肤及腹膜。

4. 腰丛

由第12胸神经前支一部分、第1～3腰神经前支和第4腰神经前支一部分共同构成。位于腰大肌的深面和腰椎横突的前方。其主要分支如下：

（1）髂腹下神经　在髂嵴上方入腹内斜肌与腹横肌之间到腹前壁，在腹股沟管浅环上方穿腹外斜肌腱膜达皮下，分布于附近皮肤并沿途发支分布腹壁各个肌肉。

（2）髂腹股沟神经　在髂腹下神经下方并行。进入腹股沟管伴随精索或子宫圆韧带出浅环，其肌支分布于腹壁肌内；皮支分布于腹股沟部、阴囊或大阴唇皮肤。在腹股沟疝修补术中，应避免损伤上述两神经。

（3）股外侧皮神经　至髂前上棘内侧，经腹股沟韧带深面，至大腿外侧面皮肤。

（4）股神经　是腰丛分布最大的神经，自腰大肌外缘穿出，继而沿腰大肌和髂肌之间下行，经腹股沟韧带深面至大腿前面股三角内，位于股动脉外侧，分支主要支配大腿肌前群以及大腿前面皮肤。股神经中有一最长的皮支，称隐神经，与大隐静脉伴行，向下分布于小腿内侧面及足内侧缘的皮肤。

股神经损伤后表现为：不能伸膝（因股四头肌萎缩），行走困难，膝跳反射消失，大腿前面和小腿内侧面等处皮肤感觉障碍。

（5）闭孔神经　自腰大肌内侧缘走出，伴闭孔动脉沿小骨盆腔侧壁向前下行，穿闭膜管出骨盆到大腿内侧。分布于大腿内侧群肌和大腿内侧面的皮肤。

5. 骶丛

由第4腰神经前支的一部分和第5腰神经前支以及全部骶、尾神经前支组成。位于骨盆腔内，在骶骨和梨状肌的前面。主要分支见图2-11。

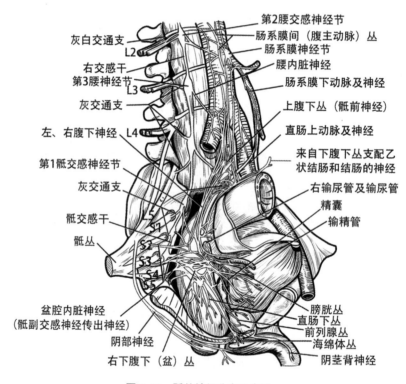

图 2-11　骶丛神经分布示意图

（1）臀上神经　伴臀上动、静脉经梨状肌上孔出骨盆，支配臀中肌、臀小肌。

（2）臀下神经　伴臀下动、静脉经梨状肌下孔出骨盆，支配臀大肌。

（3）股后皮神经　出梨状肌下孔，分布于大腿后面的皮肤。

（4）阴部神经　与阴部内动、静脉一起经梨状肌下孔出骨盆，绕坐骨棘后面，再经坐骨小孔入坐骨肛门窝，分支分布于会阴部和外生殖器的肌和皮肤。主要分支有：①肛神经：分布于肛门外括约肌和肛门部皮肤。②会阴神经：分布于会阴诸肌和阴囊或小阴唇的皮肤。③阴茎背神经：沿阴茎背侧前行达阴茎头，分布于阴茎的海绵体及皮肤。做包皮环切术时，需要阻滞麻醉此神经。女性为阴蒂背神经。

（5）坐骨神经　是全身最粗大、最长的神经。经梨状肌下孔出骨盆，在臀大肌深面，经大转子与坐骨结节之间至大腿后面，在股二头肌长头深面继续下行，多在腘窝上角附近分为胫神经和腓总神经。坐骨神经痛时，常在其循行部位上出现压痛。

1）胫神经　坐骨神经干的直接延续，沿腘窝中线在小腿三头肌深面伴胫后动脉下行，通过内踝后方至足底，分成足底内、外侧神经。胫神经分支主要分布于小腿肌后群和足底肌，以及小腿后面和足底的皮肤。

胫神经损伤后主要表现为：足不能跖屈，不能以足尖站立，足底内翻减弱。由于拮抗肌的牵拉，出现背屈和外翻位，称"钩状足"畸形，以及足底部感觉障碍。

2）腓总神经　自坐骨神经发出后，沿腘窝上行外侧缘向外下方行，绕腓骨颈至小腿前面，分为腓浅神经和腓深神经。

①腓浅神经：走在小腿外侧肌群与前群肌之间，于小腿中、下 1/3 交界处穿至皮下。沿途分支支配腓骨长肌和腓骨短肌，并分布于小腿前外侧面下部和足背、跖背的皮肤。

②腓深神经：在小腿前群肌之间伴胫前动脉下行，分支支配小腿肌前群和足背肌，其末端分布于第 1～2 跖骨相邻缘背面皮肤。腓总神经损伤后主要表现为足不能背屈，不能外翻。由于重力和后群肌的过度牵拉，足下垂内翻，呈"马蹄足"畸形，患者走路时呈跨阔步态。感觉障碍在小腿前外侧面下部和足背明显。

五、脊髓的节段性支配

脊髓分为 31 节段，每一节段的前角发出的躯体运动纤维，经相应的前根和脊背神经，支配躯体一定部位的肌运动。同样，每一节段的后角，通过相应的后根及脊神经的传入纤维，管理躯体一定部位的皮肤感觉

（一）脊髓对肌的节段性支配

脊髓对肌的节段性支配，概括地说，第 1 颈节到第 4 颈节支配颈肌及膈肌；第 5 颈节到第 1 胸节支配上肢肌；第 2 胸节到第 1 腰节支配躯干肌；第 2 腰节到第 2 骶节支配下肢肌；第 3 骶节到第 5 骶节及尾节主要支配会阴肌。每块肌肉多数由相邻几个节段共同支配。

（二）脊髓对皮肤的节段性支配

脊髓对皮肤的节段性支配，以躯干部最为典型。自背侧中线至腹侧中线较有规律地形成连续横行的环带。例如第 2 胸段支配胸骨角平面皮肤，第 4 胸段支配（男性）乳头平面皮肤，第 6 胸段支配剑突平面皮肤。了解皮肤的节段性支配，有助于对脊髓损伤的定位诊断。具体见表 2-2。

表 2-2　脊髓对皮肤节段性支配表

脊髓节段	皮肤区域	脊髓节段	皮肤区域
C_2	枕部及颈部	T_8	季肋部平面
$C_{3～4}$	颈部及肩部	T_{10}	脐平面
C_5	臂外侧面	$T_{12}～L_1$	耻骨部及腹股沟部平面
$C_{6～7}$	前臂和手的外侧面	$L_{2～3}$	大腿前面
$C_8～T_1$	手和前臂的内侧面	$L_{4～5}$	小腿内、外侧面和足内侧半

续表

脊髓节段	皮肤区域	脊髓节段	皮肤区域
T_2	臂内侧面、腋窝及胸骨角平面	$S_{1\sim3}$	足外侧半和大、小腿后面
T_4	乳头平面（男性）	$S_{4\sim5}$	会阴部
T_6	剑突平面		

六、交感神经与副交感神经

交感神经系统和副交感神经系统两部分组成了人体的自主神经系统，支配和调节机体各器官、血管、平滑肌和腺体的活动和分泌，并参与内分泌调节葡萄糖、脂肪、水和电解质代谢，以及体温、睡眠和血压等。两个分系统会在大脑皮质及下丘脑的支配下，既拮抗又协调的调节器官的生理活动。自主神经系统结构又可分为中枢部分和周围部分。自主神经系统主要分布到内脏、心血管和腺体，它们的中枢部也在脑和脊髓内，周围部包括内脏运动（传出）纤维和内脏感觉（传入）纤维，分别构成内脏运动神经和内脏感觉神经。自主神经系统由于解剖上的位置关系，其与脊柱相关疾病的发生密不可分。见图2-12。

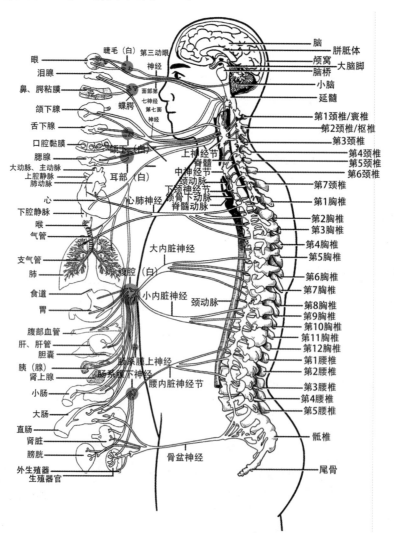

图 2-12　自主神经概观与脊柱相关疾病

（一）交感神经

1. 中枢部

交感神经的低级中枢位于脊髓 T_1 ～ L_3 节段的侧角内，其节前纤维即侧角细胞发出轴突。

2. 周围部

周围部包括交感神经节以及由节发出的分支和交感神经丛等。

（1）交感神经节 为交感神经节后神经元胞体所在处。依其所在位置不同，可分为椎旁神经节和椎前神经节。

1）椎旁神经节 位于脊柱两旁，借节间支分别连成左、右交感干，故椎旁神经节又称交感干神经节。交感干上自颅底，下至尾骨，两干下端合于单个的尾节。

颈部交感干神经节有 3 对，分别称颈上神经节、颈中神经节和颈下神经节。胸部有 10 ～ 12 对，第一胸交感干神经节常与颈下神经节结合，称颈胸神经节（星状神经节）。腰部有 4 ～ 5 对，骶部有 2 ～ 3 对，尾部为一个单节（奇神经节）。

2）椎前神经节 位于脊柱前方，腹主动脉脏支根部。主要有腹腔神经节、主动脉肾神经节、肠系膜上神经节和肠系膜下神经节等。①腹腔神经节 1 对，位于腹腔干根部两旁。②主动脉肾神经节 1 对，位于肾动脉根部。③肠系膜上神经节和肠系膜下神经节均为单个，分别位于肠系膜上、下动脉的根部。

（2）交通支 交感干神经节借交通支与相应的脊神经相连。交通支分为白交通支和灰交通支。白交通支使脊髓侧角细胞发出的节前纤维离开脊神经进入交感干神经节的通路，只见于全部胸神经和上 3 对腰神经与交感干神经节之间。因纤维有髓鞘，呈白色，故称白交通支。灰交通支使交感干神经节发出的节后纤维进入脊神经的通路，存在于全部交感干神经节与全部脊神经之间。因纤维无髓鞘，呈灰色，故称灰交通支。

（3）交感神经节前纤维和节后纤维的去向 交感神经节前纤维自脊髓侧角发出，经脊神经前根、脊神经、白交通支进入交感干后有三种去向：①终止于相应的交感干神经节，并交换神经元。②在交感干内上升或下降，然后终止于上方或下方交感干神经节，并交换神经元。一般认为来自脊髓上胸段侧角的节前纤维，在交感干内上升至颈部，在颈部交感干神经节换元；中胸段者在交感干内上升或下降，至其他胸部交感干神经节换元；下胸段和腰段者在交感干内下降，在腰骶部交感干神经节换元。③穿过交感干神经节后，至椎前神经节换元。

由交感神经节发出的节后纤维也有三种去向：①由交感神经节发出的节后纤维经灰交通支返回脊神经，随脊神经分布至头颈部、躯干部和四肢的血管、汗腺和立毛肌等。31 对脊神经与交感干神经节之间都有灰交通支联系，故脊神经分支内一般都含有交感神经的节后纤维。②攀附于动脉形成神经丛，并随动脉及其分支到达所支配的器官。③由交感神经节直接发支分布到所支配的器官。自椎前神经节发出的节后纤维主要是形成神经丛攀附动脉分布到腹、盆腔器官。见图 2-13、图 2-14。

（4）交感神经的分布 自脊髓 $T_{1\sim 3}$ 节段侧角的一部分细胞发出节前纤维，经相应的脊神经前根、脊神经和白交通支进入交感干，部分终止于相应的交感干神经节并换元，部分在交感干内上升到颈部交感干神经节换元，部分在交感干内下降到下腰部和骶尾部的交感干神经节换元。因此，交感神经的节前纤维虽发自脊髓 $T_{1\sim 3}$ 节段，但可至交感干全部神经节换元。由交感干全部神经节发出的节后纤维分别经灰交通支又返回到 31 对脊神经，成为脊神经的纤维成分，随脊神经分布到头颈部、躯干部和四肢的血管、汗腺和立毛肌。

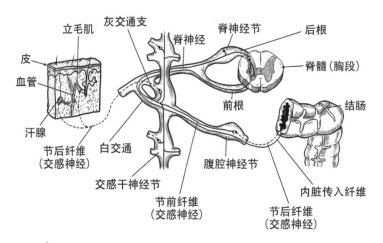

图 2-13　交感神经系统与脊神经和脊髓的关系

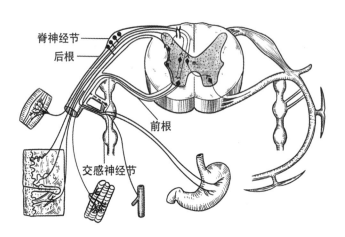

图 2-14　交感神经系统与脊神经和脊髓的关系

自脊髓 T_1、T_2 节段侧角的一部分细胞发出节前纤维，经相应的脊神经前根、脊神经和白交通支到达相应胸交通干神经节，不在此交换神经元，而在交感干内上升到颈上神经节换元，由颈上神经节发出节后纤维攀附在颈内、外动脉周围形成颈内动脉丛和颈外动脉丛，并伴动脉的分支走行，分布到头面部的平滑肌和腺体，如瞳孔开大肌、泪腺、唾液腺以及血管等。因此当颈交感干受损，可出现 Horner 综合征，表现为患侧瞳孔缩小、睑裂变小、面部潮红和无汗等。

自脊髓 $T_{1\sim4}$ 或（T_5）节段侧角的一部分细胞发出节前纤维，经相应的脊神经前根、脊神经和白交通支到达相应的上位胸交感干神经节。在此，一部分纤维交换神经元，发出节后纤维组成胸心神经，加入心丛分布到心脏；一部分纤维在交感干内上升到颈上、中、下神经节换神经元。由这三个节发出的节后纤维，分别组成颈上心神经、颈中心神经和颈下心神经，它们下行进入心丛，分布到心肌和心血管。

自脊髓 $T_{2\sim6}$ 节段侧角的一部分细胞发出节前纤维，经相应的脊神经前根、脊神经和白交通支到达交感干，在颈胸神经节及上胸神经节换神经元，自这些节发出节后纤维至肺门加入肺丛，由丛分支入肺内分布到支气管树（平滑肌和腺体）以及肺内血管（平滑肌）等。

自脊髓 $T_{5\sim12}$ 节段侧角的一部分细胞发出节前纤维，经相应的脊神经前根、脊神经和白交通支到达相应的胸交感干神经节。在此不交换神经元而是穿越交感干神经节后组成内脏大神经和内脏小神经。两神经沿椎体表面下降，穿膈至腹腔。内脏大神经主要到腹腔神经节换元。内脏小神经主要到主动脉肾神经节换元，也有纤维终止于肠系膜上神经节。由腹腔神经节、主动脉肾神经节等发出的节后纤维以及迷走神经后干的腹腔支组成腹腔丛，此丛向下延续于腹主动脉丛。它们缠绕腹腔干、肠系膜上动脉和肾动脉的分支分布到肝、胆囊、胰、脾、肾、肾上腺以及腹腔结肠左曲以上的消化管。

自脊髓 $L_{1\sim3}$（或 $T_{11\sim12}$）节段侧角的一部分细胞发出节前纤维，经相应的脊神经前根、脊神经和白交通支到腰交感干神经节，穿越此节组成腰内脏神经并加入腹主动脉丛，由此丛分出肠系膜下丛，后者一部分纤维在肠系膜下神经节交换神经元，节后纤维随肠系膜下动脉分布至降结肠、乙状结肠和直肠上部；另一部分纤维下延伸于组成腹下丛。

腹下丛分为上腹下丛和下腹下丛。上腹下丛位于两髂总动脉之间，为腹主动脉丛的下延部分；下腹下丛即盆丛，为上腹下丛延续到盆腔的部分，位于直肠两侧，并接受骶交感干神经节后纤维和第 2～4 骶髓节副交感核发出的节前纤维。此丛伴随髂内动脉的分支组成许多副丛（如直肠丛、膀胱丛、前列腺丛、子宫阴道丛等），并随动脉分支分布于盆腔各脏器。

综上所述，交感神经的分布大致如下：自脊髓 $T_{1\sim5}$ 节段侧角细胞发出的节前纤维交换神经元后，其节后纤维支配头、颈、胸腔脏器和上肢的血管、汗腺及立毛肌；自脊髓 $T_{5\sim12}$ 节段侧角细胞发出的节前纤维交换神经元后，其节后纤维支配肝、脾、肾等实质性器官和腹腔内结肠左曲以上的消化管；自脊髓上腰节段侧角细胞发出的节前纤维交换神经元后，其节后纤维支配结肠左曲下的消化管、盆腔脏器和下肢的血管、汗腺及立毛肌。

（二）副交感神经

1. 中枢部

副交感神经的低级中枢位于脑干内的副交感神经核和脊髓 $S_{2\sim4}$ 节段的副交感神经核。

2. 周围部

包括副交感神经节及进出该节的节前纤维和节后纤维。根据副交感神经节的位置不同，可分为器官旁节和器官内节，前者位于器官近旁，后者位于器官壁内。

（1）颅部副交感神经　其节前纤维走行于动眼神经、面神经、舌咽神经和迷走神经内。

随动眼神经走行的副交感神经节前纤维，由中脑内的动眼神经副核发出，进入眼眶腔后，在视神经外侧的睫状神经节内交换神经元，其节后纤维穿入眼球壁，分布于瞳孔括约肌和睫状肌。

随面神经走行的副交感神经节前纤维，由脑桥内的上泌涎核发出，一部分经岩大神经至翼腭神经节换神经元，其节后纤维至泪腺和鼻腔黏膜腺；另一部分纤维通过鼓索加入舌神经，再到下颌下神经节换神经元，其节后纤维分布于下颌下腺和舌下腺。

随舌咽神经走行的副交感神经节前纤维，由延髓内的下泌涎核发出，至卵圆孔下方的耳神经节换神经元，其节后纤维分布到腮腺。

随迷走神经走行的副交感神经节前纤维，由延髓内的迷走神经背核发出，随迷走神经分支到胸、腹腔器官旁节或器官内节换神经元，其节后纤维随即分布于胸、腹腔脏器（除结肠左曲以下的消化管）。

（2）骶部副交感神经　其节前纤维由脊髓 $S_{2\sim4}$ 节段副交感神经核发出，随骶神经前根、前支出骶前孔至盆腔，然后离开骶神经前支，组成盆内脏神经参加盆丛，随盆丛分支到降结肠、乙状结肠和盆腔脏器，在器官旁节或器官内节换神经元，节后纤维支配这些器官的平滑肌和腺体。

（三）交感神经与副交感神经的主要区别

1. 低级中枢的部位不同

交感神经低级中枢位于脊髓 $T_{1\sim2}$ 节段侧角；副交感神经低级中枢则位于脑干的副交感神经核和脊髓 $S_{2\sim4}$ 节段的副交感神经核。

2. 周围神经节的位置不同

交感神经节位于脊柱的两旁（椎旁神经节）和脊椎的前方（椎前神经节）；副交感神经节位于所支配的器官近旁（器官旁节）和器官壁内（器官内节）。因此，副交感神经前纤维比交感神经节前纤维长，而节后纤维则较短。

3. 分布范围不同

交感神经在周围的分布范围较广，除至头颈部、胸腹腔脏器外，还遍及全身的血管、腺体、立毛肌等。副交感神经的分布不如交感神经广泛，一般认为大部分血管、汗腺、立毛肌和肾上腺髓质均无副交感神经支配。

4. 节前神经元与节后神经元的比例不同

一个交感节前神经元的轴突可与许多节后神经元组成突触；而一个副交感前神经元的轴突则与较少的节后神经元组成突触。所以，交感神经的作用较广泛，而副交感神经的作用较局限。

5. 对同一器官所起的作用不同

交感神经与副交感神经对同一器官的作用是互相拮抗又相互统一的。例如：当机体运动时，交感神经兴奋增强，副交感神经兴奋减弱，相对抑制，于是出现心跳加快、血压升高、支气管扩展、瞳孔开大、消化活动受到抑制等现象。这表明，此时机体的代谢加强、能量消耗加快，以适应环境的剧烈变化。而当机体处于安静或睡眠状态时，副交感神经兴奋加强，交感神经相对抑制，因而可出现与上述相反的现象，这有利于体力的恢复和能量的储存。

【复习思考题】

在脊柱相关疾病的发病中，如何区分中枢神经系统和周围神经系统病变引起的脊柱相关疾病。

第四节　脊柱的循环

一、脊柱的动脉系统

脊柱的动脉具有明显的节段性，节段动脉的分支间存在纵行吻合，分别位于椎体两侧、横突前外侧、椎弓后方、椎体后面和椎弓前面共5对链式吻合，后2对位于椎管内。同节段左、右侧分支之间，在椎体前面、椎管前、后壁和椎弓后方等处存在横行吻合。节段动脉主干行经椎体两侧时向椎体发出两种短支：①周围支，数目随年龄而增加，营养骨膜、韧带及附近结构，并构成椎体两侧的纵链吻合和椎体前的横行吻合。②中央支，常为 $1\sim3$ 支，胚胎时期即存在，数目恒定，穿入椎体中，属骨内营养动脉。节段动脉临近椎间孔处发出后支。后支向外发出横支分布于附近结构并形成纵行吻合链，后支向椎间孔发出脊支进入椎管，终支均向后越过横突布于椎弓后方诸结构。脊支于椎间孔处分为3支：①椎管前支，于椎体后面分成升支和降支，从升支发出横支经椎体后面中央的静脉窦孔进入椎体成为椎内营养动脉，进入前可于对侧横支形成吻合。升、降支与上下位相应支吻合，构成纵行吻合链；②脊膜支，多从椎管前支分出，随脊神经根分布于神经根和脊膜；③椎管后支，于椎管后壁前面分升、降支和横支，于椎弓根下缘发出椎弓根营养动脉，从下缘后份的营养孔进入骨内。背侧支在横突根部附近分成上关节支、关节间支和下关节支。上位下关节支和下位上关节支在横突后方形成纵行吻合。上关节支发出椎弓营养动脉，于上关节突根部进入椎弓。

1. 脊柱颈段动脉

脊柱颈段动脉主要由椎动脉、甲状腺下动脉和颈升动脉的分支供应。它们向椎体发出的周围支在颈长肌的内侧缘吻合成一条纵行动脉链，上方可达寰椎前结节，下方与胸椎的动脉吻合。链上发出的横支在前纵韧带深面横过椎体与对侧者吻合；脊支主要由椎动脉发出，分布于椎管内，又名椎间动脉；横突后区的动脉绝大部分来自颈深动脉，部分有时来自枕动脉降支。齿突的动脉来源较复杂，主要由椎动脉发出的前升动脉、后升动脉和由颈内动脉发出的裂穿动脉供应。前、后升动脉在齿突尖顶部吻合成顶弓。在齿突基底部，前、后升动脉各发出营养动脉进入齿突内，构成齿突主要营养动脉；齿突尖部由顶弓发出，经齿突尖韧带、翼状韧带及副韧带进入齿突。如齿突骨折发生在前、后升动脉的穿支进入齿突处之上，顶弓的分支对维持齿突上部的血供甚为重要，使骨折不致发生延迟愈合、不愈合、齿突缺血性坏死等。如在骨折时伴有韧带撕裂，齿突血供将严重不足。临床上进行"颅环－骨盆"牵引时，对齿突韧带过度牵拉，可影响齿突的血供，且齿突的缺血性坏死多发生在上 1/3 ～ 1/4。

2. 脊柱胸段的动脉

脊柱胸段的动脉主要由肋间后动脉供应。T_1、T_2 则由肋颈干发出的第 1、2 肋间后动脉、甲状腺下动脉分支和椎动脉降支供应。肋间后动脉来自胸主动脉，主干走行于相应椎体外侧时发出营养动脉和骨膜动脉至椎体、前纵韧带、肋头关节等，在椎间盘外侧面构成网状吻合，在椎体两侧构成纵行吻合链，分布到前纵韧带的分支，在韧带的前后方构成横行吻合。肋间后动脉在肋头关节附近分为前支和后支，后支发出脊支，经椎间孔下缘到椎管，分为升、降支后相互吻合成网，供应胸椎后面、后纵韧带和硬膜外组织。椎弓内面和外面则由脊后支供应。

3. 脊柱腰段的动脉

脊柱腰段的动脉由来自腹主动脉的 4 对腰动脉、髂腰动脉的腰支、骶正中动脉的第 5 腰动脉供应。腰动脉沿椎体中部向后外侧走行，沿途发支至椎体前面，供应椎体，至椎间孔前缘时发出 3 个主要分支：脊前支、横突前支和背侧支，形成椎管内、外血管网。①椎管外血管网：又分为前组和后组。前组主要由横突前支形成，较粗大，沿途发出许多肌支，并有交通支与相邻横突前支吻合。如进行腰部手术时，不宜扩大解剖到横突前方，以免损伤横突前支引起大出血，或产生巨大腹膜后血肿，导致顽固性肠麻痹。后组由背侧支的关节间动脉及上、下关节动脉组成。②椎管内血管网：由脊前支、后支组成。前支发出一个小分支供应神经根，然后经椎间孔的前缘进入椎管内，分为升、降支，相邻节段的升、降支彼此吻合，形成纵行血管网；后支呈网状分布于椎板和黄韧带内侧，并以细小分支与硬脊膜动脉丛相交通。

4. 脊柱骶段的动脉

脊柱骶段的动脉主要来自骶中动脉和骶外侧动脉。骶外侧动脉沿骶骨两侧下行，进入骶前孔后发出脊前支，在骶管腹侧面分为升、降支，彼此吻合成网，分布到椎体和骨膜等处。脊后支在骶管背侧面形成血管网，分布到椎板、骨膜及骶中嵴等处。骶中动脉沿第 4、5 腰椎的前纵韧带腹侧面下降至骶骨腹侧面，分布于骶骨腹侧面直至尾骨尖，并发支进入骶前孔。

二、脊柱的静脉

脊柱的静脉可分为椎外静脉丛，与脊柱动脉供养区域大体一致。脊柱的静脉具有管壁薄、无瓣膜、血液可双向流动的特点。椎外静脉丛包括前、后丛，前丛是前中央静脉的延续，并接受从前方和侧方穿过椎体的血管；后丛引流节段动脉后支营养的区域，在两侧肋椎沟内形成成对的静脉系统，两侧静脉在棘突间相互吻合。由无瓣静脉丛接受通过椎间孔的内静脉丛的节段引流，最终与腔静脉和奇静脉的腰支和肋间支相交通。在后项区的后外丛特别发达，它接受脊柱内属支及椎静脉，将之引流进入颈深静脉和颈静脉。

椎内静脉丛位于硬膜腔内，接受椎体和脊髓的静脉，可分为前、后组，垂直排列成四条纵行的静脉，从尾椎一直延伸到枕骨大孔，形成硬膜外窦（前、后窦）。血窦在硬膜外脂肪中，由其中的胶原纤维网支撑，但由于它们的管壁极薄，其构成和范围在大体解剖中不能看到。椎体内静脉丛在椎管内相互交通，形成前后梯状结构盘绕硬脊膜。①前组：沿椎体后面和椎弓根交界的内侧走行，两条静脉在每个椎体背侧中心区交互吻合，在主要的交通处，接受来自椎体松质骨的椎体内窦，引流骨内小房静脉窦的血液；②后组：位于椎弓和黄韧带的前面两侧，硬膜外丛的主要外部联合包括通过椎间孔的静脉和最终注入肋间静脉或腰静脉的节段静脉。由于这些静脉窦无瓣膜，因此不能确切的确定引流方向，这些血管的最大功能意义为它们具有可以依据腹内压和胸内压的变化而向任意方向传送血液的能力。椎内静脉丛可以传输大量血液而不发生静脉曲张，该性质与支撑这些静脉窦薄壁复杂的胶原纤维网有关。

脊髓的神经根静脉具有小的静脉瓣，可以使脊髓免受被动压迫，这一结构在解剖学上是唯一的，因为在中枢神经系统内的静脉通道中均无瓣膜。硬膜外丛的一个附属作用是作为一个液体震荡吸收鞘，使脊柱运动过程中对脊髓起到缓冲作用。枕下和颈上区的椎体窦最大，它接受来自椎旁神经的许多神经末梢，并与小球状"动脉－静脉"吻合相联合。正是由于脊柱静脉的结构特点为肿瘤转移到脊柱以及通过无瓣膜静脉丛向与之相连的躯干转移提供一个途径。Batsom 认为，直接的肿瘤转移可以从骨盆内器官经硬膜外途径直达大脑。此外，脊柱内、外静脉交通涉及咽脊柱静脉，咽后方的感染可通过这一静脉系统，扩散到寰枢椎，致使寰椎韧带充血松弛，从而导致寰枢椎半脱位。由于该静脉系统存在，也为咽上部肿瘤转移至颈上部硬膜外静脉提供了解释。

【复习思考题】

疼痛是脊柱相关疾病的主要症状，但血液循环系统的变化与疼痛的发生有何关系。

第三章

脊柱相关疾病的病因病机病理

第一节　病因

　　脊柱相关疾病是一种多因素、多系统、多脏器互相影响，不断由量的积累到质的改变的复杂病理解剖和病理生理过程。引起脊柱相关疾病的原因多种多样，各种病因可能单一或同时作用，抑或是交互作用于脊柱，导致脊柱及其相关脏腑、经络、气血的功能异常，从而导致疾病的发生。

　　中医学认为，脊柱相关疾病的发生是内因和外因共同作用的结果。《素问·宣明五气》曰："久视伤血，久卧伤气，久坐伤肉，久立伤骨，久行伤筋，是谓五劳所伤。"《素问·至真要大论》曰："湿淫所胜……病冲头痛，目似脱，项似拔，腰如折，髀不可以回，腘如结，腨如别。"《诸病源候论·腰背病诸候》曰："夫劳伤之人，肾气虚损，而肾主腰脚，其经贯肾络脊，风邪乘虚卒入肾经，故卒然而患腰痛。"《正骨心法要旨》首次把颈椎骨折脱位分四大类："一曰从高坠下，致颈骨插入腔内……一曰打伤，头低不起……一曰坠伤，左右歪斜……一曰扑伤面仰，头不能垂……"还描述了脊柱损伤的症状。"若脊筋陇起，骨缝必错，则成佝偻之形"。说明我国古代医家对脊柱相关疾病的病因有比较深刻的认识。由于人体是一个有机的整体，脊柱疾病必然涉及脏腑经络。经络是人体内运行气血，沟通表里上下，联系脏腑器官的独特系统。当人体遭受损伤后，经脉失常，气血运行受阻，机体抵抗力减弱，外邪或疼痛刺激可通过经络的传递作用而影响脏腑的功能。另外，伤痛引起经络运行阻滞，也会使经络循行所过组织器官功能失常，从而出现相应的临床症状。

一、外来因素

　　外因是指由于外界因素作用于人体而引起的脊柱相关疾病，主要是外力损伤，但其发病与邪毒感染及外感六淫也有一定的关系。

（一）外力损害

　　外力作用可以损伤人体的皮肉筋骨，如跌扑、坠堕、撞击、闪挫、负重、劳损等会引起脊柱周围软组织损伤。根据外力作用的性质不同，一般可分为直接暴力、间接暴力、持续劳损。人体的软组织遭受外力的作用可引起不同程度的损伤。损伤部位多在脊椎骨及其附件。各椎骨上下由椎间盘及坚强的韧带相连接，在受到创伤性无菌性炎症的化学性刺激时会引起疼痛。这是由于脊柱椎体附着的软组织受伤后未及时正确治疗，或由于经常受到持续性牵拉和重复的损伤，使已有的损伤不易痊愈，在该处机体椎管外软组织损伤的特定部位形成有规律的和具有无菌性炎症病理变化的压痛点，局部众多的压痛点还会构成软组织疼痛区，散发出原发性局限痛或并发传导痛。

脊柱是人体负重和运动的轴心，连接椎骨和协调运动的软组织（包括肌肉、韧带、关节囊、筋膜、椎间盘等）易遭受急性扭挫伤。其常见原因从所造成的不同损伤来分析，可分为直接暴力损伤、间接暴力损伤和持续劳损。

1. 直接暴力损伤

直接暴力损伤是指外力直接作用在脊柱或脊柱周围软组织引起的损伤，多指钝性挫伤的暴力，如棍棒打击、挤压、跌扑、挫伤等。直接暴力所造成的软组织损伤多发生在直接作用的局部。外力作用较大时，可引起肌腱、韧带、关节囊、关节软骨的损伤，其软组织常被挤压、碾挫或撕拉断裂，有时甚至同时发生骨折、关节移位，开放性损伤率较高。局部常见出血、肿胀、青紫等症状。如治疗不及时或治疗不得法，可使损伤发展到软组织变性阶段，成为慢性软组织损伤。由于受伤部位位于暴力直接作用的区域，所以产生相应的疾病往往与脊柱损伤部位有关，如颈部外伤常出现上肢症状，颈肩部疼痛，视力、听力异常、血压异常及脑缺血等症状；胸椎部位外伤可致心肺、肝胆、胃肠消化等功能异常；腰骶部外伤可见下肢、腹部及盆腔脏器的功能异常。

2. 间接暴力损伤

间接暴力损伤是指远离暴力作用部位，因传导而引起脊柱及周围软组织的损伤。如自高处坠落，臀部先着地，身体下坠的冲力与地面的向上的对脊柱的反作用力造成的挤压可造成胸腰椎发生压缩性骨折或伴有脱位及脊髓神经损伤。或常有肌肉、肌腱、韧带、关节软骨、关节囊等的撕裂伤，进而累及相应节段的血管、脊髓及神经组织而出现相应的病变。间接暴力导致的开放性损伤较少，疼痛、肿胀、出血、瘀血等症状一般出现较迟缓，受伤时感觉不是很明显，比较隐蔽，有时在伤后数小时或数天才出现轻微症状。部分间接外力损伤严重者也可立即出现症状，具体有：①挫伤：主要由较重的踢、扭、打、碰撞引起，可使脊柱周围肌肉、肌腱、韧带等部位纤维断裂。②扭伤：主要指机体活动时超过正常的范围（过伸或过屈等）时发生的肌腱或韧带的撕伤或断裂。③挤压伤：因机体受到重物或长时间挤压，造成肌纤维或韧带部分或全部断裂。传导暴力的损伤多见于应力较集中和解剖结构薄弱的节段，常见脊柱节段有 C_{1-2}、T_{4-5}、T_{11-12}、L_{4-5}、$L_5 \sim S_1$。间接暴力所造成的损伤情况有时较为复杂，由于外力的传导或外分力的交叉作用，可形成两处以上的损伤，在检查的时候也往往容易忽视而造成漏诊。

无论是直接暴力还是间接暴力损伤软组织，如果未能彻底修复这些损伤的软组织，日后往往后遗慢性疼痛，就使腰骶、臀髋、大腿根部等或头颅、项颈、背肩等部位软组织的无菌性炎症病变从急性转化到慢性，经常突发且渐进性加重。因此急性损伤并非软组织损害真正的原发因素，而是未能治愈后遗下来的软组织无菌性炎症的病理变化，从而引起继发性疼痛。

3. 持续劳损

持续劳损是指反复、长期地作用于人体某一部位的较小的外力作用引起脊柱及其周围软组织的力学失衡、脊柱小关节错位。临床引起脊柱相关疾病的因素多为持续劳损引起的。人体的软组织特别是肌肉、筋膜等在日常工作或生活中经常受到人体察觉不到的牵拉性刺激，但是早期的这些牵拉性刺激实质上就是一种最为轻微的、临床上不具备任何征象的损伤。如果骨骼肌和筋膜等受到这类长期和频繁的牵拉性刺激，这样微量的损伤因素日积月累，量变到质变，就使骨骼的软组织附着处逐渐形成无菌性炎症反应、炎性粘连、炎性纤维组织增生、炎性组织变性和挛缩（以后统称无菌性炎症病变），引起不同程度的疼痛。其病理变化与急性损伤后遗的完全一样，发病率也远较急性损伤要高得多，为原发性椎管外软组织损害性疼痛发生最为常见的原发因素。

（二）外邪侵袭

汉代张仲景在《金匮要略·脏腑经络先后病脉证第一》一书中明确指出疾病发生的三个途径："一者，经络受邪，入脏腑，为内所因也；二者，四肢九窍，血脉相传，壅塞不通，为外皮肤所中也；三者，房室、金刃、虫兽所伤，以此详之，病由都尽。"可见，软组织损伤的发生可能会受到上呼吸道感染或其他发热等炎症，以及过度劳累或内分泌紊乱等内部因素的影响；或轻度外伤、气候改变、寒冷、潮湿等外界因素的诱导，即中医理论中所说的风、暑、寒、湿、燥、火"六淫"及"正气不足""邪胜正负"。此外，《诸病源候论·腰背病诸候·卒腰痛候》曰："夫劳伤之人，肾气虚损，而肾主腰脚，其经贯肾络脊，风邪乘虚卒入肾经，故卒然而患腰痛。"风、寒、湿邪侵袭，阻塞经络，导致气机不得宣通，引起肌肉挛缩或松弛无力，从而使脊柱及周围软组织力平衡失调，出现一系列相关的脏腑疾病，则往往引起疼痛的发作，即当无菌性炎症加剧，疼痛也就加重；炎症消退时，疼痛也会减轻或消失。从六淫邪气所致病症来看，与软组织损伤最严重最密切的是风、寒、湿三邪，它们既是某些软组织损伤疾病的直接诱因，又是软组织损伤后期并发症的病因。风、寒、湿三邪可单独侵害人体，但更多的是两种或两种以上的邪气同时侵害人体而致病，也就是中医文献所说：风、寒、湿三气杂至合而为"痹"。

二、内在因素

脊柱相关疾病的发生不仅与外部因素的影响密切相关，而且也与机体内部因素相关。因此，在讨论脊柱相关疾病的发病原因时不能忽视内在因素对疾病的影响，必须注意内在因素在发病学上的重要作用。

（一）年龄

不同的年龄，脊柱病变的好发部位和发病率是不一样的，如儿童的骨骼正处在生长发育期，周围组织的维系作用尚不够坚强，常常以寰枢关节半脱位多见。青年人活动较剧烈，外力过大或不注意姿势时容易引起腰椎小关节紊乱及相关组织的损伤。中老年人则以腰椎间盘突出症发病率最高。

（二）体质

体质的强弱与脊柱相关疾病的发生有密切的关系。如年轻人身体强壮，气血旺盛，肾精充实，一般不容易发生损伤。只有足够大的外力作用才能引起损伤，且往往损伤较严重。体质虚弱，气血亏虚，肝肾不足，年老者，筋骨痿软，韧带松弛，骨质疏松者，当受到较小的外力作用的时候，往往也造成脊柱损伤而引起相关疾病。如肥胖使腰椎长期支撑过重，造成腰椎滑脱，也较易发生脊柱相关疾病。

（三）职业

职业与脊柱相关疾病的发生也有密切的关系，如颈源性疾病常常发生于长期低头或伏案工作的人群；腰部的疾病易发生于重体力劳动者、运动员；舞蹈及杂技演员易发生脊柱各个部位的运动性损伤。

（四）解剖结构

脊柱的特殊解剖结构与脊柱相关疾病的发生和发展有直接的密切关系。当人们长期从事低头伏案工作或弯腰搬物工作，可使颈曲和腰曲的生理曲度变直，从而改变相应的椎间隙及椎间孔而产生腰痛并可牵涉头部、上肢、下肢等相关神经分布区域的症状。这是因为脊柱的四个生理曲度的产生和变化总是随着所受应力的变化而变化，而其中主要的变化来源于后天所形成的颈曲和腰曲。因此，临床上引起损伤最多的节段绝大多数位于应力变化最明显的颈椎段和腰椎段。

脊柱相关疾病的病因具有多样性和特殊性。各种病因必须作用于脊柱，通过脊柱反映到相应的肢体、脏器以及气血经络而构成疾病。人体对各种有害因素的反应，固然有其共同规律，但由于脊柱特殊的解剖结构和生理功能，加之人们所处的环境、地点不同，人体体质因素不同导致的致伤外力、感邪程度等差异，产生了人体对各种病因反应的特殊性。由于目前人类对疾病的认识水平有其局限性，很多有关脊柱相关疾病发生的病因尚未完全清楚，还需不懈努力探索。

【复习思考题】

请简要概述脊柱相关疾病的病因。

第二节　病机

人体是由脏腑、经络、气血、津液等共同组成的一个整体，脊柱相关疾病可导致脏腑、经络、气血的功能紊乱，除了出现局部症状之外，常可引起一系列的全身反应。以阴阳五行、气血津液、藏象、经络等基础理论为核心的病机学说在脊柱相关疾病的临床应用范围广泛，从整体、系统、器官、组织到细胞都有其不可或缺的指导价值。

一、气血津液病机

人体气血津液流行全身，是脏腑、经络、形体、九窍等一切组织器官进行生理活动的物质基础。气血津液是脏腑功能活动的产物，损伤后气血津液失常，必然会影响机体的各种生理功能而导致疾病的发生。气血津液不仅是脏腑、经络、形体、九窍等各种病机变化的基础，也是分析研究脊柱相关疾病常见病机的基础。

1. 气血病机

气血运行于全身，周流不息，外而充养皮肉筋骨，内则灌溉五脏六腑，气血为人体生命活动的重要物质，是维持正常生理活动的基础。

"气"一方面来源与生俱来的肾精，另一方面来源于肺吸入的自然界清新之气和由脾胃所化生的"水谷精气"。前者为先天之气，后者乃后天之气，这两种气相互结合而形成"真气"，成为人体生命活动的原动力。气是一种流动的物质，气的运动形式，只有通过人体各个脏腑的生理活动才能体现出来。它的主要功能是一切生理活动的推动作用，即温养形体的温煦作用，防御外邪侵入的防御作用，血和津液的化生、输布、转化的气化和固摄作用。总之，气在全身流通，无处不到，上升下降，维持着人体动态平衡。

"血"由脾胃运化而来的水谷精气变化而成。《灵枢·决气》说："中焦受气取汁，变化而赤，是谓血。"血形成之后，循行于脉中，依靠气的推动而周流于全身，对各个脏腑、组织、器官有营养作用。《素问·五脏生成》说："肝受血而能视，足受血而能步，掌受血而能握，指受血而能摄"说明全身的脏腑、皮肉、筋骨、脏腑都需要得到血液的营养，才能进行各种生理活动。

"气"与"血"的关系十分密切。气推动血沿经脉而循行全身，以营养五脏六腑、四肢百骸。二者相互依附，周流不息。《素问·阴阳应象大论》阐述了气血之间的关系："阴在内，阳之守也，阳在外，阴之使也。"而《血证论·吐血》则概括为："气为血之帅，血随之而运行；血为气之守，气得之而静谧。"血的循行，靠气的推动，气行则血行。反之血溢脉外，形成瘀血，气亦随之而滞。大量出血必然导致气血同时衰竭。称之"气随血脱"。

（1）伤气 由于负重用力过度，或举重呼吸失调，或跌仆闪挫、撞击胸部等因素，导致气的失常，主要包括两方面：一是气不足，因而气的功能减退，称为气虚；二是气的运动失常，如气运行不畅或气的升降出入失常等，称为气机失调。一般表现为气滞，损伤严重者可出现气闭、气脱，内伤肝胃可见气逆等症。

气虚：是指气不足及所引起的气功能减退。在脊柱相关疾病发病过程中，某些慢性损伤、体质虚弱和老年患者等均可见到。主要表现为疼痛绵绵不休、疲倦乏力、语声低微、气短、自汗、脉细软无力等。

气滞：是指气运行不畅而郁滞的病理状态。《素问·阴阳应象大论》说："气伤痛，形伤肿。"气本无形，故郁滞则气聚，聚则似有形而实无质，气机不通之处，即病痛之所在，必出现胀闷疼痛。损伤气滞的特点为无肿胀，痛无定处，自觉疼痛范围较广，体表无明显压痛点。

气闭：常为损伤严重而骤然导致气血错乱，气闭不通。其主要表现为出现一过性的晕厥、不省人事、窒息、烦躁妄动、四肢抽搐或昏睡等。

气脱：损伤可造成气不内守，大量向外脱逸，而出现全身严重气虚，功能突然衰竭的病理状态，属于危重病症，气脱者多突然昏迷，或醒后又昏迷，表现呼吸浅促、面色苍白、四肢厥冷、二便失禁、脉微弱等证候。

气逆：损伤而致内伤肺、肝、胃，可造成气机升降失常，气上升太过，或下降不及，使气机趋向上逆的病理状态。在肺，使肺失肃降而上逆，常表现为咳嗽、气喘等证；在胃，使胃失和降，出现恶心呕吐、嗳气、呃逆等证；在肝，使肝气升动太过，出现头痛、头胀、面红、目赤、易怒等证，若肝气升动失去控制，甚至发生咯血、吐血等血随气逆的症状，严重时还会突然昏倒。

（2）伤血 由于跌打、挤压、撞击以及各种机械冲击等伤及经络血脉，以致出血或瘀血停积。损伤后血的功能失常可出现各种病理现象，主要有血量不足与血的功能减退，称为血虚；血的运行失常，如因各种原因，使血行不畅甚至瘀积，称为血瘀；若热邪入血，使血行加快，甚至溢出脉道而出血者称为血热。

血虚是指血容量不足，血的营养与滋润功能减退的病理状态。其原因主要是由于失血过多或心脾功能减退，生血不足所致。在脊柱相关疾病发生过程常累及肝肾，导致肝血肾精不充。血虚证候表现为面色不华或萎黄、头晕、目眩、心悸、手足发麻、心烦失眠、爪甲色淡、唇舌淡白、脉细无力。血虚患者，往往由于全身功能衰退，同时可出现气虚证候。

血瘀是指血液流动迟缓和淤滞不畅的病理状态。血瘀的原因，主要有五种：一是气滞。气为血帅，血随气行，故气行则血行，气滞则血瘀。二是气虚。血有形而静，血的运行全靠气的推动，气虚则血脉运行无力，故血行迟缓，形成血瘀。三是血寒。寒性凝滞，血凝而不流，形成血瘀。四是血热。邪热入血，煎熬血液，使血稠而难流，故成血瘀。五是外伤。扭挫伤之类，局部因外伤造成气血流通受阻，而气滞血瘀。以上五种原因都可以形成血瘀，甚则血液淤结而成瘀血。所以，瘀血是血瘀的病理产物，而瘀血形成后，又可阻滞脉络而成为血瘀的一种原因。血瘀可发生在脏腑、形体、经络、九窍的任何部位。脊柱相关疾病发病主要是外伤引起局部血瘀，血流缓慢而不畅，因而阻滞了气的运行，形成气滞。气滞加重血瘀，血瘀又加重气滞，二者互为因果，使气血不通，不通则痛。这种疼痛呈持续性，如针刺刀割，痛点固定不移，有压痛。

血热是指血内有热，使血行加速，脉道扩张，甚至出血的病理状态。伤后积瘀化热或肝火炽盛、血分有热均可引起血热。血热的病机主要有四方面：一是血热多实证，多属阳胜则热之类，具有一般实热证阳亢的病机，并表现出热象。二是血得热则血行加速，脉道扩张，故见面红目赤。三是在血行加速与脉道扩张的基础上，热邪灼伤脉络，引起出血，称为"热迫血妄行"，或称动血。四是心神扰动，因为心主血脉，血脉与心相通，所以血热会直接影响到心中所藏之神，使心神不安，而见烦躁、语语，甚至昏迷。故临床可见发热、口渴、心烦、舌红绛、脉数等证候，严重者可出现烦躁、谵语或高热昏迷。

2. 津液病机

津液是人体内一切正常水液的总称。清而稀薄者称为津，浊而浓稠者称为液。津多布散于肌表，以渗透润泽皮肉、筋骨之间，有温养充润的作用，所以《灵枢·五癃津液别》说："以温肌肉，充皮肤，为津；其留而不行者，为液。"汗液、尿液均为津所化生。津血互生，血液需津液的不断补充，才能在周身环流不息。液流注、浸润于关节、脑髓之间，以滑利关节、濡养脑髓和骨髓，同时也有润泽肌肤的功能。津和液都是体内正常水液，两者之间可互相转化，故并称津液。有充盈空窍，滑利关节，润泽皮肤、肌肉、筋膜、软骨，濡养脑髓和骨髓，即所谓填精补髓等生理功能。

津液代谢包括津液的生成、输布与排泄。正常情况下，津液的输布畅通而有序，生成与排泄保持相对的平衡。津液代谢失调主要是津液输布障碍，或者津液的生成与排泄失去平衡。如津液生成不足或耗散、排泄过多，会引起津液不足；若输布不畅，或排泄障碍，均可造成水液停聚，而出现水、湿、痰、饮等病理产物。津液的代谢是一个极其复杂的过程。这一代谢过程主要与气的升降出入和气化功能有关；同时，与脾、肺、肾、三焦等脏腑功能的关系也十分密切。津液为水类，属阴而静，通过气的升降出入，运动不息，津液才能在气的推动下，输布全身，所以气行则津行，气滞则津停。同时，津液的生成与排泄，则与气化作用有关。水谷在胃肠中被分化为精微与糟粕，其中精微被吸收，在脾气作用下，转化为津液；津液经过代谢，被转化为汗液、尿液与水汽，被排出体外。这一系列的转化过程，都是通过气的气化作用而发生的。所以，气旺而推动有力，气化作用正常，津液代谢也旺盛；若气衰，则津液代谢也会减弱，流行迟缓，甚至停积而成水湿痰饮之类。从有关脏腑的生理功能来说，津液的生成，离不开脾胃的运化；津液的输布和排泄，离不开脾的散精、肺的宣发和肃降、肾的蒸腾和膀胱的气化，三焦的通调和肝的疏泄等功能。这些脏腑生理功能的互相协调，构成了津液代谢的调节机制，维持着津液的生成、输布与排泄之间的协调平衡。因此，脾、肺、肾、三焦等脏腑的有关生理功能中，任何一个脏腑或任何一种生理功能异常，均能导致津液代谢的失常，形成体内津液不足或津液在体内滞留，从而内生水湿或痰饮。

（1）津液不足 津液不足指津液的数量亏少，使脏腑、形体、九窍等得不到充分的滋润、濡养和充盈，因而出现干燥枯涩的病理状态。伤津主要是失水，最易引起伤津的病症是吐泻。吐泻损失大量津液，若不及时补充，可出现目眶内陷，十指螺瘪，小便减少，口干舌燥，皮肤失去弹性，严重者，目眶深陷，啼哭无泪，小便全无；甚至引起血中津液渗出脉外，血液浓缩，量少而流行困难，而见面色苍白，脉微欲绝的危证。此外，高热、汗出也易伤津，而见口干欲饮，大便干燥秘结，小便少而黄。气候干燥，皮肤与肺之津最易散失，而见皮肤干裂、鼻干、咽干、易干咳等证。在干燥而寒冷的季节，皮肤汗少，表面津液又易散失，血中津液不足之人，对皮肤濡养之力尤差，故易出现皮肤干而痒，抓之落屑甚多，临床上称为血燥生风证。伤液不能简单地理解为失水，应理解为水分、精微物质、营养物质共同丢失的一种复杂的病变。最易引起脱液的是严重热病的后期，此时患者形瘦骨立，大肉尽脱，皮肤干燥，毛发枯槁，舌光红无苔或少苔，有时会因液不养筋，出现手足震颤、肌肉抽动的症状。慢性消耗性疾病，如恶性肿瘤的晚期以及大面积烧伤的患者也会出现脱液的证候。失血过多时，脉外的津液可渗入脉中，以补偿脉内血液容量的不足。如某些部位的骨折，出血量较多，疲于体内，造成津液不足。

（2）津液的输布、排泄障碍　津液的输布，是指津液在体内的运输、布散与环流，以进行体内代谢的过程；津液的排泄，是指将代谢后的津液，通过尿、汗等途径，排出体外的过程。这两个环节的功能障碍，虽然各有不同，但其结果都能导致津液在体内不正常的停滞，成为内生水湿痰饮的根本原因。津液的输布与排泄障碍，主要与脾、肺、肾、三焦的功能失常有关，并受肝失疏泄病变的影响。脾虚运化无力，则津液的运输、布散、环流皆迟缓，可能在某处停滞，形成水湿，或积而成痰饮。肺之宣发、肃降失司，水道失于通调，津液不得四布与下输，停于肺中则成痰饮；若宣发而达头面皮毛之津液，因宣发不畅而停滞于局部，则见头面及皮下水肿。同时，肺的宣发失司，还会影响汗液与水汽的排泄。肾阳虚，则全身津液流行迟缓，关门不利，尿液形成减少，水液积于体内，溢于皮肤，发为浮肿，上泛至心、肺、脾、胃，则成痰饮。三焦气涩，脉道闭塞，则水饮停滞，不得宣行，聚成痰饮。肝的疏泄功能正常，三焦气机畅达，津行通利；若肝失疏泄，气机不利，气滞则津停，津液停聚则成痰饮水湿之类。损伤以后由于瘀血滞着，津液失运，直接影响津液环流，导致肢体肿胀。气滞血瘀，则津液输布也随之障碍，津液聚而成痰。痰之为症，或聚而成块，或留于关节，漫肿阻碍肢体活动。胸胁部损伤时，由于气滞血瘀，津液聚而为痰，痰滞在肺，则见咳喘咳痰等症。

气、血、津液之间有着密切的联系，三者中的任何一种失常，都会对另外二者造成影响。气能生血，气虚则生血无力，会引起血虚；气能生津，气虚则津液生成不足而津亏，血能载气，血虚则所载之气也少，所以血虚者多兼气虚；津能载气，伤津者多伴气不足；津血同源，津液是血的组成部分，伤津时，血中之津渗出脉外，致使血中津少，甚至血涩难行。气能行血，气滞则瘀血，甚则形成瘀血，气能行津，气滞则津液停滞，形成水湿痰饮之类；瘀血为有形之物，会阻碍气的运行，引起气滞血瘀，水湿痰饮也是有形之邪，亦阻碍气机，引起气滞；瘀血会阻碍津液的流行，使津液停滞形成水或痰之类，痰也会进入脉中，阻碍血的流行而成瘀血，痰瘀互结，常成肿块。气能摄血，气虚无力统摄血液，而引起出血；气能摄津，气虚则统摄津液无力，则导致自汗、多尿等。

二、脏腑病机

脏腑是化生气血，通调经络，营养皮肉筋骨，主持人体生命活动的主要器官。脏与腑的功能各不相同。《素问·五脏别论》中说："五脏者，藏精气而不泻。六腑者，传化物而不藏。"脏的功能是化生和贮藏精气，腑的功能是腐熟水谷、传化排泄水液。《素问·至真要大论》病机十九条中指出："诸风掉眩，皆属于肝；诸寒收引，皆属于肾；诸气膹郁，皆属于肺；诸湿肿满，皆属于脾；诸热瞀瘛，皆属于火；诸痛痒疮，皆属于心。"说明各种病变与脏腑息息相关。而《灵枢·邪气脏腑病形》说："有所堕坠，恶血留内，若有所大怒，气上而不下，积于胁下，则伤肝。有所击仆，若醉入房，汗出当风，则伤脾。有所用力举重，若入房过度，汗出浴水，则伤肾。"《血证论》强调"业医者不知脏腑，则病原莫辨，用药无方。"脏腑病机是指在疾病发生、发展和变化中，脏腑生理功能失常的机制。脊柱损伤后，必然会出现脏腑生理功能的紊乱，出现一系列病理变化。

1. 肝、肾病机

《素问·宣明五气》提出五脏随其不同功能而各有所主。"肝主筋""肾主骨"的理论亦广泛地运用在脊柱损伤临床辨证治疗上。《素问·五脏生成》说："肝之合筋也，其荣爪也。"《素问·六节藏象论》说："其华在爪，其充在筋。"《素问·痿论》说："肝主身之筋膜。"说明了"肝主筋"的观点。又如《素问·上古天真论》说："丈夫……七八肝气衰，筋不能动；八八天癸竭，精少，肾脏衰，形体皆极。"指出人到了五十多岁，则进入衰老状态，表现为筋的运动不灵活，是由于肝气衰，筋不能动的缘故。

肾主骨、生髓。肾藏精，精生髓，髓养骨，所以骨的生长、发育、修复均须依赖肾脏精气的滋养和推动。临床上肾的精气不足可见小儿的骨软无力、囟门迟闭以及某些骨骼的发育畸形；肾精不足，骨髓空虚，易致下肢瘦弱而行动困难，或骨质脆弱易于骨折等。《医宗必读》认为腰痛的病因"有寒有湿，有风热，有挫闪，有瘀血，有滞气，有积痰，皆标也，肾虚其本也。"所以肾虚者易患腰部扭闪和劳损等，而出现腰酸背痛，腰背活动受限等症状。

2. 脾、胃病机

脾为仓廪，主消化吸收。《素问·灵兰秘典论》说："脾胃者，仓廪之官，五味出焉。"说明胃主受纳水谷，脾主运化，输布精微。它对于气血的生成和维持正常活动所必需的营养起着重要的作用，故称为气血生化之源。此外，脾还具有统摄血液，防止血液溢出脉外的功能。脾对损伤后的修复起着重要的作用。

脾主肌肉四肢。全身的肌肉都要依靠脾胃所运化的水谷精微营养。脾胃运化有常，则肌肉壮实，四肢活动有力，即使受伤亦容易痊愈；反之，则肌肉瘦削，四肢疲惫，伤后不易恢复。所以损伤以后还要注意调理脾胃的功能。胃气强，则五脏俱盛。脾胃运化功能正常，则消化吸收功能旺盛，水谷精微得以生气化血，输布全身，损伤也容易修复。如果脾胃运化失常，则化源不足，无以滋养脏腑器官，影响气血的生化和筋骨损伤的恢复。

3. 心、肺病机

心主血脉，肺主气。心肺功能正常气血才能周流不息，输布全身，发挥温煦濡养的作用。

肺主一身之气，如果肺气不足，不仅呼吸功能减弱，而且也影响真气的生成，从而导致全身性的气虚，出现体倦无力、气短、自汗等症状。血液的正常运行，不仅需要心气的推动，而且有赖于血液的充盈，气为血之帅，而又依附于血。因此，损伤后出血过多，血液不足而心血虚损时，心气也会随之不足，出现心悸、胸闷、眩晕等症。

三、经络病机

经络是运行全身气血，联络脏腑肢节，沟通内外表里，调节体内各器官功能活动的通路。人体依靠经络的沟通、联络作用，使五脏六腑、四肢百骸、五官九窍、皮肉筋骨等组织协调统一，形成有机的整体。脏腑发生病变，必然通过它的相关经络表现在体表；而位于体表的组织病变，同样可以影响所属脏腑出现功能紊乱。

脊柱损伤多发生于局部，由外及内而影响全身，这就是经络失和所致。经络内联脏腑，外络肢节，肢节伤损，脏腑必然受累。因此，经络一旦受伤就会使营卫气血的通路受到阻滞。经络的病候主要有两方面：一是脏腑的损伤可以累及经络，经络损伤病变又可内传脏腑而出现症状；二是经络运行阻滞，会影响它循行所过组织、器官的功能，出现相应部位的证候。脊柱疾病累及经络时，则影响经络循行经过器官的功能，引起相应的症状表现，如脊柱或周围软组织损伤时，可出现相应的内脏器官出现一系列病变等。

【复习思考题】

如何用中医的整体观念阐述脊柱相关疾病的发生。

第三节　病理

脊柱相关疾病的病理是探索在各种病因作用下，脊柱功能紊乱所引起相关疾病的机制。脊柱相关疾病的发生、发展、变化与脊柱内在的平衡功能、患者的体质和致病因素的性质有关。外因作用于脊柱，引起脊柱失稳，内外平衡失调，因而导致脏腑气机升降失常，气血功能紊乱，从而产生了一系列的病症。所以脊柱相关疾病错综复杂，千变万化，其病理过程涉及应力集中、平衡失调、损伤等方面。

一、力学平衡失调与解剖位移

1. 力学平衡失调

人体脊柱实质上是一个通过杠杆、运动轴、自动体和限制体操纵的结构。脊柱矢状面的正常曲度使得脊柱灵活运动、承载轴向负荷的同时维持相应的强度及站立姿势的稳定性。矢状面曲度的改变会很大程度上影响脊柱的力学行为。椎体承载躯干及上肢主要的轴向负荷，椎体所须承载的重量从头端到尾端逐渐增加，椎体本身也逐渐增大。椎体组成脊柱的前柱，承载 80% 的轴向负荷（体重）。后方结构（主要是关节突关节）组成脊柱后柱，向下肢传递 20% 的轴向负荷。脊柱后方的肌肉群产生"张力作用"，用来维持直立姿势及保持人体矢状面和冠状面的平衡，这些肌肉群被称为"张力带"。

多数脊柱疾患可影响脊柱矢状面的平衡，从而增加脊柱肌肉负荷，产生肌肉疲劳和背痛。导致矢状面失衡的主要原因是人体重心前移增加了脊柱后方肌肉负荷。任何前柱或后柱的破坏及疾病均可打破脊柱在骨盆及髋关节上的平衡，导致后方肌肉群的疲劳和疼痛。同样后方肌肉群的损伤及疾患也可使脊柱失去矢状面的平衡。例如：椎体肿瘤或骨折破坏椎体结构完整性，使得椎体塌陷，又或者下腰椎多个间盘的退变，改变了其前高后低的楔形外观，导致病变节段上方的脊柱过度后凸，从而破坏了脊柱矢状面的平衡。脊柱冠状面的失衡常见于脊柱侧弯、脊柱创伤、肿瘤及下肢不等长等疾病。

2. 解剖位移

单（多）个椎体可沿三维空间、六个自由度位移。其位移形式可发生在额状轴上的前倾、后仰；矢状轴上的左、右侧屈；纵轴上的旋转。因椎体、关节突、棘突是一个整体，在不恰当的姿势或动作下使单（多）个椎体发生位移时可能会导致棘突偏歪、关节突关节错缝、棘间隙的宽窄变化，从而引起神经节段刺激或压迫神经、血管引起一系列的临床表现。

二、软组织损伤

软组织损伤后的病理变化有多种，中医治疗效果比较好的主要有以下 4 种。

1. 痉挛

肌痉挛是机体为了减少关节活动，减少对损伤部位的刺激，从而达到减轻疼痛的一种反射性和保护性反应，但其本身又可破坏身体的协调和力学平衡。肌痉挛的进一步发展会产生以下的病理变化：①牵拉性软组织劳损，加重了原有的肌肉、筋膜等软组织骨骼附着处的病理改变，出现炎性粘连或炎性纤维组织增生，进一步刺激神经末梢。②骨骼肌和筋膜出现缩短和增粗的形态改变，但无本身的病理变化。③软组织骨骼附着处的小血管因疼痛发生痉挛，其周围结缔组织的炎性反应变为炎性粘连或炎性纤维组织增生。④持续性肌痉挛产生肌肉本身的血供不足，均会产生新陈代谢和营养障碍。⑤机体动力性平衡受到破坏，发生对侧及上、下两方肌群的补偿性肌痉挛（即对应补偿调节和系列补偿调节）。⑥特定部位出现有规律的压痛点（区），滑动按压时会引出局限痛，还可能引起肢体的传导征象。⑦所谓的椎-基底动脉供血紊乱，植物性神经功能紊乱，眼、耳、鼻、咽喉或口腔等功能失调以及循环系统、呼吸系统、神经系统、消化系统、泌尿生物系统或运动系统等功能紊乱。这种病理变化引起了脊柱力学平衡状态的失调，从而刺激交感神经或内脏神经引起内脏一系列功能紊乱和临床表现。

2. 挛缩

较长时期的肌痉挛，其肌肉和筋膜本身因供血不足和新陈代谢障碍，有可能出现在组织学上不同程度的病理改变，造成肌挛缩，它是晚期继发因素的临床表现。肌挛缩的病理变化可分为：①骨骼肌、筋膜或其他软组织本身出现组织变性和挛缩。②骨骼肌附着处与其他软组织骨骼附着处出现炎性组织变性和挛缩。③上述两处变性挛缩的软组织均会产生不同程度的机械性压迫作用，引起血管和神经压迫征象。因肌挛缩引起的病理变化，可以成为椎周软组织损害性头、颈、背、肩、臂、腰、骶、臀、腿痛的主要的继发因素。

3. 粘连

脊柱周围软组织受到损伤后，自行修复时纤维机化易使修复部位与周围组织粘连，粘连后的软组织对周围的血管、神经产生刺激，从而引起脊柱相关疾病。

4. 增生

在慢性脊柱劳损中，脊柱的损伤与修复同时并存，久之发生软组织的增生、肥厚、变形，脊柱的局部空间变窄，从而产生相关的临床症状。

三、植物性神经调节障碍

脊髓是上端接脑、旁连脏器、外通躯干四肢的指挥全身的"第二生命中枢"（与脊背部穴位密度有关）。自主神经高级中枢在大脑边缘叶，较低级中枢在下丘脑，低级中枢在头骶部和胸腰部。头骶部（副交感神经低级中枢）指中脑、脑桥、延髓和骶椎第2～4节段，其轴突随第3、7、9、10脑神经和第2、3、4骶神经传出，到所支配的脏器。胸腰部（交感神经低级中枢）在胸椎第1至腰椎第2节段。自脊髓侧角细胞发出的节前纤维在交感神经节内交换神经元后，节后纤维分布到所支配的部位（交感神经比副交感神经多支配皮肤、汗腺、立毛肌、肌肉血管、甲状腺、肾上腺髓质、子宫等）。

四、炎性变

主要是指躯干部分的急慢性感染。这种感染可刺激邻近的肌肉、韧带、关节囊，使其充血、松弛，从而造成脊椎的内在和外在稳定性降低，再加上一定的诱因作用，就可能引起脊椎的错动。同时炎症也是机体组织对损伤的一种防御反应。在与有害因子的斗争过程中，它即限制损伤因子的播散，又不免使组织本身遭到损害。炎症不仅包含组织坏死、崩解，而且也包含着修复和愈合过程。炎性刺激主要指躯干部分的急慢性感染，这种感染可刺激邻近的肌肉、韧带和关节囊，使其充血、松弛，从而造成脊椎的内在和外在稳定性降低，再加上一定的诱因作用，就可能引起脊椎的错动。如儿童中绝大多数的自发性第 1、2 颈椎脱位者，大多与咽喉及颈部的炎症有关。消化系统和呼吸系统及盆腔、内脏等炎症变化，亦能影响到胸椎、颈椎、腰椎、骶椎，使其稳定性能降低，以致引起颈背和腰骶部的疼痛不适，这主要由炎性脊椎节段错位造成。关节囊及其周围韧带充血松弛，也可发生骨质脱钙，使颈椎的稳定性受损，在一定诱因条件下，亦可发生错位。

外伤引起的炎症，不完全同于其他理化因素如高温、低温、放射线、强酸、强碱、各种毒物或毒气所致的炎症，但其基本反应是一样的。但由于机体健康状况不同，对损伤的反应程度也不同。健康的机体有强的抵抗力，受损害的组织修复愈合较快；即使感染细菌也会将侵入的细菌消灭。相反，抵抗力很弱的机体，创伤修复愈合同样也很弱，局部可无炎症反应，合并细菌感染后，全身也可无发热，血液中白细胞增多，易引起败血症。

【复习思考题】

脊柱的平衡失调表现在哪些方面?

第四章
脊柱相关疾病的诊断

第一节　病史

　　脊柱相关疾病的诊断，是通过对患者受伤史、全身情况、局部情况的全面了解和相关影像学、生化辅助检查等，将临床收集的资料进行分析、归纳、推理和判断，从而作出病变部位、疾病情况、治疗方式等正确诊疗的过程。在询问病史时，首先要询问患者就诊的主要症状，引起症状的原因和持续时间。然后了解从发病到现在的疾病发展过程。一般来说，应着重了解以下几个方面。

1. 外伤史

　　多数脊柱病患者没有严重的外伤史，但是有"扭伤""腰部撞伤"等主诉。这些患者多半是腰背部软组织损伤，如筋膜、韧带、关节囊等。在对外伤史的询问中要注意致伤机制、损伤程度、伤后治疗情况、受伤与此次发病间隔、伤后症状变化等情况。对于有严重外伤史的患者，除软组织损伤外，尚需要考虑有无脊柱及其附件骨折的可能。

2. 疼痛史

　　由于脊柱病的病种甚多，因此难以采取单一的方式了解所有的病情，除了各种直接性因素和某些显而易见的病变特点（如各种急性、慢性炎症、肿瘤及先天畸形等）外，一般病例均难以一目了然，需要全面了解。而疼痛是脊柱病的主要临床表现，应详细地进行询问。对疼痛的描述主要包括如下几个方面：

　　（1）疼痛的起因　是突然起病还是缓慢起病，发病时有无外伤史或其他诱因，是否伴有其他症状等。多数颈肩腰腿痛的患者没有严重外伤史，常因生活中某种动作或过度用力引起局部症状，这些患者多半有局部软组织的损伤。除此之外，还需考虑有无骨折的可能。而老年人的脊柱疾病往往与骨质增生、退变有关，可以没有任何外伤史。

　　（2）疼痛的部位和放射范围　患者尽可能准确地指出疼痛的部位和范围，尤其是用手指出疼痛的部位往往比单纯的口述更准确。软组织损伤多局限于损伤部位，可有局部疼痛。但有些疾病除局部疼痛外，亦可在病灶的周围出现疼痛，称为放射痛。一般颈部病变引起的疼痛可以放射至项背部、肩背部，甚至上肢手部；腰骶部病变可反射至臀部、大腿、小腿及足部。放射痛的部位，多与相关神经根有着密切的关系。

　　（3）疼痛的性质、程度及时间　患者对疼痛性质的描述可能各不相同，除了一般的疼痛以外，还有酸痛、胀痛、麻痛、牵拉痛等。酸痛、胀痛、麻痛多见于软组织的慢性劳损和陈旧性损伤，也可见与某些风湿或类风湿病变；刺痛、刀割痛较多见于关节囊、韧带、滑膜等急性损伤；

牵拉痛、灼痛多见于神经根受刺激所致；绞痛应注意有无其他脏器的疾病，如肾脏、输尿管结石等。疼痛的持续时间及发作的频率等亦是询问的重点。例如恶性骨肿瘤、小儿髋关节结核疼痛，在夜间更甚；感染性疾病的疼痛多呈持续性；与负重、局部供血有关的病变可有间歇性疼痛。

（4）疼痛和活动体位的关系　绝大多数患者减少活动或卧床休息，能使疼痛缓解。但是也有少数患者卧床休息反而使疼痛加重，这些是严重的椎间盘突出、椎管内占位性病变等导致的。因病变对神经根的严重挤压，站立或活动时患者可自行调整体位以减轻病变对神经根的挤压使疼痛减轻；卧床休息时，体位不易调整反而使疼痛加重。如典型的脊椎退变或骨质增生患者，往往在睡觉至黎明时腰痛明显，以至于不得不很早起床，开始活动时腰痛明显，但是活动片刻后疼痛缓解，患者常在某一体位时疼痛加重，而在另一体位时疼痛减轻。

（5）伴随症状　颈肩腰腿痛患者在疼痛的基础上多伴有麻木和肌肉萎缩等。如有相应部位麻木，提示病史较长，很可能有韧带或骨质增生压迫神经根；如有肌肉萎缩，提示脊神经受累。由于颈肩腰腿痛患者具体情况不同，其伴随症状亦复杂多变，应详细询问并结合其他检查，做出诊断和治疗。

3. 其他病史

由于与脊柱相关的情况甚多，因此应酌情了解既往病史情况，包括：

（1）气候与脊柱病变的关系　脊柱的疼痛是否因为天气的变化从而减轻或加重。

（2）既往治疗史　既往接受过何种治疗，有无疗效。如骨结核，应询问有无肺结核、淋巴腺结核、结核性腹膜炎病史。另外，亦应询问有无长期某些药物，以了解有无药物致病的可能。

（3）家族史　与先天畸形、传染性疾患（结核等）关系密切。特别是家族内的传染病史（如结核）；对风湿、痛风、血友病、先天性畸形、骨肿瘤更应着重询问家族史。

（4）婚姻史　先天畸形者不少为近亲联姻者，此在山区或边远地区多见。

（5）职业史　与退变性及劳损性疾患关系较为密切。

【复习思考题】

问诊的内容主要包括哪几个方面？

第二节　临床表现

一、局部表现

1. 疼痛

疼痛是人体的一种主观感觉，中医学将引起疼痛的原因归于经络气血不通，不痛则痛，或精血不足，筋脉失养，不荣而痛。西医则认为痛觉和痛反应是疼痛的两个紧密联系成分。痛觉是个体的主观感受，并且个体间有很大差异。痛觉含有丰富的情绪成分，它的感受有时在相当大程度上受到精神、情绪及生理因素的影响。痛反应是指肢体对疼痛刺激的一系列反应，包括对伤害性刺激的反射活动和一系列的生理、生化反应。这种反应可以说是局部的，也可以是全身性。复杂性疼痛要考虑到全身情况，简单的疼痛也要有全局概念。机体的每一个部位都有可能发生病变，引起疼痛。因此，明确疼痛部位和性质对帮助我们进行疾病的诊断与鉴别诊断有着重要意义。

（1）疼痛的部位

①颈背痛：多属太阳经和督脉的病变，颈背痛多伴恶寒发热、头痛多为外感邪气，如风、

寒、湿、火以及痰浊、瘀血阻滞经络或上扰清窍所致；颈背沉、头空痛多为气血精髓亏虚，不能上荣头颈引起。在西医学上多与颈部神经根的损伤有关。

②背痛：胸痛彻背，背痛彻胸二者差别很大。前者多属于心阳不振，心脉痹阻或痰浊阻滞之胸痹引起所致的；后者多属脊柱病变，如胸椎疾病、胸椎小关节紊乱、胸部软组织损伤引起的。在西医学上则与胸椎神经根损伤有关。

③腰痛：腰为肾之府，腰痛多见于肾疾病如肾之精气不足；或阴阳虚损，不能温煦、滋养而致的脊柱病者，多以腰痛为主，且伴见眩晕耳鸣、腰膝酸软无力。但腰痛亦可因外感风寒湿邪侵袭足太阳或督脉，或跌扑损伤造成瘀血阻滞经络有关。在西医学上则与腰椎神经根损伤有关。

（2）疼痛性质

①胀痛：胀痛者多属气滞，以内脏损伤，肝气郁结者为多见。情志郁结，郁怒伤肝，或其他原因引起的肝失疏泄，肝郁气滞，皆可导致颈、背、胸胁、腰部疼痛。

②重痛：脊柱病伴有沉重的感觉，常见于腰背部，多因湿邪滞于经脉，损伤阳气，阻遏气机所致。

③刺痛：颈背腰部疼痛如针刺，是瘀血疼痛的特点之一，以胸背部多见，如外伤或气滞血瘀引起者。

④绞痛：痛如绞割，是为绞痛，多因有形实邪闭阻气机而成。

⑤灼痛：痛有灼热感，喜凉恶热，常见于胸胁背部疼痛，多因火邪窜络，或阴虚阳亢所致。

⑥冷痛：痛有冷感而喜暖为冷痛。常见于腰腹部疼痛，多因寒邪阻络，肾阳不足，阳气虚衰，脏腑经络不得温养而致。

⑦隐痛：疼痛隐隐，劳而加重，常见于颈腰部疼痛，多为气血不足肾精亏虚所致。

⑧掣痛：疼痛伴有局部肌肉紧张拘挛，或局部有节结、或条索状物，按压疼痛加重、拒按或出现放射性疼痛，多因筋脉失养所致。

（3）经络性疼痛

①手太阴肺经的疼痛特点：颈背部寒冷疼痛，胸部胀满，缺盆部及手臂内侧前缘痛，或有发热。

②手阳明大肠经的疼痛特点：肩前、臑、臂、腰背疼痛，或颈肿、喉痛、齿痛。

③足阳明胃经的疼痛特点：腰部及大腿前缘、足背处作痛，或颈肿喉痛，少腹两侧的气冲部以及胸乳部等处疼痛。

④足太阴脾经的疼痛特点：腰背沉重乏力，转侧不利，大腿和膝内侧肿胀或厥冷，足大趾活动受限。

⑤手少阴心经的疼痛特点：肩背及臑臂外侧后缘作痛，腰背部冷痛，胸胁部疼痛，手掌不发热或疼痛。

⑥手太阳小肠经的疼痛特点：腰脊部痛引睾丸、颈、肩、臑、肘、臂外侧后缘作痛。

⑦足太阳膀胱经的疼痛特点：脊柱疼痛，腰痛似折伤，腰痛尻不适，或气冲上头，头项强痛，膝关节不适。

⑧足少阴肾经的疼痛特点：腰痛及大腿内侧后缘作痛，或痿废厥冷，足掌发热，腰痛水肿。

⑨手厥阴心包经的疼痛特点：颈背部疼痛，腋窝处肿痛不适，或心痛心悸，胸胁胀满，手掌发热。

⑩手少阳三焦经的疼痛特点：颈背部、肩、臑、肘、臂外侧皆疼痛。

⑪ 足少阳胆经的疼痛特点：胁肋腰背疼痛，大腿、膝、胫外侧及外踝等处胀痛不适，或腋

下肿，足小趾次趾麻痹。

⑫ 足厥阴肝经的疼痛特点：胁肋腰背疼痛，男子睾丸肿痛，甚或少腹肿，小便不通等。

⑬ 奇经八脉的疼痛特点：项背强痛，或脊背疼痛，甚或脊柱强直，角弓反张，亦可见精神失常，惊厥抽搐的症。

2. 肿胀与瘀斑

急性外伤往往有较明显的肿胀，有些损伤还出现瘀血。慢性劳损因有炎性反应，有时也会出现水肿；前者的肿胀多为局限性的，后者的肿胀多为广泛性的。如果是间接暴力扭伤，易使韧带肌腱在起止点撕裂，肿胀往往触及有空虚感；如果是直接暴力致伤，多为挫伤，局部肿胀触及较硬，一般无空虚感。瘀血早期为暗褐色，后转青紫，逐渐变为黄色而消退。

肿胀与瘀斑在中医学属瘀阻腠理。瘀阻腠理一是指外力作用与皮肤导致血管损伤，血溢脉外，聚集在皮肤肌肉或皮肉之间。二是指痰饮、水湿、异物聚集皮内、肌内或皮肤与肌肉之间。不同的病理产物有着不同的表现：皮肉破损后，血溢脉外，早期表现为局部肿胀，接着出现局部皮肤发红，然后出现皮肤紫暗，局部肿胀逐渐消退，皮肤的紫斑也逐渐变浅，由紫变黄，最后皮肤恢复正常。痰饮聚集在皮肤肌肉之间，局部出现肿块，皮肤颜色不变，局部温度不变。水湿聚集于皮肤肌肉之间，整个机体或全身出现肿胀，用手压之凹陷，皮肤张力不太高。痰饮聚集在皮肤肌肉之间，整个机体出现肿胀，用手压不易凹陷，皮肤张力高。皮肤破损，异物聚集于皮肉间，皮肤破损的部位或周围出现局部肿胀，按压时疼痛加重，皮肤颜色随异物的颜色而改变。在脊柱相关疾病出现局部肿胀时，要分清瘀阻在腠理的是何病理产物、瘀阻的时间长短、原始损伤部位和继发损伤部位。血液瘀阻在腠理，一般受重力的影响，瘀斑向损伤下部的皮肤扩散和出现，痰饮多不受重力的影响，皮肤颜色也不改变。

3. 肌肉紧张或痉挛

四肢和关节或脊柱附近的软组织发生疼痛时会引起有关肌肉收缩。其目的是减少关节的活动达到稳定关节的作用以减轻疼痛，这又称为保护性的肌紧张。但肌紧张或痉挛的存在与发展又可加重或产生新的症状如出现牵扯性软组织损伤变性，关节不平衡加剧，神经受刺激增加，微血管受压等，使原来病情有进一步恶化的可能。因此，肌紧张或痉挛也可作为产生疼痛与加速病情发展的继发因素，如不早在治疗措施上阻断这种病理恶性循环，病情就有继发的可能。

4. 解剖结构改变

解剖结构位置发生变化。较大的解剖位移，如韧带的撕脱、关节的移位、脊柱生理曲度的改变与椎间关系的改变、骨的损害等等。外部表现可有局部畸形，棘突或横突偏位等表现，X 线片多可以确定。但有些微小的变化，如小纤维束的撕裂，小关节的轻度移位，特别是轻度旋转移位等，往往在外表无明显的变化，一般 X 线片也不显示。中医学中"筋""骨"是两个非常重要的组织结构，筋是连接关节并主关节运动的组织结构，是人体运动的动力。而骨，即指骨骼，其具有贮藏骨髓、支撑形体、主司运动的作用。引起伤科疾病的病因大多可归咎于"筋出槽，骨错缝"。

（1）常见的筋的病变表现

①筋断筋碎：脊柱的不协调运动，脊柱在受到重大暴力冲击的时候，常导致筋的撕裂或断裂，使脊柱的运动功能丧失或部分丧失，局部出现肿胀、疼痛、瘀斑等现象。脏腑功能失调，特别是肝脏功能失调，导致筋的营养障碍，将出现筋的慢性损伤，在筋受到稍大的暴力的时候，也会导致筋的部分断裂或完全断裂。

②筋走筋歪：筋走筋歪是指筋受到外力的作用的冲击或肌腱的快速收缩，使筋离开正常的位

置，不能发挥其功能的现象。

（2）骨的损害性改变表现

①骨折骨裂：骨折骨裂是指骨组织在受到暴力、六淫、戾气、虫兽、金刃损伤时，出现了完整性和连续性的破坏。骨的部分完整性和连续性的不完全性破坏叫骨裂，完全性破坏叫骨折。

脊柱的骨折骨裂可发生于脊柱的每一段和椎体的每一部分，由于椎体的每一部位在人的生理活动中所起的作用不一致，当它们损伤时所表现出的临床症状也不一致。当椎体、椎板、椎弓根受到损伤，发生骨折的时候，常影响到脊髓，导致截瘫的发生。当椎弓根和上下关节突发生骨折的时候，常影响到神经根，出现神经刺激的症状。临床辨证时需根据有无神经刺激症状确定脊髓神经根有无损伤，根据脊柱压痛的部位确定骨折的部位。

②骨错缝：骨错缝是指骨关节面的相互关系分生了细微的改变。影响到关节的正常活动的现象。骨错缝和关节错位不同，前者是相互关系发生的细微改变，在 X 线片上多无表现。后者是关节相互关系的明显改变，在 X 线片有明显的骨结构的而改变。

骨错缝一般发生在肢体不协调运动时，由于关节结构的异常，关节周围肌肉或韧带的薄弱，突然出现局部（关节部位）剧烈疼痛和关节活动障碍的现象。在颈部，常影响到颈后诸肌；在胸部，常影响到肋间神经；在腰部，常影响到腰背肌；在骶部，常影响到臀部肌肉的功能。

③骨质增生：骨质增生是指骨关节边缘或骨突出部分的骨组织增生现象。在骨关节创伤中，由于修复的影响，在骨关节损伤的部位也可出现骨质增生的现象。凡出现骨质增生的现象皆与肾虚有关。而在脊柱损伤疾患中，由于内外稳定结构失衡，骨骼受肌肉、韧带和肌腱的牵拉，受到刺激的骨组织出现骨折增生的现象，是为了对于这一失衡的代偿，以适应运动的需要。一般情况下，骨质增生不会出现疼痛，脊柱源性疾病与骨质增生并无肯定的联系。但有一些部位的骨刺会影响到脊柱的神经或血管，而造成一定的神经血管症状。如机体麻木（颈、腰椎）、头晕、甚至昏仆（颈椎）。

5. 肢体功能障碍

脊柱源性疾病由于解剖的移位、关节的失衡、疼痛和肌痉挛等因素均可引起肢体功能障碍。如骨与关节的损伤同向的挤压活动而局部疼痛增剧；韧带肌腱的损伤，反向的牵拉活动而局部疼痛增剧，又如椎间盘突出症，脊柱前屈受限明显，后关节病变，则脊柱后伸受限明显等等。如颈部软组织发生病变，则颈部的前屈后伸、侧弯及旋转的活动功能就会受到一定的限制；颈肩部软组织发生病变，就会产生肩背部的抬举、后伸、外展、内收等功能受限。腰部软组织发生病变，腰的前屈、后伸、侧弯、旋转功能就会受到一定的影响。

二、全身表现

多由直接或间接对神经根、椎动（静）脉、脊髓或交感神经等产生刺激或压迫引起，且常由此发展导致自主神经功能紊乱，从而引起所支配的脏器出现症状。

颈段损伤多出现头疼，部位多局限于眼眶周围、颞部、枕部、顶部或一侧头部，疼痛可呈轻微隐痛、灼痛、钝痛、酸胀痛、刺痛或跳痛。常伴眩晕、眼胀、出冷汗等自主神经紊乱症状。眩晕多与头颈部位改变有关，轻者呈一过性发作，重者则天旋地转，卧床不起，伴有恶心、呕吐、四肢冰冷等症状，甚可见猝倒，倒地后因体位改变而自行爬起，并可无任何不适。眼部以眼胀、眼蒙为多见，严重时可见视力明显下降甚至失明，有的表现为屈光不正、眼睑下垂等。鼻部常见鼻塞、鼻孔内异样感觉及嗅觉异常，以单侧为多。咽部异物感，吞之不下，吐之不出，声音嘶哑、失音，吞咽困难或见呛咳等。耳部可见耳鸣、耳聋、听力下降等现象，多为单侧，头颈部位置改变时症状可减轻或加剧。颈部交感神经受到刺激还可出现血压偏低或偏高、心律失常、顽固性失眠、胸闷胸痛、气短心悸、低热、身体异常出汗（汗多或汗少）、失眠、意识障碍、肢体抽动等。

胸段损伤多出现背痛，肩背部麻木感、冷厥感、蚁行感、瘙痒感、虫蠕、灼热感等感觉异常，心律失常、心悸、假性心绞痛、胸部堵塞和压榨感、咳喘等呼吸循环系统症状，胃脘痛、胃胀不适、食欲不振、腹痛、腹泻便秘、慢性胆囊炎等消化系统症状，全身性或局限性多汗、多梦易醒或睡眠不安、颈及上胸部疼痛等神经系统症状。

腰骶部损伤多出现腰痛，急性损伤则起病急，疼痛明显，可出现剧烈腰痛，呈刀割样、针刺样，并可以上下窜痛。慢性患者常仅有腰间酸胀感和乏力感，有的患者可伴疼痛可放射到下肢、会阴及大腿外侧，即马鞍区疼痛；可出现麻木，多以马鞍区为主；间歇跛行，膝或踝关节肿痛局部治疗效果不明显者或是突然出现的、无痛性的单侧或双侧肢体硬带有局限性水肿；恶心、呕吐、嗳气、呃逆、腹痛、腹泻、便秘或里急后重、排尿异常等胃肠道功能紊乱症状，痛经、月经失调及性功能障碍等症状。

【复习思考题】

脊柱相关疾病与筋伤病的临床表现有何区别与联系。

第三节　临床检查

一、体格检查

1. 视诊

脊柱的检查从视诊开始，自患者进入诊室时，就要观察患者的静态及动态姿势，以此可以预测部分疾病的性质。观察患者双足着地、双臂垂于身体两侧时的自然姿态。头部应与骨盆位于同一平面，双肩应与骨盆同一水平，骨盆正常时两侧髂前上棘处于同一水平。骨盆骨折、脊柱侧弯，下肢短缩、臀肌瘫痪、内收肌痉挛等均可致骨盆倾斜。正面观察背部是否对称，双肩及胸是否对称，两侧髂嵴是否在同一水平线上。双下肢是否等长，肌肉是否萎缩。棘突连线在站立及前弯时有无侧凸。侧面观察姿势是否良好，颈胸腰的生理曲度是否正常，有无前或后凸、扭转等。如患者行动时以手托头，可能为颈椎疾病；头前伸，弯腰不便，可能为脊柱强直。颈项强直、肢体僵硬、坐位时不自然蜷曲提示脊柱的潜在病变。观察患者的步态应注意观察姿态、平衡、肢体摆动等情况。在腰椎病变活动时可使步态失常，同时双上肢前后摆动也不自然。如在腰椎间盘突出时，有跛行、患肢不敢伸直、重心移向健侧、脊柱向一侧倾斜。而脊柱外伤后走路僵直欠灵活，转身慢而困难。检查皮肤时注意有无色素沉着或隆起性病变。如咖啡斑或神经纤维瘤，常提示神经皮肤综合征。检查后方中线处的皮肤有无红斑、毛发丛或凹陷，常提示脊柱闭合不良。

正常的舌象为质淡红而润泽苔薄白。如肢体损伤有瘀血者，往往表现为舌有瘀斑；伤病日久气虚多湿者，舌体胖有齿印；伤病夹有实热者为舌苔黄厚而干等。也通过察看患部的形态、活动、色泽等情况，来判断局部伤病的性质、严重程度等。

2. 触诊

视诊结束后，对每一椎体及肌肉进行触诊，寻找压痛点是确定病灶最直接的方法。压痛点常提示病变所在之处。在检查压痛点之前，应熟悉被检查部位的局部解剖结构。在触摸压痛点时，要由浅到深、由轻到重，并注意观察患者的反应。例如颈椎病多见于第 5、第 6、第 7 颈椎棘突旁压痛；落枕压痛点多在斜方肌中点；前斜角肌综合征多有颈后三角区压痛；竖脊肌外缘深部压痛常为横突骨折及肌肉、韧带劳损；腰椎间隙棘突旁压痛并向患者下肢放射痛多腰椎间盘突出症；棘突上压痛多为棘上韧带损伤、棘突滑囊炎及骨折；棘间压痛多为棘间韧带损伤；触诊腰椎时若有"台阶"征，提示椎体移位或滑脱；触诊尾端的骶髂关节，压痛提示骶髂关节病变等。

通过触摸患者皮肤来感受肤温，可以有助于判断病变的性质。如风寒之邪郁塞经脉，气血运行受阻，肤温可下降；化热时肤温可升高。

通过检查脉象可以判断病情的轻重，从脉搏的有无、脉位的深浅、搏动的频率大小等方面来观察。如体表受伤，伤势较轻者可有浮弦之脉，损伤较深，病情较重者可有沉弦之脉，痛证主弦脉，瘀血主涩脉等。

3. 闻诊

闻诊一方面包括听患者的讲话、呼吸、咳嗽；另一方面包括闻其身体、口腔和各种分泌物、排泄物的气味。在软组织损伤疾病的闻诊方面，特别注意在触诊和活动检查时，局部有无摩擦音、弹响声等异常声音的出现。

二、运动功能检查

1. 颈部

一般让患者做颈部前屈、后伸、旋转、侧屈活动，并与常人做比较。颈椎正常的运动方式及其活动范围是：以中立位为标准，即颈直立位，头向前，下颌内收作为 0°。前屈、后伸各 35°～45°，左右侧屈各 45°，左右旋转各 60°～80°。颈椎病患者以神经根及脊髓型对屈伸影响较多，椎动脉型多影响旋转活动。主被动活动均受限常见于强直性脊柱炎。

2. 胸腰部

胸腰椎正常的运动方式及其活动范围是：以患者取立正位姿势。正常时，以中立位为标准，前屈 90°（弯腰至指尖达到足背），后伸 30°，左右侧屈各 30°，左右旋转各 30°。前屈运动时，观察脊柱前屈姿态和有无疼痛出现。例如腰椎或骶髂关节存在病变，有腰部平直、姿势发僵、屈曲活动受限，并有疼痛、前屈活动的中心在髋关节等；若脊柱后侧韧带撕裂伤或劳损时，脊柱前屈运动时，使断端分离而疼痛加重。后伸运动时，观察脊柱后伸姿态和有无疼痛出现。例如腰椎间关节或腰骶关节有病变时，伸展运动过程中出现疼痛；若患腰椎管狭窄症，后伸受限，局部疼痛及向患侧肢体的放射；强直性脊柱炎患者多不能作脊柱后伸。侧屈运动时，腰椎间盘突出症患者多为单侧侧屈受限，强直性脊柱炎患者侧屈受限为疾病发展过程早期体征。旋转运动时，脊柱各种关节炎的患者亦有疼痛发生。

3. 骨盆部

骨盆环为一相对固定的整体，活动度很小。当有明显活动并伴有疼痛时，多有骨折脱位发生。骶髂关节疾患的患者常将体重放置于健侧下肢，使患侧松弛，呈髋部屈曲状、腰前屈、旋转活动受限。而后伸、侧屈活动较少受限。骶髂关节疾患还有一个特征，即患者喜侧卧位，双下肢屈曲，翻身困难，甚至需要用手扶持臀部转动。

三、神经肌肉检查

人体皮肤感觉由脊髓发出神经纤维支配。在检查时必须在安静舒适的条件下进行，并与患者说明检查方法，取得配合。根据感觉障碍区域与肌力情况，判断神经与肌肉情况。感觉包括浅感觉、深感觉和复合觉。检查从上而下，从一侧到另一侧，从失去知觉区移向正常区。

（一）感觉的检查

1. 感觉的分级

0级　无知觉。

1级　深层痛觉存在。

2级　触觉及浅层痛觉或二者之一存在。

3级　能分辨尖锐或钝觉。

4级　能分辨触觉部位。

5级　两触点感觉与体形感觉正常。

2. 浅感觉

（1）触觉　嘱患者闭目，用棉絮轻触皮肤或黏膜，自躯干至四肢末端逐次向下，询问有无感觉及敏感程度，并对异常区域做出标记。

（2）痛觉　用锐针轻刺皮肤，询问有无痛感及疼痛程度。检查时应自上而下，从一侧至另一侧，从无痛觉区移向正常区，不应遗留空白。

（3）温度觉　分别用盛冷（5°～10°）、热（40°～45°）水的试管轻触皮肤，询问患者感觉（冷或热）。

3. 深感觉

（1）位置觉　被动地屈伸某一关节，这种关节虽包括运动觉和位置觉在内，但一般只称为位置觉。位置觉障碍多出现在肢体远端小关节处。

（2）振动觉　用振动的音叉测试手指、足趾、茎状突、踝部、胫骨前和髂前上棘等处。检查时应左右和上下对比。正常老年人双下肢的振动觉都偏低。

（3）深部压觉　用力捏压跟腱或腓肠肌时有疼痛感。脊髓痨患者跟腱无压痛，称之为Abadie征，对该病的诊断有特殊意义。

4. 复合觉

（1）两点辨别觉的检查　两点辨别觉的正常数值是指尖为3～6mm，手掌8～12mm，手背30mm，前胸40mm，股部70mm。

（2）定位觉的检查　通过触觉和痛觉刺激，嘱患者说出刺激部位，或以手指指出其刺激点，正常数值在2cm以内。

（3）皮肤书写感　书写数字0～9于手掌、前臂、胫前或足背部以测试。皮肤书写觉是记忆和数字的综合功能。一侧书写失常说明对侧顶叶有病变。

（4）实体觉功能的检查　对物体的大小、形态、质地和品名进行测试。

（二）生理反射

反射是神经活动的基本形式，检查反射可以判定神经系统损伤的部位。反射分浅反射、深反射及病理反射三类。浅反射是刺激体表感受器引起的，如刺激皮肤或黏膜；深反射是刺激肌腱和关节内的本位感受器所产生的反应。病理反射是某些疾病才能引出来。检查反射要比较对侧，如一侧增强，减弱或消失是神经系统损害的重要体征。

1. 浅反射

临床上常用的浅反射有腹壁反射、提睾反射、跖反射和肛门反射。具体见表4-1。

表 4-1   浅反射

反射名称	检查方法	意义
腹壁反射	患者仰卧，下肢屈曲，用钝尖物迅速轻划其两侧季肋部、脐平面和髂部腹壁皮肤，划的方向是由外向内。正常时，可见腹肌收缩	其反射弧分别通过 $T_{7\sim8}$、$T_{9\sim10}$、$T_{11\sim12}$。一侧腹壁反射全消失见于椎体束损害，某一水平的腹壁反射消失见于相应的周围神经和脊髓损害
提睾反射	用钝尖物向上或向下划股内侧皮肤，正常时，同侧提睾肌收缩，使睾丸上提	其反射弧通过 $L_{1\sim2}$。提睾反射消失见于椎体束损害
跖反射	用钝尖物轻划足底外缘皮肤，引起各个足趾的屈曲	其反射弧通过 L_5、S_1、胫神经，跖反射减弱和消失提示上述神经损害
肛门反射	用钝尖物轻划肛门周围，引起肛门外括约肌的收缩	其反射弧经过 $S_{4\sim5}$、肛尾神经，肛门反射减弱或消失提示上述神经损害

2. 深反射　临床上常用的有肱二头肌反射、肱三头肌反射、桡骨膜反射、膝腱反射和跟腱反射。深反射亢进、减弱或消失，见于多周围神经疾患、脊髓灰质炎等。具体见表 4-2。

表 4-2   深反射

反射名称	检查方法	意义
肱二头肌反射	检查者以左手托住患者的肘部，左拇指置肱二头肌腱上，嘱患者将前臂半屈并稍旋后，搭在检查者的左前臂上，检查者用叩诊锤叩打自己的左拇指，则可见患者的前臂做快速屈曲运动，同时拇指可感到肱二头肌肌腱收缩	反射弧在 $C_{5\sim6}$、肌皮神经，反射减弱和消失提示上述神经损害
肱三头肌反射	检查者用左手托住患者肘部，让他将前臂搭在检查者的左前臂上，上臂稍外展，用叩诊锤叩打患者尺骨鹰嘴突上方约1厘米处的肱三头肌腱，则可见前臂作伸展运动	反射弧在 $C_{7\sim8}$、桡神经，减弱和消失提示上述神经损害
桡骨膜反射	患者坐或仰卧位，肘关节半屈曲前臂半旋前位，叩击该侧桡骨茎突上 2cm 处。正常时，可表现为肘关节屈曲	其反射弧在 $C_{5\sim6}$、桡神经，减弱和消失提示上述神经损害
跟腱反射	患者仰卧，被检测髋、膝关节微屈，股稍外展并外旋，检查者以手轻推患者脚掌，使踝关节轻度背屈，另手持叩诊锤叩打跟腱，则可见足向跖面屈曲	其反射弧在 $S_{1\sim2}$、胫神经，减弱和消失提示上述神经损害
膝腱反射	患者取仰卧时，检查者以前臂托住腘窝部，使膝关节屈曲，嘱患者将腿部肌肉放松；患者取坐位时，可嘱其两腿自然下垂。用叩诊锤叩打髌骨下缘与胫骨粗隆之间时股四头肌收缩，小腿弹向前方	其反射弧在 $L_{2\sim4}$，减弱和消失提示上述神经损害

（三）病理反射

病理反射仅在中枢神经系统损害时才发生。主要是椎体束受损后失去对脑干和脊髓的抑制作用而引起。临床上常用的病理反射由霍夫曼（Hoffmann）征、巴宾斯基（Babinski）征、髌阵挛、踝阵挛等。具体见表 4-3。

表 4-3 病理反射

反射名称	检查方法	阳性反应	意义
Babinski 征	检查时用钝尖物轻划足掌外缘，到跖趾关节处再转向内侧	如足大趾背屈，其余四趾呈扇形散开，即为阳性	上运动神经元病变的重要征象
Chaddock 征	用钝尖物轻划外踝下部或足背部外侧皮肤	足大趾较缓地向足背方向背屈，可伴有其他足趾扇形展开	提示锥体束损害
Oppenheim 征	用拇指和食指沿着患者胫骨前面由上而下加压推移	足大趾较缓地向足背方向背屈，可伴有其他足趾扇形展开	提示锥体束损害
Gordon 征	用手挤压腓肠肌	足大趾较缓地向足背方向背屈，可伴有其他足趾扇形展开	提示锥体束损害
Hoffmann 征	检查者以左手持患者前臂，使其腕部背屈向上，各手指轻度屈曲，再用右手的食指和中指夹住患者的中指第二节，以拇指迅速弹拨该中指指甲	拇指和其他各指远端指节屈曲后伸直	提示锥体束损害
髌阵挛	嘱患者仰卧，下肢伸直，检查者以拇指和食指间指蹼卡在髌骨上缘，突然用力下推，并保持一定的推力	如髌骨呈持续性的快速而有节律的上下运动，则称为髌阵挛	提示锥体束损害
踝阵挛	嘱患者仰卧，检查者一只手托住患者的腘窝部使其髋、膝关节稍屈曲，另一只手紧贴患者足掌，迅速用力将足推向背屈，并保持一定的推力	如在推力下，该足呈持续性快速而有节律的颤动，则称为阳性	提示锥体束损害

（四）肌力测定

肌力是指肢体作随意运动时肌肉收缩的力量。检查肌力时，必须将神经损伤水平以下的主要肌肉逐一检查，并与健侧或正常人做对比，以评估其肌力。通常将完全麻痹至正常的肌力分为 6 级，其标准如下：

0级：无功能，无收缩。

Ⅰ级：轻微收缩，不能移动关节，无动作。

Ⅱ级：肌肉能收缩，关节稍有活动，但不能对抗肢体重力。

Ⅲ级：能轻微对抗肢体重力使关节活动，但不能抗拒外来阻力。

Ⅳ级：能对抗肢体重力使关节活动，但肌力较弱。

Ⅴ级：肌力正常。

（五）肌力检查

胸锁乳突肌（$C_{2\sim3}$副神经丛肌支）：令患者用力将头转向对侧，可触及该肌。

背伸肌（$C_8 \sim L_1$脊神经后支）：令患者俯卧，胸腰椎用力背伸，可触及该肌群。

腹直肌（$T_{5\sim12}$肋间神经）：患者仰卧屈髋，压住股部，用力坐起，可在腹部触及该肌。

斜方肌（C_3、C_4副神经侧支）：用力耸肩，向后内收两肩，可触及该肌的上、下部。

菱形肌（C_4、C_5肩胛脊神经）：用力向后内收一侧肩胛，该肌收缩，肩胛内缘上提。其位于斜方肌中部深面，一般触及不到。

前锯肌（C_5、C_6、C_7胸长神经）：双手用力推一物体，如斜方肌用力时，该肌正常使肩胛内缘紧贴胸壁，麻痹时肩胛骨与胸壁分离呈"翼状肩"，在胸廓侧壁表面可触及。

胸大肌（$C_5 \sim T_1$胸前内侧皮神经）：上臂高举过肩并内收，可触及该肌锁骨部；微举上臂并内收可触及该肌胸骨部。

冈上肌（C_5肩胛上神经）：上臂外展，可在冈上窝触及该肌。

冈下肌（C_5、C_6肩胛上神经）：屈肘90°，前臂外旋，在冈下窝可触及该肌。

背阔肌（C_6、C_7、C_8胸背神经）：肩外展至水平位再抗阻力内收，可在腋窝后触及该肌。

三角肌（C_6、C_7、腋神经）：肩关节外展，上臂与躯干之间在15°～90°角可触及该肌。

肱二头肌（C_5、C_6肌皮神经）：前臂旋后，用力屈肘可触及该肌。

肱三头肌（C_7、C_8桡神经）：托住上臂，抗阻力伸展可触及该肌。

肱桡肌（C_5、C_6桡神经）：前臂置于中立位，用力屈前臂可触及该肌。

桡（尺）侧腕伸肌（C_5、C_6桡神经）：腕及手指伸直，用力向桡（尺）侧伸腕可触及该肌。

旋后肌（C_5、C_6桡神经）：前臂伸展，用力后旋可触及该肌。

指伸总肌（C_5、C_6桡神经）：用力伸展掌指关节可触及该肌。

拇外展肌（C_5、C_6桡神经）：拇指用力外展可触及该肌。

旋前圆肌（C_6、C_7正中神经）：伸展前臂，用力旋前可触及该肌。

桡侧腕屈肌（C_6、C_7、C_8正中神经）：腕关节用力向桡侧屈腕可触及该肌。

拇收肌（C_8、T_1尺神经）：拇指置于第2指掌面，使指甲与掌面垂直，用力夹持一张纸片，视其能否夹住，此肌位于拇短屈肌和拇长屈肌腱的深面，一般不易触及。

髂腰肌（$T_{12} \sim L_4$股神经）：用力屈髋，在股部施以阻力，一般触及不到。

缝匠肌（$L_{2 \sim 3}$股神经）：踝后方施加压力，屈髋并用力内收，内旋髋关节，股前方可触及该肌。

股四头肌（$L_{2 \sim 4}$股神经）：屈膝位用力伸膝，在大腿下段前方可触及该肌。

股内收肌（$L_{2 \sim 4}$闭孔神经）：下肢伸直，用力内收，施以向外的阻力，在大腿内侧可触及该肌。

股外旋肌（$L_4 \sim S_3$坐骨神经）：屈膝，略屈髋，在膝外侧，踝内侧施以阻力，髋用力外展。

股后肌（$L_4 \sim S_2$坐骨神经）：俯卧位，踝后方施阻力，用力屈髋，在大腿后侧可触及该肌的肌群。

臀中肌（$L_4 \sim S_1$臀上神经）：俯卧位，下肢外展，一般触及不到。

臀大肌（$L_4 \sim S_1$臀上神经）：俯卧位，下肢用力后伸，在臀部中外侧可触及该肌。

胫前肌（$L_4 \sim S_1$腓深神经）：踝关节用力背屈，在跟前触及该肌。

趾长伸肌（$L_4 \sim S_1$腓深神经）：用力背屈各趾，可在踝前方触及该肌肌腱。

腓骨长肌（$L_4 \sim S_1$腓浅神经）：用力将足外翻并跖屈踝关节，可在小腿外侧触及该肌。

趾屈肌（$L_5 \sim S_2$胫神经、$L_5 \sim S_1$足底内侧神经）：趾跖面施以压力，用力跖屈，在趾跖面可触及该肌。

胫后肌（$L_5 \sim S_2$胫神经）：踝关节用力内翻，在胫骨后方可触及该肌。

小腿三头肌（$L_5 \sim S_2$胫神经）：踝关节跖屈，足尖站立，小腿后方可触及该肌。

四、常用骨伤科特殊试验

（一）颈椎的特殊试验

1. 椎间孔挤压试验

患者取坐位，头部微向患侧侧屈。检查者于患者后方，用手按住患者顶部向下施加压力。如患肢发生放射性疼痛即为阳性。提示颈神经根受刺激或压迫。见图 4-1。

2. 臂丛神经牵拉试验

检查时让患者颈部略前屈，检查者一只手放于头部患侧，另一只手握住患肢的腕部，呈反方向牵拉，如感觉患肢有疼痛、麻木，则为阳性。若在牵拉的同时被动内旋患肢，如感觉患肢疼痛、麻木加重，称为臂丛神经牵拉加强试验。提示颈神经根受刺激或压迫。见图 4-2。

3. 头部叩击试验

患者端坐，检查者以一只手平置于患者头部，掌心接触头顶。另一只手叩击放置于头顶部的手背。若患者感到颈部不适、疼痛或向上肢窜痛、酸麻，则该试验为阳性。见图 4-3。

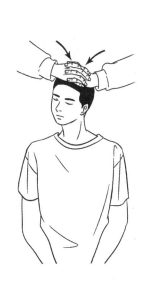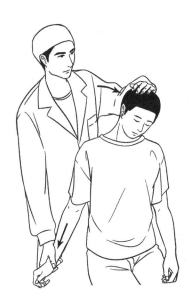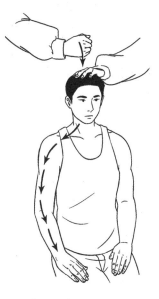

图 4-1　椎间孔挤压试验　　　　图 4-2　臂丛神经牵拉试验　　　　图 4-3　头部叩击试验

4. 颈部拔伸试验

检查者将一只手掌张开放在患者颏下，另一只手放在枕部，然后双手缓慢向上牵引头部，如患者感觉颈及上肢疼痛减轻，即为阳性。

5. 肩部下压试验

患者端坐，让其头部偏向健侧，当有神经根粘连时，为了减轻疼痛，患侧肩部会相应抬高。此时检查者握住患肢腕部做纵轴牵引，患肢有放射痛和麻木加重时，即为阳性。

6. 转身看物试验

让患者观察自己肩部或身旁某物，若患者不能或不敢猛然转头，或转动全身观看，即为阳性，说明颈椎或颈肌有疾患。如颈椎结核、落枕等。

7. 深呼吸试验

患者端坐凳上，两手置于膝部，先比较两侧桡动脉搏动力量，然后让患者尽力抬头做深吸气，并将头转向患侧，同时下压肩部，再比较两侧脉搏或血压。若患侧桡动脉搏动减弱或血压降低，即为阳性。说明锁骨下动脉受到挤压，同时往往疼痛加重。相反，抬高肩部，头面转向前方，则脉搏恢复，疼痛缓解，即为阴性。主要用于检查前斜角肌综合征。

8. 挺胸试验

患者站立位，检查者一只手握住患者肘部，另一只手切住桡动脉，嘱患者挺胸，两臂直肘后伸。检查完一侧再检查另一侧，注意双侧对比。若活动时出现桡动脉搏动减弱或消失，手臂及手部出现疼痛、麻木，则为阳性，提示锁骨下动脉及臂丛神经受到压迫。常见于胸廓出口综合征。

9. 压肩试验

检查者用力压迫患者肩部，若引起或加剧该侧上肢的疼痛或麻木感，则表示臂丛神经受压。主要用于检查肋锁综合征。

10. 位置性眩晕试验

将患者颈部旋转或伸屈时，头晕加重者为阳性，提示椎动脉受刺激或压迫。

（二）胸腰椎的特殊试验

1. 骨盆倾斜试验

患者侧立，在髂前上棘与髂后上棘之间画一条直线，在此直线上粘贴一直尺并令患者弯腰，若直尺无倾斜或少许倾斜，说明患者利用腰椎的弯曲来减轻腰骶关节的移动；反之，若腰椎保持伸直而骨盆倾斜明显，说明弯曲中心在髋关节，为腰骶关节病变的表现。

2. 拾物试验

患儿站在地上，嘱患儿从地上拾起一玩具，正常时，两膝微屈，弯腰俯地用手拾起玩具。腰部如有病变，则可见患儿双膝双髋尽量屈曲，腰部挺直用手去拾起地上玩具。一般用于腰部前屈运动检查。见图 4-4。

3. 鞠躬试验

患者站立位做鞠躬动作，如患肢立刻有放射性疼痛并后伸，此试验为阳性。见于坐骨神经痛、腰椎间盘突出症、腰椎滑脱等。

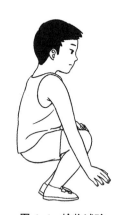

图 4-4 拾物试验

4. 直腿抬高试验

检查时患者仰卧，嘱患者抬高一侧下肢，医者一手握住该肢体足或踝部，另一手扶住该肢体膝关节髌骨处，使膝关节保持伸直位，抬高到一定角度，患者下肢出现疼痛、麻木，或原有症状加重，为阳性，提示坐骨神经根部受压，如腰椎间盘突出疾病等。

5. 直腿抬高加强试验

直腿抬高至出现疼痛或麻木时，略放低患者下肢使其不感疼痛，医者一手握住患者足部突然背伸足部，另一手仍扶住膝关节保持下肢伸直，此时可引起大腿后侧疼痛加剧，常为腰椎间盘突出症。见图 4-5。

6. 股神经牵拉试验

患者俯卧、屈膝，检查者将小腿上提或尽力屈膝，出现大腿前侧放射性疼痛为阳性。见于股神经受压，多为腰椎第 3、4 椎间盘突出症。见图 4-6。

7. 骨盆回旋摇摆试验

患者仰卧、双手抱膝，极度屈髋屈膝。检查者一只手扶膝，一只手托臀，使臀部离开床面，腰部极度屈曲，摇摆膝部，腰痛者则为阳性。多见于腰部软组织劳损或腰椎结核。

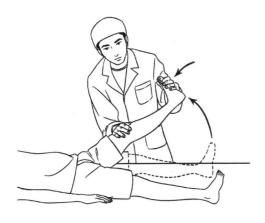
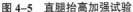
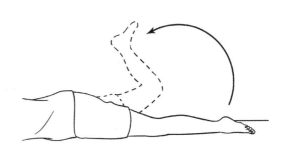

图 4-5 直腿抬高加强试验　　　　　　　　图 4-6 股神经牵拉试验

（三）骨盆特殊试验

1. 骨盆分离与挤压试验

检查时，患者仰卧位，检查者用两手分别压在两侧髂嵴上，用力向外下方挤压，称为骨盆分离试验，然后两手掌扶住两侧髂前上棘外侧并向内侧对向挤压。或让患者侧卧，检查者双手掌叠于上侧髂嵴之外续向对侧按压，称为骨盆挤压试验。

2. "4" 字试验

患者仰卧，患者屈髋膝，并外展外旋，外踝置于对侧大腿上，两腿相交成 "4" 字，检查者一只手固定骨盆，另一只手于膝内侧向下压。若骶髂关节痛，则为阳性。阳性者提示骶髂关节劳损、类风湿关节炎、结核、致密性骨炎。

3. 床边试验

患者仰卧位，健侧下肢在床上，患侧下肢垂于床边，医者一手握住健侧膝部使其屈膝屈髋，另一手扶住患侧大腿用力下压，使髋关节尽量后伸，若该处骶髂关节发生疼痛则为阳性，提示可能存在患侧的骶髂关节病变或髋关节病变、L_4 神经根病变。见图 4-7。

4. 梨状肌紧张试验

患者取俯卧位，屈曲患侧膝关节 90°。检查者一只手固定其骨盆，另一只手握持患肢足部，推动小腿做髋关节内旋及外旋运动，若做内旋时出现坐骨神经放射性疼痛，外旋时疼痛随之缓解即为阳性。见图 4-8。

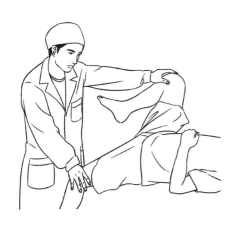
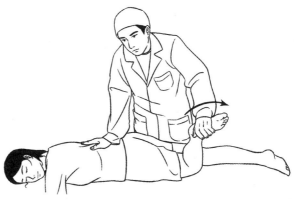

图 4-7 床边试验　　　　　　　　　图 4-8 梨状肌紧张试验

五、影像学与生化辅助检查

（一）影像学检查

当前影像学仪器已经普及到基层医疗单位，由于人体结构的复杂性，为了避免漏诊误诊，凡是因明显脊柱症状为主诉者，均应常规进行影像学检查。

X 线平片检查

脊柱分为颈、胸、腰、骶、尾五段，摄片应首先明确摄片中心，充分显示病变部位，以避免遗漏。脊柱的 X 线表现及检查方法是随颈、胸、腰、骶、尾五段的 X 线解剖特点不同而异。

1. 颈椎

显示寰、枢椎的常规位是侧位、开口位。枢椎平面以下的各椎体排列规则，形状相似，但第 4、5 颈椎椎体前部稍窄扁，不可误以为病变。在颈椎正位片上，第 4 颈椎水平由于声门裂的空隙与椎体重叠，可造成密度减低的阴影，甚似椎体纵形骨折或脊柱裂；第 7 颈椎的一侧或双侧可有肋骨存在，称为颈肋，这是常见的畸形。

颈椎椎间孔需斜位投照，多数呈卵圆形，亦有少数呈圆形、肾形或不规则形，其纵径大于横径，自第 2 颈椎至第 5 颈椎逐渐变小，向下则轻度增大。在同一胶片上测量，变窄的椎间孔比其上下椎间孔小 1/3 时，可出现压迫症状；如小于 1/2 时，则说明压迫严重。

常见的颈椎异常 X 线特征：

（1）生理曲度改变　正常颈椎生理曲度为一较光滑的连续的前凸弧线。此弧线最隆起处与齿状突顶点后缘至第 7 颈椎椎体后下角连线的距离为 12±5mm。颈椎生理曲度消失或反张，多见于颈椎软组织急性损伤、颈椎间盘突出或变性以及有神经根刺激症状者。临床上除具有其各自病损所致的症状外，尚有咽部异物感、吞咽障碍、恶心以及颈肩沉重、酸累等症状。

（2）颅底凹陷征　自硬腭后缘至枕骨大孔后唇之间的连线称"枕腭线"。正常情况下，齿状突顶部不超越此线。若超越此线，应考虑为"颅底凹陷征"，大多数属于先天发育异常。由于齿状突占据了枕骨大孔的部分空间，通过枕骨大孔的脊髓、神经、血管遭受不同程度的挤压而产生症状，表现为程度不同的枕部胀闷不适甚至疼痛，有时出现跳痛，头昏头胀，睡眠障碍等。上述症状，在长时间的低头或仰头后出现或加剧，多能自行缓解。随着年龄的增长，症状日益频繁发作和加重。查体可见患者颈项粗短，后发际低下为其特点。

（3）项韧带钙化　是颈椎病的典型 X 线征之一。此为颈椎屈曲性损伤、项韧带撕裂后出血机化所致。侧位片上可见钙化影同一水平的椎体前缘骨质增生或有椎间盘变性等改变。临床症状多见低头受限或不持久，颈肩酸累或有肩、肘疼痛、上肢乏力等。

（4）椎体骨质增生　是颈椎病的重要征象。前缘及后缘骨质增生在侧位片上易见。前缘骨质增生多为唇状、突状甚至如鸟嘴样，是颈椎陈旧性损伤或老年退行性改变所致。骨质增生的程度与临床症状不成比例。但相邻两个椎体前后角骨质增生伴有椎间隙狭窄，说明该椎间盘有损伤、变性，临床症状则较明显。

（5）寰枢关节半脱位　开口位若寰椎侧块偏移、齿状突不居中、两侧寰枢关节间隙不等宽，是寰枢关节半脱位的 X 线征。临床症状以头面部和五官症状多见，如眩晕、偏头痛、眼睛不适、眼蒙、流泪、视力障碍、鼻塞、流清涕、鼻腔异样感觉、血压异常、睡眠障碍等症状。

（6）钩椎关节骨质增生性改变　正位片上如显示单个椎间隙钩椎关节增生，说明该相邻椎体有陈旧性损伤或椎间盘变性，病损一侧或两侧钩突变尖、密度增高。严重者钩突骨质增生往外突向椎间孔，斜位片可见椎间孔变形狭窄。临床症状多见于肩、肘、上肢的疼痛、麻胀以及不同程度的功能障碍、麻木、肌肉萎缩等。

2. 胸椎

胸椎的常规摄片位为侧位和前位。$T_{1\sim3}$ 因肩部影像重叠，侧位不易显示，故常用稍斜侧位。在前后位像上，沿胸椎之左侧由 $T_{4\sim10}$ 或 T_{11} 可见一条致密白线，称胸椎旁线，系左肺内缘后部胸膜反折线，正常的 1cm 左右。此线可因脊柱病变而出现增宽凸出，如脊柱结核及骨髓炎的早期，脓液集聚在椎旁，使其略有凸出；新鲜骨折因血肿常致胸椎旁线凸出；部分强直性脊柱炎可有胸椎旁线增宽的征象。

常见的胸椎异常 X 线特征：

（1）单个椎间隙相邻椎体的增生改变，提示该相邻椎体有陈旧性损伤或异常的应力存在。临床症状有相对应肋间神经分布区的疼痛和相应交感神经支配脏器的功能紊乱症状。这些症状常由于过度劳累和气候变化而诱发或加剧。

（2）下胸段椎体楔形改变，多见于第 11、12 胸椎。如该椎体无明显的骨质增生性改变且骨结构正常，则为正常，无临床意义。如该楔形改变的椎体有明显的骨赘形成，则属于陈旧性压缩骨折（即使外伤史可能被忘却）。此类患者，一般可有下腹不适、腹股沟牵扯痛或者胃肠功能紊乱等症状。

3. 腰椎

腰椎的常规摄片位是侧位和前位。腰椎小关节、椎弓及椎间孔在斜位时显示较清楚。腰椎的正、侧位 X 线平片，要求显示从第 12 胸椎至骶椎和两侧骶髂关节。在腰椎的侧位片上，可见椎体宽度自上而下逐渐增大或大小一致，但第 5 腰椎椎体呈前部高、后部矮的楔形。第 5 腰椎与骶骨的间隙通常较其他处窄，若无合并其他病理征象，则无临床意义。其他腰椎间隙的宽度皆近乎相等，或者第 3、4 腰椎间隙略宽。腰椎横突最长，其大小、形状变异较大，一般第 3 腰椎横突最长，第 4 腰椎横突上翘，有时在横突附近可出现多余的副突。腰椎两旁之腰大肌呈自上向外下斜行的三角形软组织影像。椎旁脓肿（结核、骨髓炎）或腰椎骨质破坏向腰椎浸润（肿瘤），均可使腰大肌膨隆。有时，在腰大肌之外可见腰方肌阴影，腰大肌或腰方肌外缘的脂肪线可能与腰椎横突相重叠，不可误为骨折线。

临床较易被忽略的两个 X 线征：

（1）水平骶椎侧位片显示腰曲加深，腰骶角增大（大于 43°）。由于脊柱重心前移，腰骶关节负荷增加，机体为维持重力平衡致腰肌持续收缩，易致腰肌劳损。患者表现为不能持久站立、端坐或仰卧，喜屈曲腰部或下蹲借以缓解腰部酸胀和不适。任何促使躯体重心前移、腰曲加深的姿势均能导致腰部症状加剧。严重者出现间歇性跛行症状。查体可见腰曲明显加深，两腰肌代偿性肥厚且腰肌紧张，菱形窝明显，骶部后凸。

（2）一侧骶髂关节密度增高，表示该侧骶髂关节有慢性劳损。可能是该侧关节的病损所致或是对侧关节病损、该侧关节长期代偿的结果。此 X 线征多见于慢性腰腿痛和骶髂关节错位的患者。临床表现为一侧骶髂关节疼痛，伴有同侧下肢的放射痛或酸胀不适。患者自觉患肢乏力，两下肢"不等长"，以及不同程度的歪臀跛行。部分患者有一侧下腹隐痛或盆腔脏器功能紊乱症状（如尿频、尿急、排尿不畅、遗尿、排便习惯改变、阳痿等）。个别患者有骶尾部疼痛不适和尾骨痛，患肢怕冷或灼热感，多汗或无汗。查体发现该侧（或对侧）骶髂关节压痛，两侧髂后上棘不在同一水平。

4. 骶椎及尾椎

第 1 骶椎的上面可轻度凹陷，骶、尾椎相邻，形成微动关节。常规摄片位是前位及侧位。

总之，脊椎各节段 X 线片所显示的影像，是脊髓损伤性疾患在 X 线平片上的客观反映。由于其解剖结构上的特点，常引起五官、四肢乃至全身的症状。但个体的差异，机体代偿能力不同，X 线片所显示的影像与临床症状相关联的特征，在不同的患者身上不可能完全出现相应的症状，且 X 线片上的阳性征象与临床症状也不完全相同。但是，一旦机体代偿失调，必将出现程度不同的相应症状。医者可针对患者的现状，采取必要的预防措施，指导治疗和功能锻炼。

CT 与 ECT 检查

1. CT 检查

CT 图像是断层图像，密度分辨率高，解剖关系清晰，对脊柱的检出率和诊断率较高，能准确地观察椎管形状和大小，椎骨及椎间关节的形态和结构，以及椎管内外软组织，如脊髓、蛛网膜下腔、神经根、黄韧带、大血管及椎间盘肌肉等情况，且 CT 能迅速、准确做出诊断，被检查患者没有痛苦，因而 CT 得到越来越广泛的应用。

（1）正常脊柱的 CT 影像

1）颈椎　颈段椎管大致呈圆钝的三角形。从 $C_{1\sim3}$ 逐渐变小，$C_{3\sim7}$ 大小相似。颈椎椎管前后径变异较大，小于 12mm 可考虑为椎管狭窄症。但是在临床诊断中不能单纯地根据测量数字，而应该结合全部临床表现做出判断。颈段椎管内脂肪很少，仅在背侧和两侧有很少的脂肪组织，因而平扫硬膜囊显影不满意，需借助 CT 脊髓造影确诊。颈段椎间盘的厚度介于胸段和腰段间，CT 扫描需要用 2～3mm 的薄层扫描。颈髓横断面呈椭圆形，前缘稍平，正中有一浅凹（为前中裂），后缘圆隆，颈髓横径大于前后径，以 $C_{4\sim5}$ 横径最大。颈髓前后径从 $C_{2\sim7}$ 逐渐减少，以 $C_{4\sim5}$ 和 $C_{5\sim6}$ 颈椎最小。颈段蛛网膜下腔比较宽大，其前后径之比约为 2：1。

2）胸椎　12 个椎体从上向下依次增大，上位胸椎体近似颈椎，而下位胸椎体近似腰椎。整个胸段椎管外形大小一致。上部胸段椎管继承下颈段的外形，类似椭圆形，下部胸段椎管逐渐过渡到腰段，类似三角形，椎管内脂肪组织较颈段稍多，但仍限于背侧和椎间孔内。胸段椎间盘最薄，故更需要 CT 薄层扫描。胸段脊髓的横断面呈圆形，位于蛛网膜下腔稍偏前，下胸段（$T_{9\sim12}$）膨大，然后很快缩小为脊髓圆椎。

3）腰骶椎　腰椎椎体粗大，椎间孔大，呈三角形。骶骨由 5 个骶椎融合而成，骶髂关节间隙正常宽度为 2～3mm。上腰段椎管的横断面呈卵圆或圆形，有些人下腰段椎管为三角形。$L_{1\sim4}$ 椎管矢径逐渐轻微减小，而 $L_{4\sim5}$ 椎管则轻度增加。CT 测量椎管前后径的正常范围为 15～25mm，椎弓根距离的正常范围为 20～30mm。骨性侧隐窝是神经根通过处，故又称为骨性神经根管，其前界为椎体后缘，外壁为椎弓根，后界为上关节突的前缘。侧隐窝的前后矢径正常范围较大，一般在 5mm 或 5mm 以上，如小于或等于 3mm 则高度提示狭窄，如小于或等于 2mm 肯定为狭窄。

腰椎间盘的横断面呈肾形，后缘相当于后纵韧带经过的部位轻度内凹，老年人后缘变为平直。L_5 至 S_1 的椎间盘比上位腰椎间盘薄，从不超过 10mm，往往只有 5mm，后缘平直，甚至轻度外凸。CT 片上椎间盘呈软组织密度，在椎间盘的周缘，有时可见环形高密度影，这是因为椎体骨质的部分容积效应。与颈、胸段椎管不同，L_4 至 S_1 椎管内有较多的脂肪组织，分布在硬膜囊的周围和侧隐窝内，因而在脂肪组织低密度的对比下，平扫就可以清楚显示硬膜囊和神经根，脊髓 CT 造影显示更清楚。以正常 L_5 至 S_1 椎管为例：硬膜囊呈圆形，S_2 神经根从硬膜囊引出，呈"熊猫脸"状，骶 1 神经根嵌在两侧隐窝内，L$_5$ 神经根在椎管外，位于两侧骶翼与椎体移行处。而 L$_{4\sim5}$ 间隙以上，硬膜囊与椎间盘边缘紧密相邻，没有或仅有少量硬膜外脂肪介于其间。

4）黄韧带 黄韧带是一对厚而有弹性的黄韧带，沿脊椎全长延伸，CT 上最易确认。黄韧带呈"v"字形，"v"字尖端的肥厚部代表棘间韧带，大致可将其分为两个部分：内侧部位于椎管内后侧面，起自上一椎板的前下缘，连接到下一椎板的后上缘；外侧部向外延伸融合于椎间小关节囊前部，逐渐变薄，参与组成中央椎管侧壁、侧隐窝和椎间盘的后壁。在 CT 图上其密度介于脂肪和骨质间。正常韧带的厚度为 2～4mm。当 5mm 时可称为黄韧带肥厚。CT 上不能显示未钙化的前、后纵韧带。

5）硬膜外间隙 是位于硬脊膜与骨性椎管之间，含有丰富的脂肪、神经、淋巴和结缔组织等，神经根鞘表现为硬脊膜前外方侧隐窝内直径 1～3mm 的圆形或类圆形影，为类似脑脊液密度。CTM 上神经根鞘内可有造影剂分布，腰神经鞘可呈囊状扩大，属解剖学变异，也有人称为 Tarlov 囊肿。

6）椎静脉丛 可分为椎后静脉丛、椎体静脉、椎前静脉和根静脉。椎后静脉丛在椎体可形成类组织影，密度接近椎间盘，有时尚可见钙质沉着，不可误认为椎间盘突出或后纵韧带骨化。鉴别要点是前者无神经根及硬膜囊受压变形，Bolus 方式注射造影剂静脉丛呈均匀强化，而突出椎间盘不强化及强化的静脉丛被推移。有时可见 Y 形椎静脉穿入椎体的静脉沟（椎静脉管），识别特征为清晰的骨壁缺乏在多个连续层面的延伸，无移位，主要定位于椎体中分平面，不要误以为是骨折线。

（2）常见脊柱疾病的 CT 影像

1）椎间盘突出症 椎间盘边缘局部突出，密度较鞘囊为高。脱出椎间盘超过椎体边缘，由正中或侧方突入椎管内，椎管前外侧的硬膜外脂肪被推移，神经根受压移位，鞘囊受压移位。但是有些椎间盘髓核脱出的 CT 表现并不典型，如钙化的椎间盘脱出，向头侧或足侧扩展的椎间盘脱出等，都可能漏诊或误诊。

2）脊椎退行性病变及椎管狭窄症 脊椎退行性病变主要发生在椎体、椎间盘、椎弓关节，可单独或合并存在。CT 可发现或证实脊柱的退行性病变，如韧带肥厚、韧带钙化、骨刺及膨出或突出的变性椎间盘，还可精确地观察椎管的形态、大小、骨质结构和连接方式。CT 可见关节突退变性肥厚、椎弓切迹处骨性嵌压、单侧侧隐窝狭窄等。

3）骨转移瘤 骨转移瘤可为单发或多性的，累及脊柱、骨盆或肢体长骨。成骨性转移瘤，CT 表现为密度增高区，与良性病变相比边缘较模糊。溶骨性转移瘤表现为密度减低区，边缘相对较清楚。CT 对诊断骨转移瘤的有效率为 80%。

4）骨髓炎 骨髓炎急性期，病变骨髓的 CT 值升高，达 40～60Hu，亚急性期仍高于正常肢体。在慢性期清楚地显示骨外壳。但 CT 检查对感染的诊断意义不大，不能提供关键性的帮助。

2. ECT 检查

ECT 是将能够在某种特定组织（如骨骼等）浓聚的放射性核素及无标记化合物注入体内，利用体外显影技术来反映该组织的形态、血供及代谢状况，用于协助判断病变部位和诊断疾病。应用新的显像技术，如单光子发射型计算机，将放射性核素显影与 CT 的三维成像技术结合在一起，可以显示不同层面内放射性核素的分布图像。不仅能清晰显示形态学异常，而且能显示脏器的局部血流量、血容量、氧与葡萄糖代谢等生理生化改变，对判断各类疾病的早期代谢障碍有重要价值。目前全身主要脏器几乎皆可实现放射性核素显影。

放射性核素显影分为阳性显影和阴性显影两种。阳性显影是以放射性浓集来显示病变。阴性显影则是以放射性的异常稀疏或缺损来表示病变的存在。显影分静态和动态两类，前者以观察形态为主，后者将形态与功能的观察结合起来。放射性核素显影广泛应用于恶性肿瘤的骨转移和代谢性骨病的诊断、急性骨髓炎和蜂窝织炎鉴别诊断以及植骨成骨活性的观察。

正常骨显像可见全身骨骼放射性呈对称性分布；脊柱因有生理弯曲的存在，前后位骨显像时，重力作用使显像剂聚集于颈椎下端和腰椎下端、肩胛骨下角、双侧胸锁关节及骶髂关节处，显示放射性增加；扁平骨（如脊椎）、长骨干骺端等骨干显影清晰。

异常骨显像可见全身骨骼中出现非对称性分布，表现为有异常浓集区或减低区。如恶性肿瘤骨转移，可出现多个孤立病灶，多表现为放射性增高。骨显像较 X 线检查能更早期地发现原发或转移性骨肿瘤，并能发现 X 线检查不能发现的病灶。动态观察病灶的放射浓度数目可用于评价治疗效果，并且骨外软组织显影可见软组织内有炎症、钙化或出现某些软组织肿瘤时可有放射性增高。

MRI 检查

磁共振（MRI）全名是磁共振显像系统（nuclear magnetic resonanaceimaging system，MRI），是利用磁共振的原理，测定各组织中运动质子的密度差加以判定，较 CT 更为先进，且图像十分清晰，甚至被誉为活的解剖图谱。MRI 有多个成像参数，能提供丰富的诊断信息，比 CT 有更高的软组织的分辨力，切层方向多，能直接行轴位、矢状位、冠状位切面及任意方向的斜切面，无需造影剂能直接显示心脏和血管结构，无骨性伪影，并且无电离辐射，安全可靠。

1. 脊柱和脊髓的正常 MRI 表现

（1）脊椎椎体的信号主要由骨髓中水分、脂肪及缓慢血流所产生。椎体边缘的骨皮质在 T_1 和 T_2 加权上呈低信号，黄骨髓在 T_1W1 上为中等信号，基本上与皮下脂肪信号类似；在脂肪抑制自回旋（SE）T_2W1 上为中等信号，而快速 SET_2W1 上为高信号；黄骨髓在脂肪抑制技术上为低信号强度。在梯度回波成像上，脂肪信号强度随骨小梁数量多少而变化。增强 MRI 检查中，黄骨髓信号强度无变化。

红骨髓在 T_1WI 的信号强度低于黄骨髓，但一般高于椎间盘的信号强度。在 SE 及快速 SE T_2WI 上，红骨髓信号强度轻度低于黄骨髓，但差别不如 T_1WI 明显。在 SE、快速 SE T_2WI 和 STIR 像上，红骨髓为中等、高信号，相对高于黄骨髓的信号强度。在梯度回波成像上，红骨髓信号强度依据回波序列特征而异。在 T_1WI 上，很少发现成人注射 Gd–DTPA 对比剂红骨髓强化的现象，但部分儿童和婴儿，椎体骨髓可有广泛且明显的信号增高。

红骨髓的分布和成分与年龄和性别有关。红黄骨髓的转变是一个动态生理变化过程。出生以后椎骨的红骨髓被黄骨髓逐渐替代，两个月以上的婴儿的骨髓（以红骨髓占主导）集中分布于上、下部分，在 T_1WI 上多低于或等于肌肉或椎间盘信号，随着年龄的增长，其信号强度也进行性增高，这反映生理上骨髓脂肪组织进行性增多的现象。

（2）椎间盘纤维环为围绕于髓核周围的纤维软骨，其前部较厚，后外侧较薄，在 T_1 和 T_2 加权像上呈低信号。由于椎间盘后缘和后纵韧带均在 T_1、T_2 加权像上呈低信号，因此椎间盘外纤维环与后纵韧带往往难以区分。髓核为胶冻状物质，含水分、胶质蛋白和糖蛋白，内纤维环则以 Ⅵ 型胶原蛋白为主，因此，髓核和内纤维环在 T_1WI 呈低信号，而 T_2WI 上均呈高信号，两者难以区分。髓核的水分随着年龄的增长而减少，在 T_2W_1 上信号强度逐渐减弱，且信号的减弱多从中心向周边延伸发展。值得注意的是，成人椎间盘中央可见一横行低信号带，以 T_2WI 明显，有人认为是折入的纤维环组织造成的，属于正常现象，也有人认为与椎间盘的开始退变有关。

（3）脊髓　在MRI上，硬脊膜常难与蛛网膜区分开，两者统称鞘膜。软脊膜和蛛网膜统称柔脑脊膜。脊髓表面包绕软脊膜，软脊膜与蛛网膜之间为蛛网膜下腔，内为流动的脑脊液。在T_1WI上，脑脊液呈低信号，较脊髓信号为低，在T_2WI上脑脊液呈高信号，明显高于脊髓，因而脊髓结构常可清晰显示。

脊髓在T_1W_1上呈中等信号，信号较均匀，MRI矢状切面不受脊柱生理弯曲的影响，可充分连续地显示脊髓全长。$C_3 \sim T_2$之间的脊髓前后径较大，为生理性膨大。由于胸椎生理性后突的影响，胸髓的位置偏向椎管前方，脊髓终止于圆锥，脊髓圆锥在第1、2腰椎水平偏后方，马尾神经与脊髓圆锥相比呈低信号。5%正常人群终丝纤维可见脂肪成分，可以局限于某部分，也可沿终丝至盲囊。T_2WI上脊髓呈中等低信号，正常脊髓中央管仅宽0.05mm，一般不能看到，有时脊髓内可见纵行条状或波纹状信号影，可能与相位编码移动性伪影有关。

2. MRI对脊柱疾病的诊断意义

（1）对骨性组织的判定　MRI在获取脊椎的三维结构的同时，还可以从矢状面、冠状面及横断面观察椎管内外解剖状态的变异，如椎管的矢径、椎体后缘的骨质增生、髓核的突出与脱出、骨折的形态、骨折片的位移以及局部有无炎症或肿瘤等。

（2）对脊髓组织的判定　与其他检查相比，更有意义的是可以早期发现脊髓组织本身的病理及生化改变。这主要是由于灰质中的氢几乎都存在于水中，而在白质内却有相当数量的氢包含在脂质内，根据此种差异，当脊髓本身发生病变，如脊髓损伤、变性、空泡形成，很容易检查出来。

（3）对椎间盘突（脱）出症的判定　由于其可以清晰地在图像上显示出髓核的位置、移动方向及大小等，可以使椎间盘突（脱）出症及时获得明确诊断，从而有利于治疗方法的决定与手术方法的选择。

（4）对椎旁软组织的判定　当因各种原因（例如术后）椎管周围有炎性反应及脓肿形成时，利用T_1值升高这一特性，可以清楚地反映出感染的范围及程度。

（5）其他　MRI尚可用于对肿瘤组织的普查、对与血供及血流相关某些疾患的判定等。

B 超检查

超声检测能较清晰地显示腰椎管内结构及邻近软组织的关系，所以已在腰椎间盘突出、腰椎管狭窄、腰椎结核等腰痛病的诊断上得到应用。此外，尚可用来诊断四肢骨和软组织的肿痛或损伤。

1. 正常腰椎管的声像图

按Porter方法扫查所得到的腰椎管的斜矢状切面的图像，由两条相互平行、断续呈串珠状强回声构成。两条断续回声线各由五个窄的强回声光条组成，后方一列为椎板放射所产生，前方一列为椎体后表面的反射。两列回声带间的暗带为椎管。Porter测定的结果为：L_1内径最宽，L_4最窄，L_5又变宽；斜矢状径正常低限值：男性$L_{2 \sim 3}$及$L_5 \sim S_1$为14mm，女性则分别为15mm及14mm。

按Porter经腹侧途径探测所得到的腰椎管的横切面声像图，正常硬膜囊呈圆形或椭圆形无回声结构，硬膜外周围呈环形高回声结构。

2. 常见腰痛的B型超声诊断

（1）腰椎间盘突出症　腰椎管的纵切面声像图表现，是在椎管内相当于病变间隙的水平上，可看到由椎管腹侧向背侧突出的强光团。其形状可以是圆形，内部回声均匀，轮廓完整；也可是片状，内部回声不均匀，周边不整。其横切面声像图表现，是突出的椎间盘组织呈较强回声光团，若显示的强光团较大，同时可见破膜腔暗区有局限性压迹。

（2）腰椎管狭窄症　在临床上椎管后壁的黄韧带肥厚是促成本病的重要因素。腰椎管的纵切面声像图表现，是腰椎管呈节段性或弥漫性内径变窄，内径小于 10mm，或小于正常值 10% 以上。其横切面声像图表现，是一侧神经根管后方呈弧形凸出。

（3）腰椎结核　单纯椎体结核声像图表现，是椎体暗区变形，中间出现强声光点或光斑，一侧或两侧椎管出现大小不等的脓肿液性暗区，其内可见散在强回声光点。腰椎结核的流注脓肿有时可在髂窝及股三角处探到。

经颅多普勒（TCD）检查

多普勒检查可用来探测静脉血栓（venous thrombosis）、动脉狭窄（stenosis）及阻塞，尤其是颈动脉的变化。颈总动脉及内外颈动脉可在颈部直接观察。任何粥样硬化斑的位置或大小及任何管腔狭窄的严重性都能加以判断。使用多普勒成像法可见到动脉内的狭窄，而在阻塞时会显示血流消失。由于狭窄会扰乱正常血流形态，因此通过分析血流速度的波形，就能更详细了解狭窄的程度。如椎动脉颅外段受压，TCD 可显示椎动脉颅内段流速减低，如颅外段狭窄或因骨赘刺激交感神经丛引起椎动脉痉挛，则流速增快。TCD 显示流速正常，可行转颈试验，如出现平均血流速度下降较多者，可诊断为椎动脉型颈椎病。此外，TCD 频谱还可以反映血管的弹性，当出现波峰后移或波形圆钝、脉动指数增高，则可诊断为动脉硬化症。

肌电图检查

肌电图即肌肉的动作电位，借助细胞外电极记录方法，记录肌电位的改变，诸如波形、时程、振幅等参数进行分析，以判断肌电位属于生理状态还是颈椎、腰椎、神经血管引起的病理变化，是神经源性还是肌源性的病变。它属于神经电生理领域的一门诊断技术。临床上常有职业性、压迫性、损伤性神经，出现肌肉萎缩、活动受限而又无明显的发病原因，症状有时又不典型，容易引起误诊。因此应用肌电图探测神经 – 肌肉系统疾病，结合临床症状可给予鉴别诊断和定性。

（二）生化检查

1. 血液检查

由于脊柱是恶性肿瘤骨转移、骨髓瘤等恶性肿瘤及自身免疫性疾病、代谢性骨病的好发部位，除了常规的血液检查外，以下的项目的检查也是很必要的。

（1）红细胞沉降率（ESR）

正常值：男 0 ～ 15mm/h；女 0 ～ 20mm/h。

正常成年男性血沉率变化不大，12 岁以下的儿童血沉可略快，妇女月经期血沉略增快。炎症性疾病、组织损伤及坏死、恶性肿瘤、自身免疫性疾病等都可以使 ESR 增快。ESR 增快经常是脊柱非特异性感染（如椎间隙感染）的敏感指标。动态观察 ESR 的变化对脊柱结核、脊柱非特异性感染、强直性脊柱炎等的严重程度、预后判断以及治疗效果等有重要价值。

（2）血清无机磷

正常值：成人 0.97 ～ 1.61mmol/L；婴儿 1.29 ～ 1.94 mmol/L。

恶性肿瘤骨转移、多发性骨髓瘤、甲状旁腺功能减退、维生素 D 使用过多、慢性肾炎晚期、肾功能不全或衰竭及尿毒症等可引起血清无机磷增高。甲状腺功能亢进、佝偻病及软骨病、肾小管疾病、乳糜泻以及胰岛素过多使糖的利用增加等均可引起血清无机磷降低。

（3）血清钙

正常值：成人 2.25 ～ 2.75 mmol/L；婴儿 2.5 ～ 3.0 mmol/L。

血液中的钙与骨骼中的钙保持着动态平衡，其含量变化反映骨组织的代谢状况。恶性肿瘤转移、甲状腺功能亢进、多发性骨髓瘤、维生素 D 使用过多、急性骨萎缩及艾迪生病等可引起高钙血症，而甲状旁腺功能减退、佝偻病、骨软化症、慢性肾炎、尿毒症、严重乳糜泻等可使血钙降低。

（4）血清碱性磷酸酶

正常值：成人 2.5 ～ 6.5Pa/L；婴儿 4 ～ 14Pa/L。

原发于脊柱的成人骨肉瘤使血清碱性磷酸酶活性增高，当肿瘤被切除或经治疗临床症状得以改善时，酶的活性降低。如果肿瘤复发或转移时，酶活性随之升高。多发性骨髓瘤血清碱性磷酸酶正常或轻度升高。

（5）血清酸性磷酸酶

正常值：0.9 ～ 1.9U/L（化学法）。

血清酸性磷酸酶主要用于诊断前列腺癌。无骨转移的前列腺癌患者，有 10% ～ 20% 血清酸性磷酸酶活性升高；有骨转移的前列腺癌患者，则有 80% 血清酸性磷酸酶活性升高。此外乳腺癌、肾癌、卵巢癌、霍奇金病、多发性骨髓瘤、Paget 病、甲状旁腺功能亢进和成骨不全症患者血清酸性磷酸酶均有增高。

（6）抗链球菌溶血素"O"测定

正常值：500U 以下。

超过 500U 者，应考虑不久前曾有过溶血性链球菌感染。单次测定结果的诊断意义不大，多次测定，结果如逐步增高，对诊断活动性风湿病或急性肾炎有一定意义。

（7）C- 反应蛋白（CRP）

正常值：< 8mg/L（单向免疫扩散法）。

C- 反应蛋白是组织损伤和炎症的非特异性标志物。C- 反应蛋白在机体受到感染或组织损伤时急剧上升，可以激活补体和加强吞噬细胞的吞噬，从而起到调理作用。C- 反应蛋白作为活动性风湿性疾病观察指标较血沉更为可靠。

（8）类风湿因子（RF）

正常值：阴性。

由于抗原抗体反应出现肉眼可见的颗粒状聚集为阳性反应，未经治疗的类风湿关节炎阳性率 80%，正常人群中 RF 阳性率占 2% ～ 5%，而且随着年龄增长有增高的倾向，因此 RF 不一定就是类风湿关节炎，但是类风湿关节炎患者血清中 IgM-RF 的滴度往往高于正常人和其他风湿病患者。

（9）HLA-B27

正常值：阴性。

HLA 是人的主要组织兼容性系统，其中Ⅲ类抗原中的 C_2、C_4 和 B 因子在补体激活早期阶段起到重要作用，在自身免疫性疾病的发生和炎症发生发展中有重要意义。HLA-B27 与强直性脊柱炎及 Reiter 综合征密切相关，强直性脊柱炎患者中约有 95% 以上的个体呈 B27 阳性。临床中

HLA–B27 是诊断强直性脊柱炎的重要指标

2. 尿液检查

（1）尿液本周蛋白 本周蛋白是一种单克隆（单细胞株）游离免疫球蛋白的轻链及其二聚体的或四聚体，通常由恶性浆细胞合成。由于多发性骨髓瘤是一种浆细胞恶性肿瘤，因此多发性骨髓瘤患者尿本周蛋白多为阳性。

（2）尿液羟脯氨酸 羟脯氨酸是胶原纤维的代谢产物。骨基质中的胶原纤维分解释放出羟脯氨酸，并经尿液排出。骨肉瘤及恶性肿瘤骨转移患者尿中羟脯氨酸排出量增多，Hyp/ 肌酐比值上升，治疗有效时比值下降。严重骨折、灼伤或其他软组织损伤时，尿中羟脯氨酸排出量也可增加。

【复习思考题】

临床上脊柱相关疾病的常规影像学检查方法是什么？

第五章

手法治疗

第一节　手法治疗的作用原理和原则

　　手法治疗是通过医生的手在患者身体上一定部位或特定穴位进行操作而产生治疗或保健作用的一种方法。手法治疗常在骨伤科临床中应用广泛，临床疗效显著。

　　手法经历代医家的不断发展，积累了丰富的理论和临床经验，流派众多，虽然手法不尽相同，但其原理和目的是一致的。脊柱相关疾病的手法治疗往往是把几种手法组合起来运用，各种手法相辅相成，对于提高疗效有很大作用。手法应根据疾病损伤的类型、部位以及患者身体的强弱来选择，并要严格掌握手法的适应证及禁忌证。

一、手法治疗脊柱相关疾病的作用原理

（一）正骨理筋

　　对于损伤的部位，通过手指的触摸，从摸到的形态、位置的变化等，可以帮助我们了解损伤的性质。《医宗金鉴·正骨心法要旨·正骨总论》中说："以手扪之，自悉其情"，并记载了骨的"截断、碎断、斜断"以及筋的"弛、纵、卷、挛、翻、转、离、合"等各种解剖位置的病理变化，并有较详细的记载，为筋骨损伤的检查和诊断积累了丰富的经验。即使是影像学已经普遍应用的现代，手法检查、诊断筋骨的损伤仍有着极为重要的意义。

1. 正骨整复

　　骨折、脱位和骨错缝的整复，目的是使移位的骨折端恢复正常或接近正常的解剖位置，使脱位和骨错缝的关节完全恢复正常的解剖生理位置。

　　骨折的整复是使移位的骨折端恢复或基本恢复正常的解剖位置，为骨的修复重塑及恢复其生物力学功能创造条件。骨折的复位有两类，即闭合复位和开放复位。手法复位主要用于前者，必要时可以结合持续牵引。骨折整复后，一般需要固定，有利于骨折断端的修复和重建，并避免再次发生移位。

　　脱位和骨错缝的整复，目的是使移位的关节完全恢复正常的解剖位置。所不同的是，脱位多与暴力外伤有关，大多数的脱位在整复后需要进行保护性外固定。这是因为暴力外伤不仅造成关节脱位，而且同时造成周围肌肉肌腱及韧带的损伤，保护性外固定不仅有利于肌肉、肌腱和韧带的修复，减轻疼痛，并且保护关节在软组织完全修复前避免再次脱位。骨错缝的产生虽然可与外伤或运动有关，但大多数与关节周围肌肉、肌腱、韧带以及关节自身的慢性损伤或退行性变有

关。关节的生物力学平衡遭到破坏，发生病理性失衡，因而在一些微小的外力作用下就会诱发关节的错位。由于错位的关节从解剖学的角度上看，移位相对较小，影像学检查有时很难发现，但能引起关节活动严重障碍和剧烈疼痛。通过手法整复，使错位的关节恢复正常解剖位置，关节活动立即完全恢复或基本恢复正常，疼痛消失或明显减轻，且不需要保护性固定。但因为骨错缝的发生多与关节周围软组织及关节本身的慢性损伤有关，故该部位的错位多易反复发生。因此，骨错缝整复后，应对关节周围的软组织进行相应的治疗，并在医生指导下进行相应的运动锻炼，以加强关节周围软组织的保护功能。

2. 理筋

理筋是通过手法将损伤后的肌肉和韧带等软组织抚顺理直，恢复正常解剖位置。肌肉、肌腱和韧带完全断裂者，须用手术缝合才能重建；但部分断裂者则可使用适当的手法，使断裂的组织抚顺理直，然后加以固定，使疼痛减轻和有利于断端生长吻合。

（二）舒筋通络止痛

软组织受到的损伤，除上述的断裂和滑脱外，尚可因损伤刺激产生无菌性炎性反应，肌肉的附着点、筋膜、韧带、关节囊等受损组织发出疼痛信号，通过特定途径使有关机体处于警觉状态，引起肌肉的收缩、紧张，甚至痉挛。此时如不及时治疗或治疗不彻底，损伤组织可形成不同程度的粘连、纤维化或瘢痕，加重疼痛和肌肉紧张，继而可引起周围组织的继发性疼痛病灶，形成疼痛的恶性循环。原发性病灶或继发性病灶都可刺激和压迫神经末梢及小的营养血管，造成新陈代谢障碍，进一步加重"不通则痛"的病理变化。肌紧张和疼痛二者是互为因果的，凡有疼痛则肌肉必然紧张，反之亦然。

手法是解除肌肉紧张、祛除疼痛的有效方法。它一方面能直接放松肌肉，另一方面还能解除引起肌紧张的原因，故有标本兼治的作用。软组织损伤的手法治疗，抓住压痛点是关键。一般压痛点常常在筋膜、肌肉或韧带的起止点、两肌交界或相互交错的部位。一是因为该处所受应力大，长期摩擦（劳损）容易发生损伤，损伤后不易痊愈并容易发生粘连和纤维化；二是因为该部位神经末梢比较丰富。寻找压痛点时，应先从上述部位开始，不要被大范围的扩散痛或传导痛所迷惑。运用压痛点应视情况采取不同的治疗方法，如果压痛点施用推拿手法不便时，可采用从压痛点四周向中心疏导的方法；反之可在压痛点处直接使用推拿手法。大范围的扩散痛和传导痛会随压痛点的解除而消失。

（三）行气活血祛瘀

"动"是手法的特点。在治疗过程中，对患者来说"动"包括三个方面：一是促进肢体组织的活动；二是促进气血的流动；三是肢体关节的被动运动。

手法促进气血循行的作用主要通过两条途径得以完成。一方面，特定的推拿手法能促进和加强肝的疏泄功能。人体各组织器官的生理活动依赖于气的运动，肝的疏泄功能对于气机的调畅起着重要的作用。如《读医随笔》说："凡脏腑十二经之气化，皆必借肝胆之气化以鼓舞之，始能调畅而不病。"血液的运行和津液的代谢也依靠气的推动作用，而气的生理活动则要依靠肝的疏泄，方能气机调畅。推拿可以选用肝经及其有关穴位，促进肝的疏泄功能正常运行，进一步促进血液的循行；另一方面，推拿手法的直接作用能改变气血循行的内在环境，促进机体活动，加速软组织损伤恢复正常。适当的手法可调节肌肉的收缩和舒张，使组织间压力得到调节，以促进损伤组织周围的血液循环，增加组织灌流量，从而起到"活血化瘀"和"祛瘀生新"的作用。

二、手法治疗脊柱相关疾病的作用途径

推拿手法是通过手法所产生的动力，以及其他可能的人体生物信息（如生物电、磁、远红外辐射计），对穴位、经筋、皮部形成一种良性刺激，并通过人体经络系统，使机体产生局部性和整体性的生理效应，从而达到治疗作用。

1. 生物力学途径

手法种类繁多，但不论是何种手法，其最基本的作用是它的生物力学效应。手法力作用于机体，产生的生物力学作用大致有三类：一是通过对患者肢体施加有目的地牵拉、扭转、屈曲及杠杆等作用力，可纠正骨折、关节脱位、关节错位、肌腱滑脱等解剖位置的异常；二是松解组织的粘连，并可使肌腱感受器兴奋而消除肌肉痉挛；三是可使局部组织发生形变，促进组织液从高压区流向低压区，当撤去手法力之后，组织又可恢复初始状态。节律性轻重交替的手法力变化，可促进组织内的物质运动，使细胞器内外、毛细血管内外物质交换增加，静脉回流和淋巴液流动加速。

2. 生物学作用

手法力作用于人体体表，能转化为生物能，并可引起触觉感受器、压觉感受器、痛觉感受器以及深部组织牵拉感受器的兴奋，这些感觉冲动又通过复杂的神经反射途径，引起一系列的功能改变。此外，手法的节律性振动，可降低胶质物质的黏稠性，增加原生质的流动性，提高酶的生物活性，从而促进机体新陈代谢的进行。

3. 由经络系统介导的调整途径

经络由经脉和络脉组成。经络可深入体腔连属脏腑，也可以浅出体表联系十二经筋、十二皮部和三百六十五节，构成了极其复杂的通路。经络系统不仅在空间分布上是极其广泛的，而且在生理功能上也是极其复杂的，包括营养代谢、信息传递、防卫免疫和协调平衡等。犹如生物体内部的自动控制系统，在正常状态下保持着机体内部的有序性，当这种有序性出现紊乱的时候，人体就要产生疾病。来自穴位、经筋、皮部的外界刺激信号可激发经络系统的调整功能，其总的趋势是使机体各部活动协调一致，并保持个体同环境的平衡统一。手法是通过作用于患者的经络及穴位（也包括一些特定的部位），产生对经络、穴位的刺激作用，以起到调整人体的气血、阴阳及脏腑功能。

总之，手法治疗的基本作用原理主要概括有两点：一是通过手法的生物力学原理，作用于人体一定的解剖部位（包括一些特定的穴位），纠正人体解剖关系的病理改变，恢复人体正常的解剖关系，以达治疗目的。此类方法主要用于筋骨损伤等外伤类疾病中骨折、脱位、筋出槽、骨错缝等的治疗；二是使用手法作用于患者的经络及穴位（也包括一些特定的部位），通过对经络、穴位的作用，调整人体的气血、阴阳及脏腑功能。此类方法主要用于内科、儿科以及妇科一些疾病的治疗。但上述两种作用又是密切相关的，尤其是在治疗筋骨损伤的外伤性疾病时，不能仅着眼于解剖位置的纠正，同时能调整经脉气血和脏腑功能，如益气生血、行气活血、活血化瘀、舒筋通络、补益脾胃、补益肝肾以及调整阴阳等。所以中医手法治疗的作用原理是一种多层次的综合作用，不能用单一的作用认识它。

三、手法治疗脊椎相关疾病的原则

（一）熟悉解剖，明确诊断

在骨伤科，尤其是脊柱相关疾病的手法治疗中，熟知和掌握人体解剖学知识是非常重要的。在中医骨伤科的发展中，有关筋骨的解剖学知识是极为丰富的，手法就是基于对人体解剖学的正确认识和了解而产生的一种治疗方法。《医宗金鉴·正骨心法要诀》说："夫手法者，谓以两手安置所伤之筋骨，使仍复于旧也……盖一身之骨体，既非一致，而十二经筋之罗列序属，又各不同。故必素知其体相，识其部位，一旦临证，机触于外，巧生于内，手随心转，法从手出。"这里强调了施用手法者对人体解剖学知识熟悉掌握的重要性。

筋骨损伤的诊断，除用手去触摸外，有些病症如腰椎间盘突出症、颈椎病等还需要借助影像学排查，甚至有些病症如代谢性骨病等还需要实验室检查或其他有关检查，才能明确诊断。同时还要全面了解病因、病史，四诊合参，辨清疾病的性质以及正邪之间的关系，对某些疑难病症还要详细进行鉴别诊断，辨清是否属于推拿的适应证。这就需要推拿医师不断深入和扩大知识领域，全面提高业务能力。

（二）因人施治，手法精确

医者应根据每个患者的病情、年龄、体质等的不同，以及有无并发症等，采用的推拿手法应当有所区别，因人施治。首先，要视病情选择针对性推拿手法，如腰椎小关节闪挫可选用侧卧位推扳法或俯卧位牵伸法；骶髂关节错位则根据四种临床分型分别采用相应的整复手法。其次针对不同体质和年龄的患者，亦应采用不同的手法，如对于年老体弱者，有较严重的心肺疾患者，应尽可能采用一些如点穴按摩、摸、揉、擦、搓等轻柔的手法，靠手法的积累性作用而取得效果。对于年轻体壮者，可以采用正骨推拿手法，其作用强劲有力，靠瞬间的应力作用达到肌筋松解与关节整复的目的，但也不宜反复应用。

在明确诊断的基础上，手法精确无误应体现两个方面：一是基本手法规范，功力扎实，每一个基本手法动作精确，这是推拿治疗的基本功。二是对症治疗的方案科学、合理，体位选择适当，施术部位准确，手法的力度、方向适宜、柔和而有力、持久而均匀。基本手法的功力和对症处理的能力二者之间在治疗过程中是不可或缺的两个方面，不可偏颇，二者的协调统一是决定推拿疗效的关键。

（三）整体治疗，筋骨并重

人体是有机的生命整体。人体内而脏腑，外而皮毛发肤、四肢百骸、筋骨肌肉、五官九窍皆由经络联系而形成一个有机的生命整体。人体脏腑的病变，外可以反映于皮毛、四肢百骸、筋骨肌肉、五官九窍，反之亦然。因此在脊柱相关疾病的治疗中，不能只看到局部的损伤和病变，而应着眼于有机生命整体。脊柱相关疾病的整体治疗有两个含义：一是从脊柱病与脏腑、经络、气血的整体关系进行治疗，如脊柱退行性变应着眼于调整肝肾等；二是从临床症状、表现与脊柱病本身的关系进行治疗，如脊柱病引起的四肢或内科方面症状，应着眼于原发部位的病因学治疗。

所谓筋骨，指的是骨、关节及其周围的肌肉、肌腱和韧带。骨是筋的支架，筋是骨的保护结构，主导骨关节的运动功能。二者在人体运动系统的生物力学结构中起着协调统一的作用。在脊柱中，脊柱椎体没有长骨，其主要功能一方面是承负着身体 2／3 以上的重力，另一方面又是躯干运动功能的主体，因而脊椎和周围软组织的关系极为密切。无论是脊柱还是周围软组织的损伤均会影响脊柱的功能，并因相互之间的影响而造成损伤。在脊柱病相关疾病的推拿手法治疗中，首先应诊断清楚原发部位和病因，但无论是在筋还是在骨，在治疗上都应统筹兼顾，不可偏废。不治筋，则骨不能固，筋伤不复，则症状不解。

（四）刚柔相济，动静相宜

在临证时，推拿手法的刚劲有力与轻柔温和的协调统一始终贯穿于施术过程中。刚劲有力和轻柔温和是矛盾对立的统一，相反而相成。正如《医宗金鉴·正骨心法要旨》所说："诚以手本血肉之体，其宛转运用之妙，可以一己之卷舒，高下疾徐，轻重开合，能达他合之血气凝滞、皮肉肿痛、筋骨挛折与情志之苦欲也。"刚劲有力而不滞重，轻柔温和而不虚浮，是推拿手法的要领。推拿手法有多种，有的需要较重的力度，如扳法、牵拉、弹拨等，有的力度较轻，如摩、搓、揉、擦等，但刚劲之中不失轻柔，温和之中亦要掌握一定的力度。例如扳法，没有一定的力量就不能摇动关节，克服障碍，达到筋骨整复的目的，但此力度又要掌握适度，瞬间发力，迅即收法，恰到好处，刚中有柔，轻巧有力，禁用暴力，否则会造成重度损伤。同样，轻柔温和的手法亦需要一定的力度，没有一定的力度，就不能舒理肌筋，通经活络，调畅气血而达到治疗的目的，故虽轻柔温和，但忌虚浮。"宛转运用之妙"全在于施术者"轻重开合"之中。

手法治疗的过程，是手法运用和患者机体协调运动的统一，是动与静的统一。推拿手法的动静包含两个方面的意义：一是手法的"动"与"静"，一般把挤压、按揉、捻搓等手法称作"静"的手法，而将提拿、弹抖、牵引等摆动类手法称为"动"的手法。动和静的手法要根据不同疾病选用，但亦可相反而用，概括为"以动制静，以静制动"。如肩周炎，因关节周围软组织粘连或关节囊挛缩，使关节运动受限，用运动关节类手法和弹拨类手法进行治疗，就是"以动制静"。急性关节周围软组织损伤，其周围软组织弹性降低，可用揉、压、搓等手法治疗，就是"以静制动"。二是在损伤性疾患的整个治疗过程中应动静结合，如脊柱周围软组织损伤或脊椎小关节扭伤，一旦手法达到整复后，稳定阶段是必不可少的，该阶段包括采用静卧、佩带支架、药物治疗及软组织的舒筋活络的推拿治疗等。如果没有这一相对"静止"的治疗阶段，过早地负重，甚至练功，易使损伤性炎症迁延连绵，日久成为经常复发的病理基础。

【复习思考题】

简述手法在脊柱相关疾病的治疗作用。

第二节　手法治疗的适应证与禁忌证

手法治疗是治疗脊柱相关疾病的主要方法之一，临床运用相当广泛，使用手法必须在中医基本理论指导下，根据辨证施治灵活加以掌握与运用。引起脊柱相关疾病的原因有皮肉、筋、关节之别，也关乎脊柱的解剖位置，所以应据不同情况运用相应的手法予以治疗。手法之轻重、巧拙，直接关系着损伤的恢复，使用正确，就能及时治愈。否则，不仅达不到良好的治疗效果，甚至适得其反。因此，在脊柱相关疾病中使用手法时要掌握手法治疗的基本要求、适应证和禁忌证。

一、手法治疗脊柱相关疾病的适应证

1. 急、慢性闭合性损伤而无严重的皮肤破损、感染及筋完全断裂者。
2. 骨关节及筋脉有轻度移位者。
3. 急性损伤失治或误治导致关节僵硬者。
4. 骨折脱位后期关节僵直或肌肉萎缩者。
5. 因内寒湿邪凝结于筋骨之间导致肢节疼痛、关节不利者。
6. 筋伤合并其他病症而无禁忌证者。

二、手法治疗脊柱相关疾病的禁忌证

1. 诊断尚不明确的急性脊柱损伤伴有脊髓症状的患者禁用。
2. 肌腱、韧带大部分或完全撕裂者禁用，急性筋伤早期局部疼痛剧烈或肿胀瘀血严重者慎用。
3. 可疑或已确诊的骨组织恶性肿瘤、软组织恶性肿瘤、关节结核、骨髓炎等患者禁用。
4. 各种传染病活动期禁用。
5. 有出血倾向的血液疾病患者禁用或慎用。
6. 施术部位有严重的皮肤破损、感染者禁用或慎用。
7. 伴有严重心、肝、脾、肺、肾等器质性病变和脑部疾患者慎用。
8. 妇女妊娠期或月经期慎用。
9. 精神疾患发作期慎用。
10. 身体过于虚弱、老年骨质疏松者，以及对手法治疗有恐惧心理、不愿意合作者慎用。

三、手法治疗注意事项

在应用手法治疗脊柱相关疾病时应注意以下几点：
1. 手法操作医师应掌握中医学基本理论和现代医学相关理论，熟练掌握基本的手法技巧，了解手法在脊柱病中应用的适应证和禁忌证，并能将其正确地应用于临床。
2. 明确诊断，按照手法原理制定科学合理的手法治疗方案。
3. 在施术前，选择合适的施术体位，包括助手的体位以及患者的适当体位，以便于施术时的操作。
4. 在施术时，医师应全神贯注，意到手到。手法要由轻到重，缓中有力，外柔内刚，刚柔周济，繁简适中，动作忌粗暴。
5. 手法操作医师要保持个人卫生与清洁，尤其是手的清洁卫生，常修剪指甲，不戴装饰物品，如戒指等，冬季应使手温暖后再接触患者肌肤施术。
6. 推拿使用的治疗巾要保持清洁，尤其是使用直接接触患者皮肤的治疗巾应尽量做到一人一巾，做好治疗巾的清洁和消毒准备工作。
7. 恪守医德。手法操作医师给异性患者做手法治疗时，应尽量避免接触患者的隐私部位，如确有必要接触时，应事先征得患者同意，有了充分的思想准备，并有其亲属或与其同性的其他医护人员在场的情况下方能施术，避免发生纠纷。

【复习思考题】

施行手法过程中，应注意哪些问题？

第三节　手法选择与操作方式

一、理筋手法

1. 推散法

主要适用于表浅的肌肉筋挛或软组织肿胀以及血循环障碍，局部气滞血瘀。

操作要点：以右侧腰肌筋挛为例。患者端坐位，医者站于背侧，触及肌痉挛进行推拨。见图5-1。

2. 松解法

主要适用于软组织深部粘连以及软组织损伤性筋结。

操作要点：以颈下段软组织粘连为例。患者端坐位，医者站于背侧，一只手扶持头部，另一只手拇指置于病变部位，从浅入深、从轻至重进行按拨2～3分钟。见图5-2。

3. 活筋法

主要适用于颈部或肩部关节或关节附近粘连以及筋肉僵硬。

操作要点：常与松解手法合并使用。医者站于患者后侧，右手握住患者的患侧腕部，左手拇指深入病变部位进行松解法的同时，嘱患者头部做前屈后伸、左右摆动或旋转活动，连续活动2～3分钟。见图5-3。

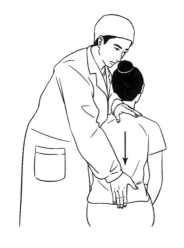 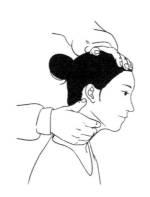 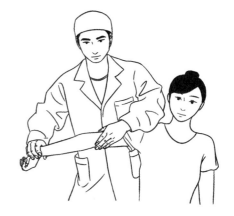

图5-1　推散法　　　　　图5-2　松解法　　　　　图5-3　活筋法

4. 理顺法

主要适用于软组织解剖生理的异常变化，常用于肌纤维撕裂、离位、缺血、瘀血以及滑囊炎、脊柱性肠道梗阻等。操作时顺着生理方向推，以左肩关节肌纤维撕裂为例。医者站于患者左侧，左手置于腋下固定肩关节，右手掌根左右、上下方向分别推按、拨动损伤离位的肌纤维。见图5-4。

5. 捏拿法

主要适用于条状肌痉挛，或筋结形成，多用于较深的条状肌损伤痉挛。

操作要点：以背部左侧菱形肌损伤痉挛为例。患者端坐位，医者位于患者左背侧，左手托着患侧上臂向上提肩，使肩上耸，右手拇指、食指抓捏该肌 3 ～ 5 次。然后将该肌放回原位，再顺着肌纤维走向推按 2 ～ 3 遍。见图 5-5。

6. 点按法

主要适用于局部肌痉挛或粘连，以及阿是穴或相关穴位。

操作要点：以右冈上肌痉挛或疼痛为例。患者端坐位，医者位于患侧，先定位。医者右手握住患者右前臂远端，使患者右上肢屈肘 30°后，医者用左手拇指指腹用力点按冈上肌及其周围肌群 1 ～ 2 分钟。见图 5-6。

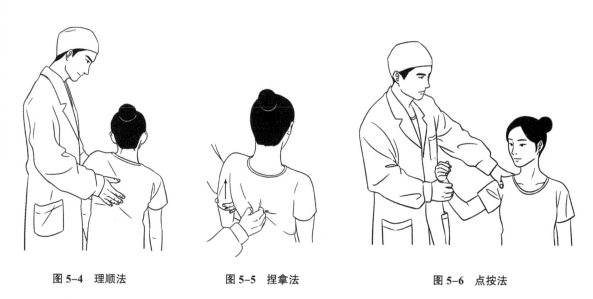

图 5-4　理顺法　　　　　　图 5-5　捏拿法　　　　　　图 5-6　点按法

7. 指击法

指击法是叩击法的一种，叩击法主要适用于有腔器官如头、胸、腹部等功能性病症。指击法多用于头部脑神经、血管功能性病症。

操作要点：以颈椎性头痛为例。患者端坐位。医者位于背侧，双手呈微屈状态，在头部轻轻叩击 1 ～ 2 分钟，手法完毕。见图 5-7。

8. 传导法

主要适用于神经功能障碍，特别是传导性功能障碍，多用于脊神经或交感神经节或交感神经干轻度损伤。

操作要点：以右侧臂丛神经损伤为例。患者端坐位，医者位于患侧，先定位，医者右手握住患者右前臂远端，使患者右上肢屈肘 30°后，医者用左手拇指指腹用力在锁骨中点上 1cm 点按，此时神经刺激传导至上肢，手指出现麻木。见图 5-8。

9. 推散分筋法

适用于局部软组织肿胀、肌纤维痉挛、轻度炎症及粘连等。

操作要点：用双手拇指或单手拇指在患处与肌纤维方向做垂直左右弹拨，或用手掌根部于局部进行揉、推、按、搓，达到解除痉挛、分离粘连、消除疼痛、疏通经络、促进局部血液循环的目的。

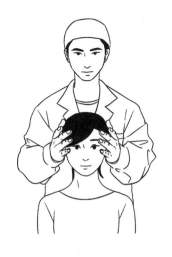

图 5-7　指击法

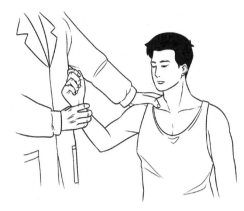

图 5-8　传导法

10. 顺理调筋法

适用于肌肉痉挛、肌纤维撕裂、血液循环障碍等。

操作要点：在患处用双手拇指或单手拇指将移位的软组织（肌纤维、韧带、肌腱、神经等）理正，进行深部按压弹拨，再按纤维走行方向或血流方向用手指或手掌推按复位，使组织恢复正常生理功能。

11. 调节镇痛法

适用于上述调理者及功能性的神经反射障碍或血液循环障碍患者。在经过上述治疗后，再用拇指在病变部位或反应点按压揉推 20 ～ 40 秒，可解痉镇痛，促进气血循环，增强新陈代谢功能。

二、调骨手法

调骨手法，传统称"正骨法"，泛指对错位的骨关节施以手法使其恢复正常解剖位置。正骨法包括四肢及脊柱骨关节的复位手法，对脊柱的骨关节错位进行整复的手法又被称为整脊手法。

整脊手法始载于隋代巢元方的《诸病源候论》，书中对颈胸腰疾病介绍"养生方导引法"，有引、伸、努、挽、压、筑、摇、抱等手法。唐代孙思邈的《备急千金要方》中载"老子按摩法"，又进一步介绍了伸、推、捺、捻、掘、捩、细、挽、振、摇、抱、托、搦、筑等法。至清代吴谦的《医宗金鉴》一书中，手法施行配合器具，认为"因身体上下，正侧之象，制器以正之，用辅手法之不逮"。19 世纪初《中国接骨图说》绘 15 母法，36 子法整脊整骨手法图谱。从此，中国整脊手法学形成了一系列配合器具的手法技巧。现代整脊临床应用的整脊法，既辨证施法，也随症加减，不拘泥某法，正如《医宗金鉴·正骨心法要旨》所言："素知其体相，识其部位，一旦临证，机触于外，巧生于内，手随心转，法从手出。"现介绍临床常用的脊柱调骨手法：

（一）颈椎病损与相关疾病的调骨手法

1. 坐位单人旋转复位法

主要适用于上颈椎段轻度旋转移位者。

操作要点：以第 2 颈椎棘突左偏为例。医者站于患者左侧，右手拇指触到偏左的第 2 颈椎棘突棘突，右手其余手指置于患者左侧颞部，同时医者左手托扶患者右侧下颌面部，使患者颈部前屈 35°，右侧屈 35°，再使其颈部向左旋转 45°，此时医者双手同时瞬间相对用力，左手使患者下颌部向左上旋转，右手使头颞部向左后旋转，同时右手拇指向右推按第2颈椎偏歪棘突，常可听到"咔嗒"响声或有棘突滑动感，即告手法复位完成。见图5-9。

注意事项：使用此手法时要注意颈部旋转幅度以不超过45°，旋转极限时间不超过15秒为宜，以免颈部过度扭转，使脑部缺血。手法宜轻、稳、透，手法后2～3天不宜做颈部过度旋转活动。

2. 坐位角度复位法

主要适用于中颈椎段颈椎有轻度侧偏或旋转移位者。

操作要点：以第4颈椎棘突偏右为例。患者端坐位，医者左手拇指置于第4颈椎向右偏歪的棘突右侧。右手拇指与其余四指托握患者下颌部两侧，然后使患者头部前屈45°，左侧屈45°，然后向右侧旋转45°，在达到最大绞锁角度时，右手瞬间发力加大旋提角度，左手拇指同时向左侧轻推，常听到"咔嗒"的响声，手法复位完成。见图5-10。

注意事项：如果患者有颈曲反张，手法操作时，颈部曲角度宜小，一般不超过30°。手法复位后不宜过度做颈部后伸活动，以免颈椎再移位。

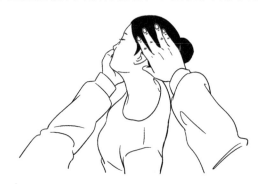
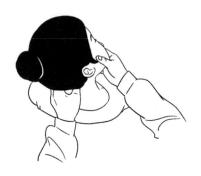

图5-9　坐位单人旋转复位法　　　　　　　图5-10　坐位角度复位法

3. 坐位侧旋提推法

主要适用于下颈段颈椎轻度侧方移位者。

操作要点：以第6颈椎棘突偏右为例。患者端坐位，医者右手拇指置于偏移棘突右侧，左手掌托住下颌部稍用力向左上提拉，然后右手拇指同时瞬间用力向左侧推移，常听到"咔嗒"的响声，手法复位完成。见图5-11。

注意事项：手法关键是左手掌的上提左旋动作要适当，左手旋转提力与右手拇指推力同时进行，右手拇指推力以患者棘突有适当移动为度，不宜过度追求"咔嗒"响声。手法后不宜过度做颈部前屈活动，以免颈椎再移位。

4. 仰卧位提拉旋转法

主要适用于上颈段颈椎轻度侧方或旋转移位者。

操作要点：以患者第2颈椎向右侧旋转偏歪为例。患者仰卧位，头垫低枕或者不垫。医者正对患者头顶，以右手托住患者后枕部，同时该手拇指按住侧偏的C$_2$右侧横突附近，左手托握其额部，稍用力牵引，然后使其头颈部向左侧旋转45°～60°之间，医者感觉到患者颈部达到交锁状态后，在轻轻提拉的同时，右手拇指向左侧旋推，将错位的小关节复位。最后，提拿两侧肩部，并搓患者肩至前臂反复3次。见图5-12。

注意事项：此法不适宜取坐位，且用力不宜过大。且仰卧位操作欠方便，其偏移棘突，或旋转的椎体主要靠触诊感觉，推力与旋转力要协调适当，瞬间旋转角度以小为宜，不超过10°。如果颈后肌肉痉挛明显，可以使患者俯卧位用捏拿点按手法使肌肉放松后再进行上法。

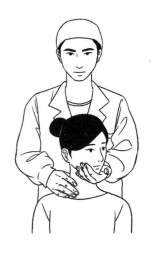
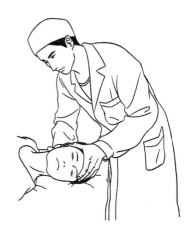

图 5-11 坐位侧旋提推法　　图 5-12 仰卧位提拉旋转法

5. 坐位头部微屈提推法

主要适用于颈椎轻度向后方移位，多用于颈椎第3、4、5轻度后移位。

操作要点：以第3颈椎后移为例。患者坐位，头部向前屈曲5°～10°。医者上身稍前倾，右手拇指置于患者颈部后中线，抵在后移的第3颈椎棘突上，同时左手掌心托持患者下颌部，在左手往上旋提的同时右手拇指往前轻推，常听到"咔嗒"声或棘突轻度移动感，复位完成。见图5-13。

注意事项：操作时向前推的力量不宜过大，以免纠正过度。手法后不宜过度做颈部前屈后伸活动。

6. 坐位头部后伸斜拉法

主要适用于颈椎中段、颈椎钩椎关节轻度移位者。

操作要点：以第5颈椎钩椎关节错位为例。医者背部稍屈曲5°～10°，使患者后头部紧靠医者胸骨柄处，医者左手托持患者下颌部，向左侧旋转30°，右手食、中二指扣住第5颈椎错位的钩椎关节，再左手稍用力向左旋拉的同时，右手食、中二指瞬间同时用力向右后旋扣，常有椎体轻度移位感，手法复位完成。见图5-14。

注意事项：手法操作时，扣钩椎关节的手指需注意避开椎动脉窦，颈部旋转角度要适当，不宜追求响声，手法1～2次仍达不到复位要求时，也不宜反复再做，复位后不宜做颈部侧屈扭转活动，以免钩椎关节再移位。

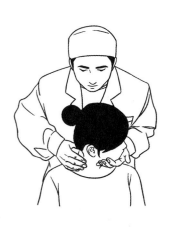
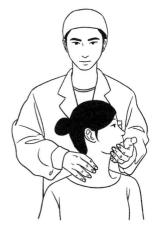

图 5-13 坐位头部微屈提推法　　图 5-14 坐位头部后伸斜拉法

7. 俯卧悬位推按法

主要适用于下颈段或第 1、2、3 胸椎紊乱、棘突后移患者。

操作要点：以第 7 颈椎后移位为例。患者俯卧位，头部中立位，下颌及胸部置于薄的软枕上，头颈部与两上肢悬空，颈部前屈 15°。助手手托持患者下颌部保持中立位，医者右手掌根置于后移的第 7 颈椎棘突上，然后左手放在右手上，掌根向前下与床面成角 40°发力轻推 2～3 下，感觉有椎体轻度移位感后，随后将患者头颈部恢复正常位，即告复位完成。见图 5-15。

注意事项：向前下推的力量不宜过大，不可垂直下推，以免损伤推按的颈胸部，手法后不宜剧烈运动颈椎，以免颈椎再度移位。

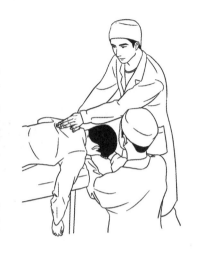

图 5-15   俯卧悬位推按法

（二）胸椎病损与相关疾病的调骨手法

1. 胸椎旋转复位法

本法适用于下段胸椎棘突偏移或后凸者，主要用于胸椎第 9～12 节段。

操作要点：以第 10 胸椎棘突左后偏为例。患者坐位双手交叉抱头。助手站患者身后，双手扶腋下固定。医者站于患者左侧，右手拇指抵住向左后偏移的第 10 胸椎棘突的左后侧，左手穿过患者的左肩上，握住患者的右侧颈肩部。开始复位动作时，医者右手拇指向右前侧推按患者偏歪的棘突，同时左手牵拉患者上身使其胸椎左后旋转；于此同时助手扶住患者腋下双手与医者配合，帮助患者上身向左后旋转，凭借两人的协同动作将患者侧偏的棘突拨正，使相邻的椎体恢复动态平衡，以解除疼痛和软组织的痉挛。见图 5-16。

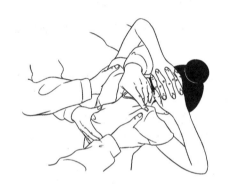

图 5-16   胸椎旋转复位法

2. 胸椎掌推复位法

此法适用于中、上段胸椎。

操作要点：患者俯卧位，两上肢自然平放置于身旁。医者站于患者左侧，右手掌根部（大小鱼际之间）按于患椎棘突，左手置于右手背上，嘱患者做深吸气，在呼气末时，医者手掌（与脊椎水平线呈 45°角方向）用力向前下方推按，此时可听到"咔嗒"的关节复位声或椎体移位感，手法复位完成。见图 5-17。

3. 胸椎膝顶复位法

此法适用于中、下段胸椎。

操作要点：患者端坐于矮凳上，双手指于后枕部交叉，托住后枕部。医者双手自患者两肩前上穿过，双手拇指扶住患者锁骨，其余四指扣住患者双侧腋下，嘱患者上身略后仰，医者右膝顶住患者背部的患椎棘突处，在患者呼气未了时，医者双手用力往后上方提拉，同时稍用力后压，与此同时医者右膝往前上方顶推，此时常可闻及"咔嗒"关节复位响声或椎体移位感，手法复位完成。见图 5-18。

4. 胸椎俯卧冲压法（旋转分压法）

本法适用于颈胸交界处及上胸椎区前后滑移或合并左右旋转错位。

操作要点：以第 7 颈椎棘突偏左，第 1、2 胸椎棘突偏右为例。患者俯卧于软枕上，头面转向左侧（使第 7 颈椎棘突转向右方或正中），双手自然分开放于身体两侧，医师立于左前侧，右手掌根部按于第 7 颈椎棘突左上方，左手掌根突起部按于第 1、2 胸椎棘突右上方，令患者做深呼吸，当其呼气时，双手同时用一冲击压力下推按，右手向右下方推按，左手向左下方推按，对错位椎体棘突起旋转推压的作用，达到复位目的。见图 5-19。

5. 胸椎按背扳肩整复手法

本法适用于第 8 胸椎以上节段，胸椎后关节错位及肋椎关节错位的整复。

操作要点：

（1）第 8 胸椎以上节段关节错位　以第 9 胸椎棘突偏左及局部肋椎关节错位为例。患者俯卧，医者站于患者右侧，以左手掌根部豌豆骨处抵住患者偏左突的第 9 胸椎棘突与肋椎关节部，右手抓住患者左侧肩部向后扳，使患者上身后伸扭转至极限位，然后两手协调同时用力，做一突发有控制的扳动，扩大扭转幅度 3°～ 5°，左手掌根向患者前上方推按第 9 胸椎棘突及肋椎关节，即可听到"咔嗒"的复位声或椎体移位感，复位完成。见图 5-20。

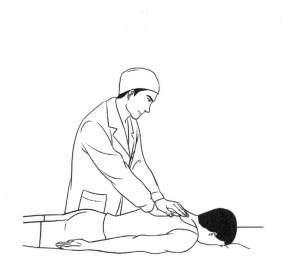

图 5-17　胸椎掌推复位法

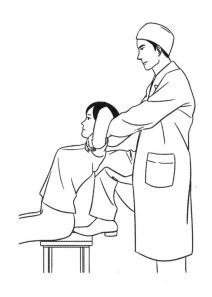

图 5-18　胸椎膝顶复位法

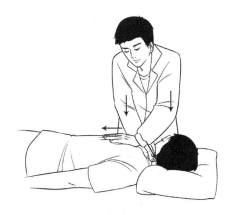

图 5-19　椎俯卧冲压法（旋转分压法）

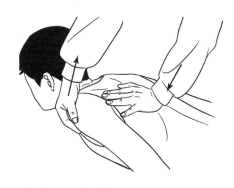

图 5-20　胸椎按背扳肩整复手法

（2）胸椎后关节错位　以胸椎棘突左偏为例。患者右侧卧，胸椎棘突偏歪侧向上。医者站立于患者面前，以左手托住患者颈根部使胸椎侧屈，右手掌根豌豆骨按压偏歪的棘突并向患者右侧用力，医者以胸部紧靠患者肩部，使之稳定。当脊柱侧屈至极限后，右手做一突发有控制的向前下推板，使偏歪棘突复位。见图5-21。

（3）肋椎关节错位　以第8胸椎肋椎关节错位为例。患者俯卧，两手前伸，右手掌握住左上臂靠近肘关节的部位，左手掌握住右上臂靠近肘关节的部位，患者前额部置于患者两前臂处，全身放松。医者两脚分开站于患者右侧，靠近胸部的地方，脸朝向患者。医者的右手掌从患者头部伸进患者两前臂下，将患者两前臂往患者背部方向拉抬，使胸部后伸。医者的左手掌根按在患者第8胸椎的棘突上，手指朝向患者头部。医者身体下压，将力作用于左手掌根处，反复几次下压，最后再加轻微的顿力下压，完成整复。见图5-22。

注意事项：不可过度向下下压，患者后仰幅度不宜过大，保持在有张力和后仰度的姿势。

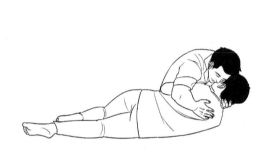 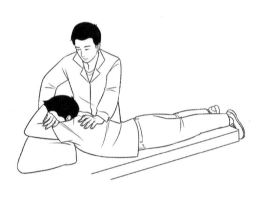

图5-21　胸椎后关节错位按背扳肩整复手法　　　　图5-22　肋椎关节错位按背扳肩整复手法

6.金鱼摆尾法

本法主要适用于胸椎下段侧弯畸形。

操作要点：患者仰卧位，双手交叉抱于后枕部，双足与双肩等宽，双足背伸，脚跟抵住床面，用力将臀部抬高向左侧移动，然后极力向右侧移动，如此反复3～5次。见图5-23。

7. 鲤鱼摆尾法

主要适用于胸椎中段侧弯畸形。

操作方法：患者仰卧位，双手交叉置于后枕部，双足与双肩等宽，双足跖屈，脚跟抵住床面，用力将臀部抬高向左侧移动，然后极力向右侧移动。如此反复3～5次。见图5-24。

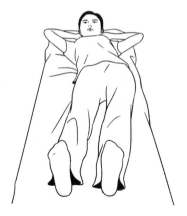 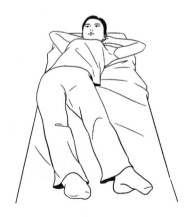

图5-23　金鱼摆尾法　　　　　　　　　图5-24　鲤鱼摆尾法

8. 背部叩击法

主要适用于背部筋伤、胸肋关节。

操作要点：患者俯卧，医者立于其左侧，右手握空拳，左手手指打开轻抚患部以上部位辅助固定，右手空拳轻轻叩击患者背部脊柱两侧。本法也可双手握空拳，交替叩击患者脊柱。

注意事项：叩击的拳要握空拳，力量要轻巧，并借弹力回收和下叩。见图 5-25。

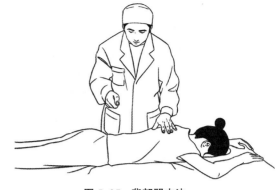

图 5-25　背部叩击法

（三）腰骶椎病损与相关疾病的调骨手法

1. 腰椎旋转复位法

适用于腰椎有旋转移位者。

操作要点：以第 4 腰椎棘突偏右为例。患者坐于双连凳的前凳上，双手交叉置于枕部。医者坐于后凳上，右手拇指置于第 4 腰椎偏右的棘突旁，左手自患者左肩上穿至右侧肩颈部并握住该部位。令患者前屈 60°，左侧屈 45°，在右手拇指推按偏歪棘突向左侧的同时，左手拉住患者颈肩部向左后上方旋转，使患者腰骶部旋转 30°～ 60°，常听到"咔嗒"的一声，右手拇指下有棘突移动感，手法复位完成。见图 5-26。

注意事项：患者双腿需自主夹持或助手把持于中立位，避免下肢外展伸直抵消腰骶旋转角度与力度。

2. 骶髂单髋过屈复位法

用适用于骶髂关节前错位。

操作要点：以左侧为例。患者仰卧，两上肢放平置于身两侧或抱于枕后。医者站于患者左侧，右手肘臂抵压患者左膝使其屈髋屈膝，左手扶持右膝固定右下肢使其保持伸直。医者右肘臂稍用力下压使患者左侧膝髋屈曲角度加大，并同时稍旋髋向身体外侧或内侧，此时或可听到"咔哒"声，或手下有轻度移位感，手法复位完成。见图 5-27。

注意事项：治疗前必须行 DR 检查，排除髋关节疾病。下压时应适当用力并在有响声或移位后立即收力，使患者髋部软组织自然回弹，避免造成髋部软组织损伤。避免直接压向季肋部以造成肋骨损伤。

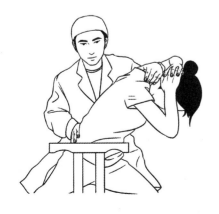

图 5-26　腰椎旋转复位法

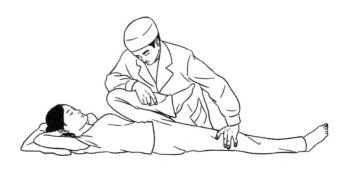

图 5-27　骶髂单髋过屈复位法

3. 骶髂单髋过伸复位法

适用于骶髂关节后错位。

操作要点：以左侧骶髂关节后错位为例。患者俯卧、靠床沿。医者站于患者左侧，以右手前臂抱托起患者左大腿下段，同时使患者左下肢伸直，髋部后伸，医者左手掌根按压患者左骶髂关节错位处，右前臂先缓缓旋转或上下晃动患者左下肢 4～5 次，然后用力向上提拉患者左侧大腿使其伸直的左下肢后伸，同时医者左手用力下压，两手向相反方向扳按，此时可闻及"咔嗒"复位响声或手下有关节复位感，手法复位完成。见图 5-28。

4. 腰椎斜扳复位法

适用于腰椎有旋转移位而不便坐位旋转复位的患者，以及巨大椎间盘突出患者、年龄偏大的患者。

操作要点：以腰椎左旋为例。患者左侧卧位，左下肢自然伸直，右下肢屈曲。医者面对患者站立，两手（或两肘）分别扶按患者的肩前部及臀部，做相反方向的缓缓用力扳动，使腰部被动扭转。当扭转到有交锁阻力感时，再施加一个较大幅度的旋转推按力，按压肩部的力向右后下方，按压臀部的力向左前下方，此时常可听到"咔嗒"响声，表示手法复位成功。见图 5-29。

注意事项：斜扳法的定位可根据病变位置高低，控制上下旋转幅度来调节，如病变节段在上段腰椎，则下半身旋转幅度应大于上半身；病变节段在下段腰椎，则上半身旋转幅度应大于下半身。扭转角度不可过大，以医者有交锁感而患者无明显不适感为度。

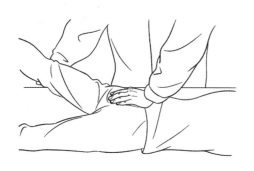

图 5-28　骶髂单髋过伸复位法

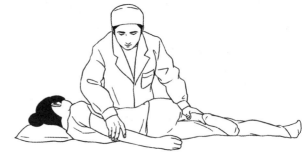

图 5-29　腰椎斜扳复位法

5. 腰椎后伸扳法复位

适用于腰部软组织仍然柔软，腰椎生理前凸消失或腰椎侧突畸形等患者。

操作要点：患者俯卧位，两手置于颌下或头前。一助手站于患者头部前方，双手握住患者腋下向患者头部牵引，另一助手站于患者足部左侧，以右前臂肘弯抱握患者双下肢踝前部，左手前臂与手握住患者腘窝下 3cm 处，向足部牵引并将双下肢抬离床面。医者双手叠掌按于患者腰部并向下垂直震动按压 5～7 次。见图 5-30。

6. 骨盆侧卧挤压法

适用于耻骨联合分离的患者。

操作要点：患者右侧卧位，贴床的下肢伸直。第一助手站于患者足底部，单手或双手握住患者左踝部并使其屈髋屈膝，第二助手站于患者头部，双手扣住患者左肩部或抱住患者左腋下；医者双手叠掌垂直按于左髂翼或左股骨大转子附近软组织处；然后，在协同口号下，第一助手将患者左下肢迅速拉伸蹬直，第二助手固定患者身体使之稳定并同时稍向上拉伸，医者也同时双手叠加用力垂直下压髋部。对侧亦按此操作，反复 3～4 次，手法完毕。见图 5-31。

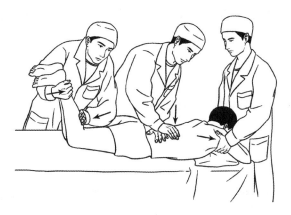

图 5-30　腰椎后伸扳法复位

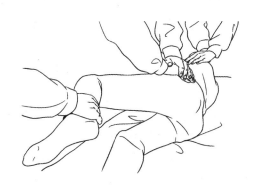

图 5-31　骨盆侧卧挤压法

三、骨盆调衡法

脊柱与骨盆有密切联系，人体的各种活动都是以脊椎为中心均衡协调运动的，其负重基础在骨盆。一旦脊柱骨盆的动静态平衡失稳，就会引起脊柱生物力学及下肢生物力学的改变，出现病理反应。骨盆是维持腰椎平衡的重要因素之一，为许多躯干肌和下肢肌提供附着点，构成腰椎的底座，与腰椎平衡有着密切的联系。在站立位时，骶髂关节、坐骨支承受较大压应力，坐骨切迹处则受到较大的拉应力。当腰椎间盘突出时，往往出现脊柱侧弯以及局部腰部肌肉紧张痉挛，导致两侧骶髂关节所承受的压力分布不均，压力过大的骶髂关节周围韧带长期处于过度负荷状态，易于劳损、松弛，从而影响其稳定性；另外还造成骶髂关节活动度过大，扰乱了关节面间的内交锁，造成骶髂关节的疼痛。若骶髂关节不稳定，两侧承受压应力不均，久而久之，也会反过来影响腰椎的稳定性。

通过"腰椎定点复位，骨盆牵引侧推"的定向作用力，使连结骨盆脊柱关节的微小解剖位移改变其周围韧带、神经、血管张力，调整脊柱骨盆还原为理想的整体平衡状态；不但可打破保护性痉挛，松动脊椎上下关节突，调整神经管容积，使神经管内容积和小关节的粘连获得松解，改善局部循环，而且也调整和纠正了脊柱骨盆内外平衡关系。通过肌肉功能协调锻炼，加强脊柱外在力量，补偿内在平衡的失调，使得互为因果的脊柱骨盆应力代偿减少，恢复腰骶部的骨与关节平衡，从而减轻、缓解、消除相应症状。

临床上常用的骨盆调衡手法如下：

1. 仰卧位调衡法

骨盆由于受到肌肉内收力的影响，内旋前移位的相对较多。仰卧位调衡法是使针对该病变的常用骨盆调衡方法。

操作要点：患者仰卧于操作床上，术者站于患者右侧，双手掌交叠于前向内旋转移位的右侧骨盆髂翼，并运用垂直、均匀、持久、有力的手法向其后外方震动按压，可听到"咔嗒"声或关节移动感，此时向前向内旋转移位的右侧骨盆髂翼即有可能复位。见图 5-32。

注意事项：骨盆按压调衡复位不可追求一次复位

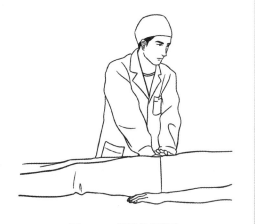

图 5-32　仰卧位调衡法

成功，避免因用力过猛造成按压的局部损伤，可隔日 1 次,5 ～ 10 次为 1 个疗程,该复位操作前,必须先松解髋部、骨盆周围软组织。

2. 俯卧位调衡法

俯卧位调衡法适用于骨盆髂翼后旋外展移位。

操作要点：患者俯卧于操作床上,术者方位、手法同仰卧位调衡法,但方向相反,按压的手置于患者髂后上棘处,按压的力向患者内前方。

3. 左侧卧位调衡法

左侧卧位调衡法适用于右侧骨盆分离移位。

操作要点：医者操作方法同侧卧骨盆挤压法,但无需助手协助,患者左侧卧后双下肢伸直叠加,医者先松解移位部周围的软组织后,双手叠加置于患者右侧骨盆处,向患者左下方用力震动按压 5 ～ 7 次,使其复位。

4. 右侧卧位调衡法

右侧卧位调衡法适用于左侧骨盆移位,方法同左侧卧位调衡法,但方向相反。

5. 牵引侧推骨盆调衡法

牵引侧推骨盆调衡法是根据不同骨盆移位的方向决定侧推的方向。

操作要点：以患者右侧髂骨嵴前旋为例。嘱患者仰卧于床上,两手握住床头。术者立于患者右侧,两手掌重叠放于患者右髂前上嵴;第一助手立于术者对面,两手掌重叠放于髋外侧与术者做拮抗推顶;第二助手两手握住髂骨嵴偏高一侧足踝部;第三助手立于床头,两手握于患者两腋下。整复时,术者与助手们协调用力,第二、第三助手用力做纵向对抗牵引,术者与第一助手做与骨盆"上下"倾斜方向相反的推按。如此反复 2 ～ 4 次。操作中偶尔可听到"咔嗒"响声,一般为术者手下有轻微移动感即可完成手法。见图 5-33。

注意事项：不可暴力推按强求一次性复位,该手法视病情 3 ～ 4 日做 1 次。

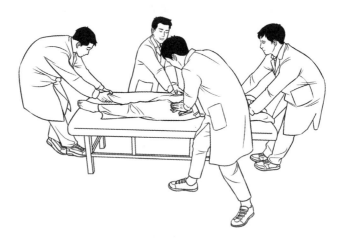

图 5-33 牵引侧推骨盆调衡法

【复习思考题】

举例阐述在脊柱相关疾病临床中应如何应用手法治疗。

第一节　中药治疗

一、内治法

药物内治法是指口服药物以达到全身性治疗的方法，中药治疗是脊柱相关疾病的重要治疗方法之一。脊柱是人体肢节百骸的一部分，脊柱相关疾病与人体的脏腑、经络、气血的功能失调有着密切的联系。脊柱相关疾病临床表现纷繁多变，治疗时应从整体着眼，辨病与辨证相结合，将脊柱相关疾病的发生、发展、转归的连续性与阶段性与三期辨证用药、分型辨证用药结合起来。

（一）分期论治

根据脊柱软组织损伤的发展过程，一般可分为初，中，晚三期。

1. 初期治法

以行气活血化瘀为主。损伤早期，络脉损伤，瘀血阻滞故可见肿痛。治疗宜行气活血兼顾。常用治法如下：

（1）攻下逐瘀法　损伤之后血脉受损，离经之血停滞于体内，壅塞经道，气机不畅，气滞血瘀，瘀血不去，新血不生，脉中之血亦不能安行其道而妄行，变证丛生。常用的方剂如：桃核承气汤、鸡鸣散、大成汤、黎洞汤、复元活血汤、新伤逐瘀汤。

（2）行气活血法　又称行气消瘀法。气为血帅，气行则血行，气滞则血瘀，血瘀亦导致气滞，临床上常用于跌打损伤后，肿痛并兼者，或宿伤瘀血内停，或虽有新伤但有某些禁忌而不能峻下攻伐者。常用的方剂有柴胡疏肝散、顺气活血汤、理气散瘀汤、血府逐瘀汤、少腹逐瘀汤、膈下逐瘀汤、活血止痛汤等。

（3）清热凉血法　本法包括清热解毒和凉血止血法，适用于创伤后热毒蕴结于筋骨、经脉。若热邪侵袭，蕴结成毒，化腐成脓，用清热解毒法治之；若破血妄行而致出血者，当用凉血清热之法以治之。常用的方剂有五味消毒饮、黄连解毒汤、清营汤、犀角地黄汤、清热凉血汤等。

（4）开窍通闭法　本法是用芳香开窍之剂，治疗损伤后邪气壅盛，蒙蔽心窍，而致神昏窍闭之实证。本类方剂有凉开和温开之分。凉开之剂可用于损伤后热毒内陷心包，或痰热壅蔽心窍而致高热、惊厥、抽搐；温开之剂可用于损伤后气闭，或痰壅气阻所致晕厥、抽搐等。其代表方剂有安宫牛黄丸、紫雪丹、至宝丹、羚羊钩藤汤、苏合香丸、麝香七厘散、夺命丹等。

（5）益气摄血法　本法适用于创伤失血过多，面色苍白，目视昏花，或心悸，汗出不禁，脉细数或脉芤。是气随血脱之征兆。其代表方剂有独参汤、归脾汤、参附汤、生脉散、当归补血汤等。

2. 中期治法

此期既要化瘀和营以生新，也要顾护气血，濡养筋骨，故治疗上当以和营止痛，接骨续筋为要。

（1）和营止痛法　用于损伤后，瘀肿渐消而未尽，久用攻伐又恐伤正。其代表方剂有和营止痛汤、定痛和血汤、骨紫金丹、定痛和营汤等。

（2）接骨续筋法　用于损伤后，肿胀已消，筋骨已接而不坚，瘀血未尽，治当祛瘀生新，接骨续筋。其代表方剂有新伤续断汤、续骨活血汤、八厘散、代杖散、接骨紫金丹、壮骨强筋汤等。

3. 后期治法

损伤后期，组织修复从骨痂形成过渡为再塑形，软组织修复基本完成，此期病机特点为气血亏损；肝肾不足；瘀血凝结，筋脉粘结挛缩；风、寒、湿邪侵袭筋脉而成痹。

（1）补益气血法　适用于损伤后期，气血亏损，筋骨痿软者。此时应注意，若气血已虚，而瘀血未尽时，当权衡正邪之轻重，扶正以化瘀祛邪。临床常用代表方剂有八珍汤、十全大补汤、当归补血汤、人参养荣丸等。

（2）健脾益胃法　适用于损伤后期，脾胃虚弱，运化失职者。因脾胃为后天之本，气血生化之源。其代表方剂有归脾汤、补中益气汤、健脾养胃汤等。

（3）补益肝肾法　适用于损伤后期，肝肾已虚，肢体功能尚未恢复者，或先天禀赋不足，筋骨不强者。其代表方剂有健步虎潜丸、补肾壮筋汤、补肾壮骨汤、左归丸、右归丸等。

（4）舒筋活络法　本法适用于损伤日久，失治失养，筋膜粘连，或风、寒、湿邪乘虚而入，侵袭经络，留而成痹。其代表方剂有独活寄生汤、三痹汤、蠲痹汤、麻桂温经汤、舒筋汤、活血舒筋汤等。

（二）分型论治

脊柱相关疾病的治疗也常根据病理与证候特点来分型论治：

1. 瘀滞型

多见于急性损伤早期，或反复发作者。治以活血祛瘀，用桃红四物汤或复元活血汤。

2. 风寒湿型

多见于损伤后期。治以祛风散寒胜湿，用蠲痹汤或宽筋散治疗。如化热者加清热药。

3. 脏躁型

多见于损伤中、后期。治以镇静安神，滋阴清热，用甘麦大枣汤加味或天麻钩藤饮加减治疗。

4. 亏损型

多见于损伤后期，肝肾阴虚者。治以滋补肝肾，用六味地黄丸治疗或金匮肾气丸治疗

二、外治法

中药外治法，即制成一定剂型的药物，按规定的方法施置于人体患部皮肤，使药物透过肌肤以达治疗的目的。

（一）外治法的适应证与禁忌证

1. 适应证

外治法的适应证较广泛，具有迅速渗透肌肤，穿透皮肤到皮下处使药力直达病变部位，同时还具有局部活血化瘀、止痛的作用，如对于颈背腰肌肉筋膜炎，肌肉劳损所致的疼痛有较好的疗效。对脊柱病及其相关疾病的治疗都有一定的临床治疗作用，临床上可以据患者具体情况灵活运用。

2. 禁忌证

外治法用药量偏大，有些药物毒性较大，严禁内服和误服；患处有炎症、感染、皮肤病和开放性伤口者禁用；高血压、心脏病患者慎用热熨疗法；对药物过敏的患者禁用。

（二）外治药分类

外治药物种类繁多，功用也不尽相同，可分为消肿祛瘀、舒筋活络、温经通络、散寒祛湿等，临床上根据剂型及适用方法的不同，大致可以分为敷贴药、搽擦药、熏洗药和热熨药。

1. 敷贴药

敷贴法是将药物制剂直接贴附在患部，使药力直达病所而发挥作用。常用剂型有药膏、膏药和药粉三种。

（1）**药膏**　又称敷药或软膏，即用药粉和一些液态物调制成黏稠状膏状物外敷于患处以达到治疗的目的。制备时将具有消瘀止痛、舒筋活血、散寒等作用的药物碾成细末，然后选用饴糖、蜜、油、水、鲜草药汁、酒、醋或医用凡士林等不同的基质放入调匀如糊状即成。常用的软膏有消瘀止痛膏、三色敷膏、温经膏等。

（2）**膏药**　古称敷贴，是将药物碾成细末配合香油、黄丹或蜂蜡等基质炼制成膏药后，再分批用文火加热烊化，摊在皮纸或布上备用。膏药使用时需加热烊化，使用时避免烫伤。治疗脊柱疾病常用的膏药有小补膏、狗皮膏、宝珍膏等。

（3）**药散**　又称掺药，药粉的配置是将药物研成极细的粉末，收贮瓶内备用。适用时或将药粉直接掺予伤口处，或置于膏药上，将膏药烘热后敷帖患处。常用的有消肿化瘀散、栀子散、化筋散等。

2. 搽擦药

搽擦药可以直接搽擦于患处，或在施行理筋手法时配合使用。常用的有酒剂、油膏与油剂。酒剂指外用药或外用伤药水，是用药与白酒、醋浸制而成，一般酒醋之比为 8∶2，也可单用酒或乙醇溶液浸泡者。油剂是指用香油把药物煎熬去渣后制成油剂，或加黄蜡收膏炼制而成油膏。

3. 熏洗湿敷药

熏洗湿敷药是将药物置于锅或盆中加水煮沸后熏洗患处的一种方法。常用的方剂有活血止痛洗剂、海桐皮洗剂、颈痛消洗剂等。

4. 热熨疗法

热熨疗法是用一些中草药或其他传热的物体，加热后用布包好，放在人体一定的部位上，作来回往返或旋转的移动而进行治疗的一种方法。常用的中药热熨方有坎离砂（又称寒痛乐）、中药托敷剂、颈康热敷方等。另外还有民间常用的一些热敷法，如用粗盐、黄沙、米糠、吴茱萸等炒热后装入布袋中加热后熨患处。

【复习思考题】

在脊柱相关疾病的治疗上，中药内治与外治疗法是怎样发挥作用的。

第二节 练功疗法

功能锻炼，又称练功疗法，是指通过躯干或和肢体的主动运动或被动运动的方式来治疗和预防劳损性疾病，促进损伤组织、关节恢复生理功能的一种疗法。通过功能锻炼纠正和预防脊柱关节和肌力的失衡，对于有轻微移位的小关节和错位紊乱的组织有自行复位和伸展复顺的作用，达到预防复发、巩固疗效或自我治疗的目的

一、功能锻炼的原则

1.功能锻炼应以自动为主，被动为辅。练功方法要求动作准确规范，以健肢带动患肢，动作要协调，对称平衡。

2.功能锻炼宜尽早进行，并贯穿治疗的整个过程。

3.功能锻炼时宜循序渐进，由少至多，逐步加大，切忌急于求成，采用任何粗暴的被动活动。

4.根据受伤的时间、程度、性质、类型及整复后的稳定程度，决定功能锻炼的动作和方法。

5."顺生理，反病理"，做有利生理修复的活动，限制不利于病情好转的活动，以防发生疼痛、肿胀、再度移位、骨折等新的损伤，当自觉疲累时，宜停止练功，不可硬撑，否则将会适得其反。

6.鼓励患者树立信心，发挥患者的主观能动性，坚持正常锻炼。

二、功能锻炼的方法

脊柱相关疾病的功能锻炼，主要分颈段、腰段、骶髂关节和脊柱整体几方面。具体做法分述如下：

1.颈部的功能锻炼

（1）"犀牛望月"功 患者头颈后伸，左右望天旋转活动，来回7～10圈，每天1～2次。

（2）"米"字功 患者立正姿势，双手叉腰。头部左旋右旋，左上斜仰，右上斜仰，左下斜屈，右下斜屈，回归功能位，重复2～3遍。每天1～2次。

2.腰部的功能锻炼

（1）"飞燕"功 患者俯卧床上，两上肢与两下肢伸直，以脐腹部为中心，仅以腹部贴紧床上，头颈、上肢、下肢后伸抬起，四肢稍斜向外，后飞燕，10秒放下。反复做7～10遍。

（2）抬腿功 患者仰卧位，两手扶持于头后部，两下肢伸直抬起30°～45°，20～30秒放下。反复做7～10遍。

3.骶髂关节错位功能锻炼

（1）前错位的功能锻炼 坐位，用2张单人凳或1张双人凳，患侧下肢伸直放在凳上，并用足底顶住墙壁，患侧臀部坐在凳上，健侧下肢屈髋屈膝自然地放在凳旁，双手重叠以一只手掌置于患肢的膝部上面，然后在将上半身尽量屈曲的同时，重叠双手压住膝关节不使之向上拱起。此时双肘关节要向外移，才能使上半身尽量向前倾。

（2）后错位的功能锻炼　以骶髂关节左后错位为例。站立位，左下肢向后移近墙根，务使左足后跟与墙根相贴。健侧右下肢向前跨成前弓后箭姿势。左手向后，掌心向前放于左骶髂关节后部，右手置于前弓的右侧大腿上。此时再进一步作前弓后箭加强动作，即挺胸、收腹，身体向前压下，同时左骶髂关节向前下震动下压，而扶住患侧左骶髂关节后侧之左手宜用力向前推压左骶髂部。此种动作反复进行，自觉累时即可停止。见图 6-1。

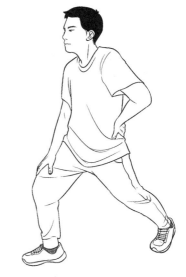

4. 脊柱悬吊功

适应颈、胸、腰、骶椎病损。患者选用单杠，两手握住单杠，两上肢与两下伸直悬吊，同时，头颈和背腰部前后左右轻度活动，自觉累时放下。反复数次，总时间为 5 ～ 10 分钟。每天 1 ～ 2 次。

图 6-1　骶髂关节后错位功能锻炼

【复习思考题】

脊柱相关疾病中的功能锻炼与骨折的功能锻炼有何异同。

第三节　针灸、小针刀疗法

针灸是以中医经络学说为指导，使用针和灸的方法，通过一定的手法刺激机体的一定部位，或浅或深，激发经络气血，以调衡整体功能。脊柱相关疾病的针灸治疗是按阴阳、脏腑、经络学说，运用"四诊"诊察疾病以获取病情资料，进行八纲、脏腑、经络辨证，以通其经脉，行其气血，调和脏腑。使阴阳归于平衡，从而达到治愈脊柱相关疾病的目的。

一、针灸疗法

1. 针刺疗法

针刺是脊柱相关疾病常用的疗法之一，具有疏通经络、运行气血、调整阴阳、扶正祛邪等作用。针刺治疗脊柱相关疾病的作用机理：一是针刺可减少或消除脊柱病变对脊神经、椎动脉、交感神经刺激的发生，调节和改善神经所处状态，调整病变脊柱和周围组织，改善脊柱的生物力学特性。二是针刺刺激脊柱相关的柔性结构（包括肌肉、韧带、筋膜等），使处于非常态状态的柔性结构（比如高张力状态）恢复正常，为各种手法复位创造良好条件。总之，针刺疗法通过促进机体全身功能调整、脊柱局部的血供改善和脊柱内应力平衡恢复使脊柱小关节趋于稳定，巩固疗效，预防脊柱病的发生。

2. 灸法

灸法是通过艾绒或其他药物放置在体表的穴位部位上烧灼、温熨，借灸火的温和热力以及药物的作用，通过经络的传导，起到温通气血，扶正祛邪，达到治疗疾病和预防保健目的的一种外治方法。具有温经通络、祛寒散邪、回阳救逆、扶正补虚等作用。应用灸法时应注意，孕妇的腹部、腰骶部以及实热证、阴虚火旺者不宜灸治；头面部、乳头、外阴部以及邻近大血管处不可直接灸。

3. 拔罐疗法

拔罐疗法是以罐为工具，利用燃烧、蒸汽、抽气等造成负压，使罐吸附于施术部（穴）位，产生温热刺激，使局部发生充血或瘀血现象，从而达到治疗目的的一种自然疗法。具有疏通气血、消瘀祛肿、温通经络、祛风除湿、散寒活血、舒筋止痛之效。

二、小针刀疗法

小针刀疗法是根据生物力学理论，集中医针刺疗法和西医手术疗法的优点，利用小针刀兼有的针灸针及手术刀的独特综合作用，通过小针刀的灵活运用，既加强了针灸针的针刺感应效果，又避免了手术刀的创伤性，常用于某些慢性损伤性疼痛疾病，尤其是软组织粘连、瘢痕引起的疼痛性症状的治疗。

（一）针刀疗法的适应证与禁忌证

1. 适应证

（1）痛性结节、条索　人体躯干、四肢顽固性的痛点，痛性结节、条索，多是因为外伤、病理性损伤引起的软组织粘连、挛缩及瘢痕组织等，针刀松解可消除其疼痛。

（2）骨刺　因为骨刺引起的临床症状，通过针刀对骨刺尖部的松解及周围的病变软组织治疗，可以取得较好疗效。

（3）神经、血管卡压性疾病　因软组织损伤后出现的挛缩、瘢痕、炎症等压迫、牵拉、刺激神经血管而引起的症状，可以通过针刀对病变软组织的切割、疏通、剥离，使神经、血管的卡压得以解除而取得疗效。如腕管综合征、桡管综合征等。

（4）滑囊炎　滑囊受到急慢性损伤后，导致滑囊肿胀、发炎，刺激和压迫周围组织而出现症状。针刀切开增厚或发炎的滑囊壁，使淤积在里面的滑液得以疏导。起到减压消炎、止痛的作用。

（5）腱鞘炎　对急、慢性腱鞘炎都有效好的疗效。对狭窄性腱鞘炎的治疗更有独特作用。

（6）肌性关节强直　膝关节、肘关节、脊柱后关节等关节因各种损伤使周围肌肉、韧带、滑囊、关节囊等软组织挛缩、肥厚、粘连等，从而影响关节活动，可以通过针刀对病变软组织的松解，配合手法操作以及夹板固定或持续牵引等方法，使关节恢复正常状态。

（7）骨干骨折畸形愈合　对骨干骨折畸形愈合症，针刀可以完成定位闭合性截骨过程，从而使骨干骨折畸形愈合的治疗简单化，损伤小，治愈率高。

（8）脊柱区带疾病　包括因脊柱关节错移、周围软组织损伤引起的一系列脊柱疼痛、功能障碍和相对应的内脏病变。

2. 禁忌证

（1）严重的内脏病发作期。

（2）施术部位有感染及肌肉坏死或深部有脓肿者。

（3）施术部位有重要的神经、血管或重要脏器难以避开者。

（4）有出血倾向及凝血功能障碍者，如血友病、血小板减少。

（5）诊断不明确者。

（6）体质虚弱者、高血压病患者、晚期肿瘤病患者，应慎用针。

（7）严重的骨质疏松症患者。

（8）骨结核病患者。

（9）妇女月经期、妊娠期，对腰部、骶部及敏感部位勿施针刀操作。

（二）常用小针刀法

小针刀是"针"，又是"刀"，根据临床治疗需要，可以选择性运用其"针"或"刀"的功能和方法。小针刀的"针"法操作同针灸针刺手法一致，"刀"法可分为纵行疏通剥离法、横行剥离法、切开剥离法、铲磨削平法、瘢痕刮除法、通透剥离法、切割肌纤维法、皮质穿透法等9种基本刀法，另外还有纵行切割法、横行摆动法、捣刺法等10种衍生刀法。

使用针刀疗法需严格掌握适应证、禁忌证；严格施行无菌操作规程，防止感染；防止晕针，尤其是对精神紧张或体弱者；严防血管、神经及内脏损伤。

【复习思考题】

请简述针灸与针刀疗法的相同点与区别。

第四节　牵引与理疗

一、牵引疗法

牵引疗法在脊柱相关疾病的治疗中应用广泛，是通过器械的力量牵引治疗肢体关节，以舒筋活血，通利关节的一种治疗方法。可以单独使用，也可结合其他治疗方法联合应用。

（一）一般牵引法

1. 适应证与禁忌证

（1）适应证　主要适用于颈腰背疼痛不适，颈椎病合并有神经根症状，颈腰椎间盘损伤或突出、腰部软组织劳损、急慢性腰扭伤、腰椎压缩性骨折、腰椎小关节紊乱等，是轻度脊柱侧凸患者术前的常规牵引。

（2）禁忌证

①类风湿病变破坏韧带等组织。

②各种骨性肿瘤或特异性炎症，如结核、椎间盘炎。

③急性寰枢关节半脱位伴颈椎损伤、重症骨质疏松。

④各种急性损伤包括肌肉损伤。

⑤各种伴有脊髓病变的脊椎病。

⑥压迫脊髓的椎间盘突出症，牵引有可能损伤脊髓，慎用。

2. 牵引的作用机制

（1）通过牵引限制颈部、腰部的活动，有利于损伤组织充血，水肿的消退和修复。

（2）通过牵引缓解颈腰背部肌肉痉挛和疼痛。

（3）通过牵引使椎体间隙增宽、椎间孔增大、椎间盘内压力降低，从而使神经根、脊髓及交感神经所受的刺激或压迫得以缓解或消除，并对神经根和关节囊的轻微粘连有适当的松解作用，进而恢复颈椎正常生理弯曲状态。

（4）通过牵引增宽椎体小关节间隙，从而牵开被嵌顿在椎体小关节内的滑膜组织，使疼痛消失或明显减轻。

（5）通过牵引缓解椎间盘组织向周缘的外突压力，紧张后纵韧带，有利于早期轻度突出的髓核组织还纳和受损前纤维环组织的修复。

3. 常用牵引法

（1）颈椎牵引

1）卧位颈椎牵引法　视病情的不同可选择在病房或家中进行持续颈椎牵引，症状重者，需卧木板床上进行牵引，颈部体位与睡眠体位原则一致，头部系好牵引带，重量一般 2～3kg 左右。症状严重者除睡眠外均可保持牵引，症状轻者可根据情况每天牵引 1 小时至数小时。一般牵引 3～4 周为 1 个疗程。牵引过程中一定要调整好体位，保持牵引带松紧适当，以患者舒适为适宜，若有不适或症状加重者要调整或停止牵引，进一步检查原因。

2）坐位颈椎牵引　多用于病情轻或病程恢复后还需要继续牵引的患者，可在家中牵引。患者取坐位，距头高约 1m 处装一横竿，其上附有两个滑车，滑车间距离 0.5m，将特制枕颌牵引带套于患者的下颌及后枕部，左右两侧的前后叶缚在一起，以一个比头宽的木棍左右分开。将牵引绳之一端与牵引带连结，通过两个滑车后，挂上所需要的重量。每天牵引 1～2 次，每次 20 分钟，牵引重量可自 1.5～2kg 开始，逐渐增至 5～10kg。牵引过程中，颈部要保持舒适的垂直或略后伸位。7～10 次为 1 个疗程，一般可做 1～2 个疗程。

3）气囊充气式颈椎牵引治疗器　气囊充气式牵引是一种不需要上述一套牵引装置的牵引器，具有牵引带式牵引的相同作用，体积小重量轻，易操作，便于携带，可自控且安全可靠，适用于各种环境。其主要通过可充气的橡胶气囊产生的气体弹力而对颈椎产生牵引作用。治疗牵引力按医师指导进行。每个疗程为 20～30 天，每天 2 次，每次 20～30 分钟。每个疗程结束后应休息 1 周。治疗中或治疗后出现头晕、颈背痛等，多为牵引力过大所致，应适当减少充气压力，至感到舒适为止。若出现头昏、呕吐、全身出汗等症状，经减少充气压力后，连续 3 次上述现象仍不消失时，应停止治疗，做进一步详细检查。

（2）骨盆牵引　骨盆牵引为脊柱牵引最常用的方法，多用于治疗腰腿痛、腰椎退变、腰椎间盘突出症及坐骨神经痛等。

1）骨盆牵引的作用机制　①制动，即由牵拉达到局部组织活动减少和休息。②缓解腰部肌肉痉挛等。③调整腰椎小关节微细变化，如滑膜嵌顿、关节错位等，减轻对后关节的压力。④恢复腰椎正常的生理曲度，增宽椎间隙及加大椎间孔，使神经根所受的刺激或压迫得以缓解，坐骨神经症状有所减轻。⑤牵引可减低腰椎间盘内压力，紧张后纵韧带，有利于改善局部循环，使已外突髓核还纳，并有利于纤维环及后纵韧带等组织消炎、消肿；或改变突出椎间盘与神经根的关系，以减轻或解除症状。

2）常用的骨盆牵引法

①骨盆持续牵引法：此种方法比较简单，患者卧硬板床，用骨盆牵引带绕腰部固定，牵引带的左右两侧各连一根牵引绳至床的足端，绳子通过滑轮后各悬挂 15～20kg 重量，床脚抬高 10～15 厘米，以产生反牵引力，行 24 小时不间断牵引，如开始时因不习惯感到不适，可以短时间停止牵引或减轻重量，但不能起床，待逐渐适应后，逐渐增加至所需要重量和时间，一般需卧床 3～4 周，随着症状好转可允许每天短时间起床活动，以不引起症状为限，慢慢增加活动量，需再巩固疗效 2～3 个月，防止急于早期正常活动导致症状复发。若不抬高床脚，则需固定上身，以对抗加在骨盆上的牵引力。牵引带必须合身，骨盆牵引带的拉力须作用于髂骨翼上，并须保护骨突部，以防发生压疮。

②自身重量牵引：此法为保健性牵引法，采用两手上举抓住上面横杆，如用单杠，一般用于

青少年早期特发性脊柱侧弯，轻型腰腿痛可以试做，每天数十次至数百次不等，还可做引体向上运动，加强臂力。此法不适于严重腰腿痛和年老体弱患者。

③牵引床治疗：在床面的上端有一块固定的垫板。两块牵引滑板放在滑板轨道上，轨道内安装滚珠轴承，使滑板滚动，内部构造是由动力、传送和牵引装置三部分组成。其动力通过涡轮减速器后，由钢丝绳带动牵引滑板，产生牵引作用。患者卧于电动牵引床上，用胸部固定带固定胸部，向上牵引。骨盆固定带固定骨盆向下牵引。通过涡轮减速器上的偏心轮带动钢丝绳，牵引滑板在滚珠轴承上产生像弹簧样的伸缩作用使腰部在伸缩动。

（二）均衡牵引法

均衡牵引法是韦贵康教授等设计的有效调节腰椎、骨盆平衡的一种牵引方法。

1. 适应证与禁忌证

适用于脊柱损伤性疾病，如腰椎间盘突出症、腰椎小关节紊乱症、腰椎管狭窄症、腰3横突综合征、退行性腰椎炎、骶髂关节损伤与错位、颈椎－腰椎综合征等。

禁忌证：脊柱肿瘤、结核或伴有严重内脏器质性疾病，或妊娠期、年老体弱、过胖者等。

2. 操作方法

均衡牵引操作方法采用特制的有移动式均衡牵引架，见图6-2。患者一般取俯卧位（过于肥胖、身体较弱或不能俯卧者，可取仰卧位）。

（1）装上上身固定带与骨盆牵引带后，装上牵引重量刻度尺，确定腰部加压或不加压。

（2）牵引重量为一下肢18～25kg，两下肢总重量为35～50kg，如有骨盆上移，上移一侧下肢重量多3～5kg，如需腰部加压，重量为15～25kg。

（3）牵引时间为每次20～30分钟，每天1次或隔天1次，7～10次为1个疗程。

（4）如患颈椎－腰椎综合征，再装上颈椎牵引附架，进行双向牵引。

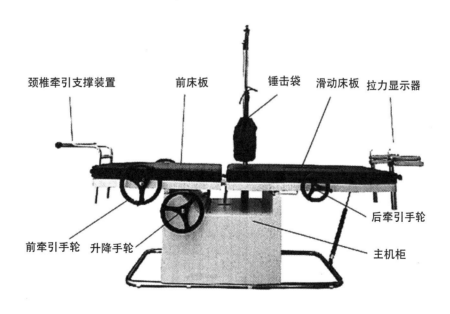

图6-2 移动式均衡牵引架

二、物理疗法

物理疗法，又称物理因子治疗，简称理疗，是指用光、热、电、磁、声、气体、水等因子作用于机体，进行保健和疾病治疗。

（一）物理疗法的治疗作用

1. 加速创伤的愈合

物理疗法可以改善局部的血液循环，降低局部小血管的渗透性，提高白细胞和吞噬细胞的吞噬能力，消除组织水肿，促进血肿吸收，改善组织缺氧和营养状态，消除炎症反应。

2. 减少瘢痕和粘连的形成

理疗可减少胶原纤维的形成和玻璃样变性过程，减轻瘢痕组织水肿，改善局部组织血供和营养，从而减少瘢痕和粘连的形成，也可缓解或消除因瘢痕引起瘙痒、疼痛等症状。

3. 镇痛作用

理疗可以提高痛阈，去除各种致痛原因，从而达到镇痛作用。

4. 避免或减轻并发症和后遗症

理疗的镇痛作用有利于肌肉得到较充分的活动，可以避免关节僵硬、肌肉萎缩等后遗症。

（二）适应证与禁忌证

1. 适应证

（1）各种炎症急性、亚急性、慢性化脓性和非化脓性炎症。

（2）神经系统疾病中枢神经系统兴奋、抑制过程不平衡诸病，自主神经失调、末梢神经系统疾病等。

（3）心血管系疾病高血压病、冠心病、脑血管病及其后遗症。

（4）骨伤科疾病如损伤、感染、粘连、溃疡以及佝偻病、软骨病等。

（5）其他皮肤病及五官科、口腔科其他疗法无显效的疾病。

2. 禁忌证

严重的心脏病、动脉硬化、有出血倾向、恶病质及可能刺激肿瘤细胞生长的物理因素，均属禁用范围。此外，高热、败血症、活动性肺结核、局部急性皮炎、感觉障碍、动脉瘤等，也多不适合进行理疗。

（三）常用理疗方法

1. 电疗法

电疗法的种类多，临床上应根据不同的病症选择应用。

（1）直流电疗法　将直流电作用于人体以治疗疾病的方法，称直流电疗法。临床上主要用于调节神经的兴奋性，消炎及促进肉芽组织生长。但心力衰竭、有出血倾向以及对直流电过敏或局部有广泛或严重皮肤损伤者禁用。目前，由于直流电的治疗作用较弱，且电流稍大易于烫伤皮肤，一般多合并使用药物离子导入或合并使用感应电治疗。

（2）感应电疗法　感应电流又名法拉第电流，是应用感应电流作用于人体而治疗疾病的一种方法。主要适应证为废用性肌萎缩、平滑肌肌张力低下（弛缓性肠麻痹、膀胱无力性尿潴留）、软组织粘连。禁忌证同直流电疗法相同。

（3）**间动电疗法**　在直流电基础上，叠加经过半波或全波整流的低频正弦电流治疗疾病的方法叫间动电疗法。可以起到止痛，促进周围血液循环，调节神经肌肉组织的紧张度等作用，适用于扭挫伤、废用性关节强直、肌萎缩、腰肌劳损、肩周炎等。禁忌证同感应电疗法。

（4）**超刺激电流疗法**　利用超过一般剂量的电流强度进行低频脉冲电疗的方法叫超刺激电流疗法，又称刺激电流按摩疗法。适应证为软组织损伤、韧带扭伤或劳损、腰椎间盘突出症、骨性关节炎、颈椎病等。有出血倾向、化脓性疾患及戴有心脏起搏器的患者禁用。

（5）**中频电流疗法**　使用频率为 1000 ～ 100000Hz 的脉冲电流治疗疾病的方法称中频电流疗法。临床上常用的有音频电疗法（等幅正弦中频电疗法），正弦调制中频电疗法及电脑中频等。其具有镇痛、促进局部血液和淋巴循环、刺激骨骼肌收缩、软化瘢痕及松解粘连的作用。禁忌证同感应电疗法。

（6）**短波疗法**　应用频率为 300 ～ 3000 万 Hz 的高频电磁波作用于人体的一种治疗方法。短波疗法具有热效应，适应于各种亚急性炎症、神经痛、神经功能障碍、肌肉痉挛等。有出血或出血倾向、心血管系统代偿功能不全及带有心脏起搏器者禁用。

（7）**超短波疗法**　应用频率为 30 ～ 300MHz、波长为 10 ～ 1m 的电流作用于人体的一种治疗方法，治疗作用与短波疗法基本相同，但热效应比短波更好，更均匀。其适应证和禁忌证同短波疗法。

（8）**微波疗法**　应用波长为 1m ～ 1mm 的特高频电磁波作用于人体的一种治疗方法。适其作用基础也是热效应，特点是作用局限而均匀，适应证与禁忌证同短波疗法。

2. 磁疗法

磁疗法是应用磁场作用于人体患处，以治疗及预防疾病的一种方法，称为磁场疗法。其治疗作用有镇痛、镇静、消炎、消肿和软化瘢痕的作用。适用于软组织扭挫伤、关节疾病、神经痛等疾病，减少瘢痕形成及促进瘢痕软化。植入心脏起搏器患者禁用。

3. 光疗法

光疗法是利用阳光或人工产生的各种光辐射能（红外线、可见光、紫外线、激光）作用于人体，以达到治疗及预防疾病的一种物理疗法。光疗法可利用其产生的热效应和光化学效应达到促进血液循环、加速组织的再生能力和细胞活力、促进新陈代谢及浅层组织慢性炎症的消退、镇痛解痉、脱敏的目的。理疗中常用的光疗法为红外线和紫外线等，临床可根据疾病的不同选择使用。适用于软组织挫伤、周围神经损伤、瘢痕硬结、肌肉劳损等病症。有出血倾向及高热者禁用。

4. 超声疗法

将超声波作用于人体以达到治疗目的的方法。除一般超声疗法外，还有超声药物透入疗法，超声雾化吸入疗法，超声复合疗法、超声治癌等。超声疗法利用其产生的机械作用、温热作用、理化效应，促进血液循环，加强组织营养和促进组织物质代谢。临床常用于治疗运动创伤性疾病，如腰痛、肌痛、挫伤、血肿机化、神经痛等。孕妇下腹部、小儿骨骺处、出血倾向、皮肤破损处等禁用。

5. 温热疗法

凡以各种热源为介体，将热直接传至机体达到治疗作用的方法，称为温热疗法。温热疗法临床上有石蜡疗法、泥疗法、地蜡疗法、砂疗法、坎离砂疗法、铁砂疗法、酒醋疗法、热敷疗法等等。适用于软组织损伤、劳损、水肿和血肿、神经痛、关节炎等。高热、出血倾向、感染性皮肤病、急性化脓性疾肌炎等禁用。

　　除以上所介绍的理疗方法之外，还有水疗、冷疗等理疗方法。总之，理疗方法很多，在临床应用时，应根据患者的病情以及所具备的条件灵活选择应用。

【复习思考题】

　　在临床中应如何选择物理治疗方式。

第七章

护　理

第一节　整体护理

一、整体护理原则

1.以患者为中心，从整体出发，按程序进行系统的全面护理；

2.以保证医疗质量为目标，进行生理、心理、社会、环境、适应性的护理。

二、整体护理要点

1. 心理护理

由于脊柱相关疾病与许多因素有关联，患者治疗过程复杂、时间长，症状反复故易造成思想负担过重，精神过于紧张，对治疗效果失去信心，所以在全面启动康复治疗时，应先进行心理调护；密切了解患者的心理情况，针对疾病相关知识进行个体的心理指导，以消除对治疗的紧张情绪，增加对医疗护理工作的信任及治疗康复的信心。

2. 饮食护理

饮食宜清淡、易消化，鼓励患者进食高蛋白、高热量、高维生素食物，多食粗纤维食物，避免大便秘结。

3. 生活护理

生活起居时间有规律，注意保暖；一般宜睡硬板床，注意个人卫生；注意纠正日常生活中不良习惯的姿势。

4. 病情护理

掌握患者的病因、病情及主要症状、体征等，及时进行相应护理与解答有关医疗护理上的问题。

第二节　局部护理

一、颈椎性相关病症的共性护理要点

1.介绍颈椎病的相关知识，提高患者的防病意识，增强治疗信心，掌握康复护理方法。密切观察患者治疗过程中的心理情绪变化，调节心理情绪，保持心理健康。

2. 注意纠正日常生活、工作中不正常的习惯，避免在单一姿势下持续时间过久，长时间低头伏案工作、长时间仰头工作或仰视，躺在床上看书，使颈部长时间屈曲等，都不利于颈椎病的康复，尽量保持颈部平直。

3. 选择正确的睡眠体位和适当的枕头。睡眠时以保持颈胸、腰椎自然曲度，髋膝部略屈为佳。枕头以软硬适中，高低适宜，透气性好，能自然塑形者为原则，侧卧位时枕头的高度应相当于一边肩宽，使颈椎与脊柱保持一条直线。仰卧位时枕头不应超过 5cm，以枕头枕于颈部，感觉舒适为度。

4. 有牵引者保证正确有效的颈椎牵引，解除机械性压迫。注意牵引时的姿势、位置及重量，并及时观察牵引过程中的反应，如是否有头晕、恶心、心悸等。

5. 注意颈背部保暖，避免潮湿与寒冷。颈背部受寒，易引起颈背部肌肉痉挛，造成颈椎内外平衡的失调而诱发或加重症状。

6. 指导正确应用理疗、按摩、药物等综合治疗，以解除病痛。

7. 正确指导患者进行头颈功能锻炼，坚持颈部的活动锻炼。锻炼要遵循一个原则即循序渐进，持之以恒。

二、胸椎性相关疾病的共性护理要点

1. 在临床上遇到有心血管系统、呼吸系统、消化系统临床症状的患者，经查体、特殊检查无异常时，应考虑是否为胸椎小关节疾病，应询问有无外伤史或长期不良姿势史，进行仔细的脊柱查体，及早行胸椎 X 片检查，及早确诊，及时予以手法整复，再配合药物及物理治疗，可使患者早日康复。

2. 有胸椎小关节疾病时宜卧硬板床。

3. 鼓励患者多做扩胸、高举活动及悬吊活动，如吊单杠。

4. 不宜做弯腰、侧屈活动及单边活动。

三、腰骶椎性相关病症的共性护理要点

1. 此类患者往往由于病程长，易反复或因病情未见好转而苦恼，情绪紧张，心理压力重，对疾病的康复失去信心。故根据患者特点，经常关心患者，多与患者交谈，做好健康教育，使患者了解病情和治疗方案及防病知识，对患者提出的合理要求尽可能满足，使患者保持心情舒畅，增强了战胜疾病的信心，积极配合治疗和进行康复训练。

2. 宜卧硬板床，减少腰腿部的活动并使腰部肌肉放松。

3. 纠正不良姿势，避免使病情加重的因素，如弯腰拾物、久站、久坐、咳嗽等，并指导患者上下床、站立、下蹲的正确姿势，行走时尽量不穿高跟鞋。

4. 有骨盆牵引者保证正确有效的牵引，解除机械性压迫。注意牵引时的姿势、位置及重量，并及时观察牵引过程中的反应，如是否有腰痛、恶心、心悸等。

5. 指导正确应用理疗、按摩、药物等综合治疗，以解除病痛。

6. 加强腰背肌功能锻炼，如三点式、五点式、飞燕式。

7. 饮食上应进高蛋白、低脂肪食物，并避免体重过重。多吃新鲜蔬菜、水果，忌烟可适量饮酒。

四、颈椎牵引的护理

1. 颈椎牵引的目的和作用

颈椎牵引治疗是最常用、有效的方法。可使椎间隙增大、解除压迫；使椎动脉伸展、通畅；缓解颈肌痉挛，减少颈椎应力；解除颈肌痉挛；改善颈椎曲度，解除后关节处滑膜嵌顿；改善局部血液循环、促进水肿吸收，松解粘连等。

2. 颈椎牵引的适应证

颈椎牵引常作为首选疗法广泛应用于各种类型的颈椎病，神经根型颈椎病疗效最佳，脊髓型颈椎病脊髓受压较明显和有严重颈椎节段性不稳者不宜采用。

3. 颈椎牵引的方法

通常采用持续牵引法，也可用间歇牵引法。常用坐位颌枕吊带牵引，如坐位牵引疗效不显著，或患者症状较重或体弱不耐久坐时，可采用仰卧位牵引。牵引角度、牵引重量与持续时间是决定颈椎牵引效果的重要因素。

（1）牵引重量　常用的牵引重量个体差异很大，开始时用较小重量以利于患者适应，一般 2～3kg 起，逐渐增加至每次牵引结束时患者应有明显的颈部受牵伸感觉，但无特殊不适。最高可达 10～12kg，每日牵引 1～2 次，20～30 天为 1 个疗程。间歇 1～2 周后，可重复进行。

（2）牵引角度　多采用颈椎前屈位或垂直位，不做后伸位牵引，以颈部从躯干纵轴前屈 10°～30° 为合适角度。根据不同的病变类型及发病部位进行具体调整。

（3）牵引时间　根据应变实验表明，牵引持续时间太短不能发挥牵引的力学效应，时间太长也无必要，合适的牵引时间为 10～30 分钟。一般持续牵引方式的时间为 20～30 分钟；间歇牵引方式的时间是牵引 7～60 秒，放松 5～20 秒，共进行 25 分钟。每日 1 次，10 次为 1 个疗程。

（4）调整姿势　牵引时偶有颈痛加重，颞颌关节疼痛等，多为牵引姿势、牵引重量或枕领带位置不当引起，适当调整后多可消除。若症状仍加重应及时停止牵引。

4. 各型颈椎病的牵引治疗

（1）神经根型　患者取坐位，颈前屈 15°～30°，通常采用持续牵引法，也可用间歇牵引法。牵引重量可稍大些，最高可达 10～12kg；间歇牵引法：牵引 40～60 秒，放松 10～20 秒；均持续 25 分钟。以上肢症状减轻或消失为佳。

（2）脊髓型　患者取坐位，颈垂直，以 3～5kg 的牵引力持续牵引 25 分钟；也可取卧位，2～3kg 牵引力持续牵引 1～2 小时。若症状无改善或加重，应及时终止牵引。

（3）椎动脉型　患者颈曲微前屈位 10°～20°，以 2～5kg 的牵引力，持续牵引 25 分钟；可同时给予患者吸氧，对改善症状、缩短疗程有一定作用。

（4）交感神经型　颈椎多种病变均可刺激交感神经使其产生反射性症状，牵引重量宜轻，持续或间歇牵引治疗均可试用，但疗效不一。

五、腰椎牵引的护理

1. 目的和作用

牵引后可使脊柱两侧肌肉伸展、放松，使相应韧带和小关节囊牵伸、椎间孔增宽；产生小关节松动的效果，故牵引有助于改善局部的血液循环，减少对脊神经根的压迫，缓解肌肉紧张引起的疼痛。

2. 牵引的适应证

牵引疗法是非手术治疗腰椎间盘突出症的首选方法。

3. 牵引的方法

牵引的方法和种类很多，有手法牵引、骨盆牵引和自身体重牵引，有持续牵引和间歇牵引，有卧位牵引和立位牵引。应用最广的是卧位骨盆持续牵引。

（1）牵引重量　为避免牵引治疗后疼痛，首次牵引治疗的牵引力量不应超过患者的 1 / 2 体重。在随后的牵引治疗过程中，牵引力量可根据治疗目的和患者反应渐增，但范围宜在 30 ～ 70kg。每日牵引 1 ～ 2 次，每次 20 ～ 30 分钟，可进行 3 ～ 4 周。

（2）牵引时间　一般腰椎机械牵引的治疗时间为 15 ～ 30 分钟。但具体的治疗时间应根据治疗目的、患者状况、患者对牵引的反应而定。

【复习思考题】

试述临床上在脊柱不同部位进行牵引时的注意事项。

第八章

颈椎性脊柱相关疾病的诊断与治疗

第一节 头痛

头痛是一种由脑神经功能障碍或器质性病变引起，或是颈椎疾病诱发的患者自觉头部疼痛的常见症状。本节主要论述与颈椎病有关的头痛。

【发病机制】

颈椎病所致颈性头痛的病因病理，一般认为是因颈椎病骨质增生，颈椎的正常位置发生改变，内外平衡失调，肌肉、韧带、关节囊等软组织损伤，肌肉紧张或痉挛继发的无菌性炎症或对走行神经的机械性压迫导致。①颈枕间隙部位的软组织病变累及枕大神经、枕小神经、耳大神经和第三枕神经。②钩椎关节错位易损伤窦椎神经（含交感神经纤维），引起交感神经兴奋或抑制，使头、脑及上肢血管舒缩功能障碍而出现烧灼性神经痛或血管性头痛（跳痛）；枕寰关节错位时，因脊膜的牵拉而刺激三叉神经脊髓束，引起前额、眼眶区或前头痛；第2～4颈椎小关节错位，刺激、压迫颈神经丛，引起一侧或双侧头痛或枕部麻痛。具体头面部神经见图8-1。

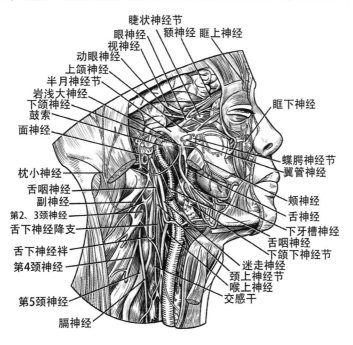

图8-1（1） 头痛的脊柱相关神经与其他组织

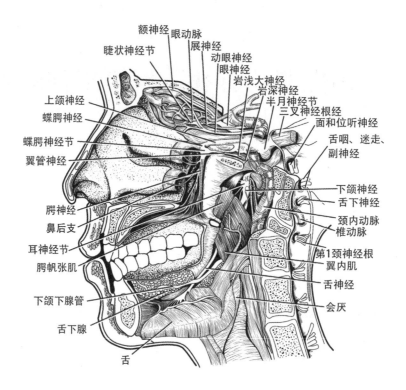

图 8-1（2）　头痛的脊柱相关神经与其他组织

【临床表现与诊断】

（一）临床表现

1. 症状

（1）颈部不适感　多数患者有颈部不适感（酸、胀、沉、紧等），颈椎旁有压痛点，病久者可摸及条索状或硬结状反应物。

（2）头痛　主要为后枕部疼痛，常为两侧性，并向头顶部放射，严重时还可向眼部、颌部放射，在咳嗽、打喷嚏或大笑时可加重头痛。

（3）伴随症状　头昏、眩晕、走路不稳，或伴有同侧肩膀或上肢疼痛或麻木感，头痛与上肢痛一起加剧或减轻，有时伴耳鸣、听力下降、视力减退等。

2. 体征

颈部活动度受限，颈肌紧张，严重者有强直性伸颈出现；颈椎棘突有不同程度的偏移，偏移侧有饱满感；颈椎旁有压痛，病久者可摸及条索状或硬结状反应物。

（二）临床检查

颈椎 X 线检查可见颈椎生理弯曲有不同程度的改变；颈椎的钩突有 2～4 个不等的变尖且密度增高，齿状突不居中，寰齿间隙及寰枢间沟左右不对称；齿状突顶点超越腭枕连线，亦可能有寰椎的侧块与枕骨髁融合在一起，以上异常的 X 线改变并非全部具备。脑血流图检查常提示血管紧张度增高（病久者则降低），血流量左右不对称。脑电图检查无异常发现。

（三）诊断要点

有颈椎病史，同时结合症状、体征及影像所见，排除其他器质性疾患可明确诊断。

（四）鉴别诊断

本病应注意与颅内肿瘤、脑膜炎等颅内外病变，牙痛、中耳炎等颅腔邻近器官疾病以及原发性三叉神经痛、高血压病等神经血管疾病引起的头痛相鉴别。见表8-1。

表8-1　颈源性头痛与颅内病变性头痛、颅内炎症性头痛、神经功能性头痛的鉴别

	颈源性头痛	颅内病变性头痛	颅内炎症性头痛	神经功能性头痛
常见疾病	颈椎病、颈椎间盘突出症等	颅内肿瘤、脓肿、寄生虫病等	脑炎、脑膜炎等	
头痛部位	枕部	颅内	前额、枕部	部位游走不定
头痛性质	可为隐痛、钝痛，性质不一	前轻后重，随时为弥漫性的深部钝痛，严重时如炸裂样	逐渐加重，痛如刀劈或裂开样	常有戴帽感、紧缩感
持续时间	持续性，时轻时重	早期为阵发性，清晨及夜间较重	持续性加重	持续性，时轻时重
伴随症状	颈部不适感（酸、胀、沉、紧等），颈椎旁有压痛点，病久者可摸及条索状或硬结状反应物	喷射性呕吐、耳鸣、意识障碍等	喷射性呕吐、其他神经系统症状和病理性反射，严重者有昏迷	失眠、多梦、心悸、记忆力减退等

【辨证与治疗】

（一）手法治疗

采用分筋理筋及旋转复位法，纠正偏移的颈椎，松解肌肉韧带，解除痉挛，恢复颈椎的内外平衡。

1. 舒筋通络

患者坐位，用轻柔的擦法、按法、拿法、一指禅推法等手法在颈椎两侧及肩部治疗，使紧张痉挛的肌肉放松。

2. 分抹前额

医者或患者自己用两手大拇指腹着力，从患者两眉间印堂穴开始，沿眉弓上缘分别抹至太阳穴，起点时着力应稍重，分抹中力量逐渐减轻，前额部分可分3条线，每条线需抹7～8次。

3. 头面部穴位按压

医者以两手大拇指腹着力，从患者两眉间印堂穴开始，分别按压其攒竹、睛明、迎香、人中穴。再分别按压地仓穴合于承浆穴，再按压大迎、颊车穴后改用两手中指着力，沿翳风、听会、听宫、耳门穴顺序，向上压至太阳穴，反复操作2～3次。

4. 正骨整复

根据上颈段、中颈段及下颈段颈椎错位情况不同，可选择旋转复位法和侧旋提推法其中一种。

（二）其他疗法

1. 中医辨证疗法

头痛的辨证治疗既应注意头痛的不同特点，同时还应结合整体情况及有关兼证全面分析。

（1）瘀血留滞型 治宜活血化瘀，用通窍活血汤加减治疗。

（2）肝阳上亢型 治宜平肝潜阳为主，用天麻钩藤饮加减。

（3）痰浊上阻型 治宜化痰降逆，方用半夏白术天麻汤加减厚朴、白蒺藜等治疗。

（4）肾阴亏虚型 治宜滋阴补肾，用大补元煎加减治疗。

2. 牵引疗法

进行枕颌布托牵引（坐位或卧位），密切观察患者的情况，不可让患者睡着，以免发生意外。

3. 局部封闭

用 0.5% 利多卡因 3 ～ 4mL，加入 12.5mg 醋酸强的松龙混悬液做痛点浸润封闭。

4. 针灸疗法

根据辨证分型不同，辨证取穴。

5. 物理疗法

蜡疗、醋疗中药离子导入等物理治疗，缓解肌肉痉挛、消除神经根的炎性水肿、改善局部循环。

6. 手术疗法

若颈椎症状明显者，排除其他器质性病变，其他治疗无效时，可考虑手术治疗。

【预防与调护】

保持愉快的情绪和有规律的生活、工作、学习。早晚宜进行颈部功能锻炼，长期伏案工作者应每隔 1h 左右活动一下颈部。睡眠时枕头宜松软，高度以自己握拳竖放时的高度为宜。

【复习思考题】

颈源性头痛的病因病机与治疗方法的联系要点在哪里？

第二节 头晕

头晕又称眩晕，是人体空间定向障碍产生的一种运动错觉。与脊柱相关的眩晕，多见于由颈椎错位或椎间盘突出压迫椎动脉，使椎动脉管腔变细、血流量减少，引起脑供血不足，继发眩晕症，故此病症称为颈性眩晕或椎动脉压迫综合征。

【发病机制】

椎动脉起于锁骨下动脉，垂直向上，穿过 C_6 ～ T_1 横突孔，至寰椎时迂曲度较大，有 4 个近 90° 弯曲，头转动时可牵张而狭窄，影响通过其中的血流量，自枕骨大孔上方绕至延髓前方偏内侧上行，约在桥脑下缘，椎动脉汇成椎 - 基底动脉。由于颈椎结构与椎动脉走形的特点，颈源性眩晕好发部位在寰枢椎与第 5 颈椎。外伤、劳累等致病因素使寰枢关节解剖位置发生改变，可牵拉椎动脉，直接导致椎动脉发生痉挛、扭曲；通过对交感神经的刺激，也可反射性地引起椎动脉痉挛，引起椎 - 基动脉供血不足而致眩晕。第 5 颈椎的椎动脉孔距离椎体最近，一旦第 5 颈椎有病损，易影响椎动脉的血流，引起相应组织缺血而致眩晕。见图 8-2、图 8-3。

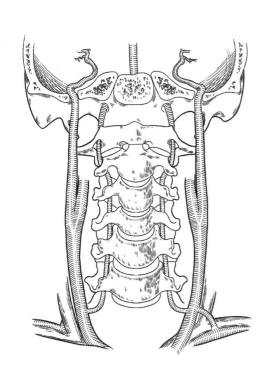

图 8-2　椎动脉与颈性眩晕

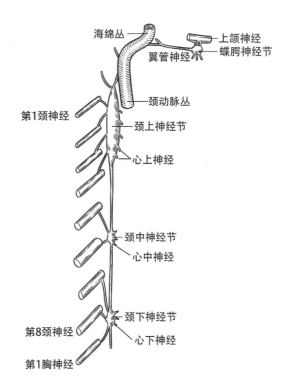

图 8-3　颈部神经与颈性眩晕

【临床表现与诊断】

（一）临床表现

1. 症状

（1）活动障碍　一般有颈部活动障碍，或活动时颈部有摩擦音，局部疼痛或疼痛不明显。或局部有冷热感。

（2）眩晕　为首发症状，有时为早期唯一症状。眩晕与颈部转动有关。其表现为旋转感、倾斜感、摇动感、失稳感等，发作时间多为数秒或数分钟或 2～3 周才缓解；缓解期症状仍有轻度存在；严重眩晕者当颈部体位改变时出现突然晕倒，但意识清楚，视听力正常，数秒或数分钟即完全恢复。

（3）伴随症状　①头痛：椎 - 基底动脉系统缺血时，侧支循环血管扩张，血流量增加导致头痛，其发生部位多在枕部或两颞部，位置较深在，多为胀痛、困重感。常伴有恶心、出汗等。②严重时有运动障碍：脑干缺血累及椎体束时会引起轻度肢体瘫痪，常为单瘫或四肢瘫。有的出现延髓麻痹症，如吞咽障碍、喝水反呛、语言不清、声嘶，还有的出现单侧或双侧面神经麻痹等。③听觉与视觉障碍：内廷动脉缺血可致耳鸣，听力减退，甚至耳聋。大脑后动脉与脑干缺血可有眼蒙、失明，还可出现眼发黑、幻视、复视、眼球震颤等。

2. 体征

颈部活动受限，局部压痛，或触及肌痉挛，或棘突或横突偏移，头颈部体位改变时眩晕加重。

（二）临床检查

X 线检查可有颈椎病的表现，病变部位多发于寰枢椎、第 5 颈椎等。位置性眩晕试验阳性。有条件进行椎动脉造影可有梗阻现象。脑血流图可有枕乳导联异常改变；脑电图可有电压降低，颞区有移动性慢波，血脂正常或增高等。

（三）诊断要点

根据患者典型的症状、体征及颈椎病的影像学特征可明确诊断，但要注意本病与其他疾病的鉴别诊断。

（四）鉴别诊断

1. 梅尼埃病

①突然发作，持续时间 3 ～ 5 天；②间歇期无遗留症状；③发作时常与刺激性因素有关，如光线、声音，全身活动时加重；④严重时伴有面色苍白、大汗、呕吐等迷走神经症状；⑤无颈部症状与阳性体征。

2. 良性阵发性位置性眩晕

常为外伤、耳病引起内耳椭圆囊的耳石变性、移位。①常见于 50 ～ 60 岁的妇女；②睁眼查出位置性眼球振颤；③眩晕有周期性特点；④痛程为良性；⑤无颈部症状与阳性体征。

3. 大脑（颞叶）中枢性眩晕

①听觉与平衡同时障碍；②自发性眼颤并具有位置性特点；③可有运动性失语；④视野缺损，常发生在上 1/4 视野区；⑤颞叶癫痫发作，发作前后有严重头昏；⑥无颈部症状与阳性体征。

【辨证与治疗】

（一）手法治疗

如有骨关节错位用正骨手法，如有软组织痉挛、炎症用理筋按摩手法。

患者正坐，医者站在背后施按揉法于风府、肩中俞、肩外俞、天宗穴，能舒筋通络，使颈肩部痉挛的肌肉得以放松。再用拿法于颈肩部，以斜方肌为重点，施法 3 ～ 5 分钟后，医者一只手扶头顶，另一只手施法于颈胸椎部，同时，配合颈椎屈伸被动运动 3 ～ 5 次。接着颈及患侧肩部，配合颈椎侧屈被动运动 3 ～ 5 次。最后医者一只手扶住头顶，另一只手托住患者下颌做抱球势，徐徐摇动颈椎，待患者肌肉放松后，突然做颈椎后伸位斜扳法，往往可听到弹响声。

（二）其他疗法

1. 中医辨证疗法

药物治疗适用于颈椎不明显移位或手法后配合使用。

（1）瘀结型　治以祛瘀散结，用桃红四物汤加葛根、红花、菊花等。如有痰湿郁结，加法半夏、陈皮、茯苓、紫苏等。

（2）肝阳上亢型　治以平肝息风，用天麻钩藤饮加减。如有阴虚火旺者，加龙骨、牡蛎、北沙参、天门冬等。

（3）亏损型　治以补气血为主，用八珍汤加菊花、党参、枸杞子等。如为肝肾亏损用六味地黄汤加减。

2. 牵引疗法

进行枕颌布托牵引（坐位或卧位），密切观察患者的情况，不可让患者睡着，以免发生意外。

3. 针灸疗法

根据辨证分型不同，辨证取穴。

4. 物理疗法

蜡疗、醋疗中药离子导入等物理治疗，改善局部循环。

5. 手术疗法

对极少数病例，经非手术治疗疗效不明显，有骨质增生压迫椎动脉者，可考虑手术治疗。

【预防与调护】

防止颈部外伤，一旦有外伤及时治疗；颈部不宜长时间在一个强迫体位工作，宜多做头部后伸位左右旋转运动；注意保暖，防止颈部受凉。

【复习思考题】

颈源性头晕的发生机制与解剖的有那些具体的联系？

第三节　血压异常

由于颈椎失稳或错位刺激颈交感神经、椎动脉引起脑内缺血、血管舒缩引起中枢功能紊乱，导致继发中枢性血压异常，常表现为高血压或低血压。其发病率约占颈椎病的6%，高血压是低血压的10倍，多发生在中老年，其次是青年。

【发病机制】

本病的发病机理目前还不完全清楚，初步认为是颈椎外伤、劳损、感受风寒湿邪、退变等原因，使颈椎间组织失稳或错位，或组织松弛、痉挛、炎症改变等诸因素直接或间接刺激颈交感神经、椎动脉而引起脑内缺血，血管舒缩功能紊乱而致中枢性血压异常。

颈上交感神经节附着于 $C_{1\sim3}$ 或 $C_{2\sim4}$ 横突的前方。当 $C_{1\sim4}$ 关节错位使横突发生位移时，或因错位损伤而引起无菌性炎症时，均能引起交感节后纤维兴奋性改变，而导致脑血管发生痉挛。若此种刺激持续存在，将继续影响脑血管舒缩中枢的功能而发展为全身性小动脉痉挛，最终使血压持续升高。相反，由于交感神经兴奋性降低，血流障碍，使脑缺血，影响到丘脑下部的前部舒血管中枢与延髓内侧的减压区时，可致血压下降。颈动脉窦位于第6颈椎横突前方，当中下段（ $C_{4\sim6}$ ）颈椎错位时，或横突发生位移或钩椎关节发生错位时，引起斜角肌及筋膜紧张而牵扯刺激颈动脉窦，使血压先突然升高，而后多为低血压。患者多伴头昏或眩晕，颈部有僵痛感，肩背部沉重不适。若颈胸椎多关节错位，则伴发胸闷气短或心律不齐。临床资料显示，由于脑内舒血管中枢的供应血管口径比缩血管中枢的大，且在刺激反应方面，后者比前者敏感。所以，临床中高血压发生率比低血压发生率高。

【临床表现与诊断】

（一）临床表现

1. 症状
（1）颈部症状 颈部疼痛或仅有轻微酸胀感或冷热异常感，活动时常闻及局部摩擦音。

（2）伴随症状 患者常有眼蒙眼胀、眼易疲劳、不能长时间看书报、眼干涩、视力减退；或出现假性近视、复视、流泪、畏光等。或有发热感、皮肤发红、排汗异常，面部交替性苍白或发赤，有时出现长时期的低热，或肢体发凉、怕冷、麻木。或有说话乏力、声音低下，或声音嘶哑、有时失语、常有咽部异物感。或有心慌心跳、心律不齐、心动过速或过缓，有时胸闷、胸前区胀痛、胃肠蠕动增加或嗳气等。中后期多伴有眩晕、头痛、耳鸣，甚者出现顽固性失眠、多梦、记忆力减退、抑郁或焦虑，严重者出现偏瘫等。

2. 体征
（1）颈部检查 可有颈部活动障碍，颈肌紧张、压痛或不痛，或皮肤温度降低，棘突或横突有偏移等。颈部 X 线片检查多有异常表现，如椎体骨赘、椎间隙狭窄、钩椎关节退变硬化、生理曲度变直、双边征、椎体后关节成角、椎体后缘增生等。

（2）血压异常 早期血压多呈波动，发作期常与颈部劳累损伤等因素有关，血压波动一般经 2～3 周后缓解；中后期呈持续性高血压或低血压。血压异常表现在双侧上肢血压与卧位、坐位血压差别较大，通常大于 15mmHg。

（二）临床检查

X 线检查多有颈椎的异常表现。其他检查，如心电图、眼底、尿、血象等检查，中后期可有异常改变。

（三）诊断要点

根据病史、症状、体征，结合影像学及其他检查进行诊断。排除其他原因引起的血压异常，可行原发性高血压治疗方案，若效果不明显者，则有助于诊断。

（四）鉴别诊断

1. 原发性高血压
①原因未明；②常有遗传性；③降压药物有一定效果；④无颈部症状与体征或发作与颈部症状无明显关系。

2. 肾性高血压
①青年多见；②常有肾脏病史，尿检查异常；③症状较少，肢体湿冷；④无颈部症状与体征。

3. 特发性起立性低血压
特发性起立性低血压也称为 Shy-Drager 综合征，是少见的原因不明的自主神经系统功能失调性变性疾病。①具有大小便失禁、阳痿、无汗、起立性低血压四大主征；②多发生在 40～50 岁的男性；③有腱反射亢进，出现病理反射、肌张力增强，帕金森样步行；④无颈部症状与体征。

【辨证与治疗】

（一）手法治疗

有颈椎骨关节错位、肌痉挛、炎症改变等用手法治疗。

1. 松解肌肉法

在颈项部及肩背部用揉法使局部肌肉充分松弛，以便复位。

2. 理筋手法

按解剖位置或阿是穴，局部点按，以局部稍充血为度。

3. 旋转复位手法

①上颈部多用单人旋转复位法；②中颈段用角度复位法；③下颈段用侧旋提推法；④颈椎关节的偏歪，常常会导致胸椎上段的小关节紊乱，上胸段胸椎小关节紊乱常用抱头胸顶法纠正。

（二）其他疗法

1. 中医辨证疗法

（1）瘀结型　多为早期，治以行气活血散结，用四逆散加郁金、七叶莲、丹参、赤芍等。

（2）肝热型　治以清热平肝，用龙胆泻肝汤加减。

（3）阴虚阳亢型　治以育阴潜阳，用痛安汤（白芍 20 ～ 30g，两面针 20 ～ 30g，龙齿 20 ～ 30g，甘草 15g）加七叶莲 20g，牛膝 15g，熟地 15g，菊花 12g。

（4）气阴两虚型　治以益气养阴，用双黄升麻汤（黄芪、黄精、升麻）加葛根、党参等。

2. 牵引疗法

进行枕颌布托牵引（坐位或卧位），重量 5 ～ 8kg，每天 1 ～ 2 次，每次 0.5 ～ 1 小时，连做 1 ～ 2 周为 1 个疗程。

3. 针灸疗法

根据辨证分型不同，辨证取穴。

4. 物理疗法

蜡疗、醋疗中药离子导入等物理治疗，改善局部循环。

5. 手术疗法

对个别病例非手术疗法疗效不明显，影响正常工作与生活者，可考虑手术治疗。

【预防与调护】

由于血压异常与颈椎病有关，故预防颈椎病的发生是预防本病症发生的关键。

【复习思考题】

血压异常中早期血压波动情况的发生机制。

第四节　睡眠障碍

临床上大多数睡眠障碍以失眠多见，而与脊柱相关的睡眠障碍多见于颈部疾患所致的交感神经受刺激（或受压），使大脑的兴奋性增高，造成睡眠时间短或睡眠深度不足，大多两者并存。

【发病机制】

由于颈椎的退变、劳损或外伤，造成颈椎小关节错位或增生的骨赘直接压迫或刺激椎动脉、颈交感神经节，导致椎动脉痉挛，椎-基底动脉供血不足，反射性地使大脑中枢的兴奋性增高或影响到自主神经次高级中枢——下丘脑的功能而导致睡眠障碍。此外，亦可由于颈部肌肉痉挛、僵硬，导致颈曲改变，使颈部血管神经等软组织受到牵拉或挤压，造成交感神经功能紊乱和血管痉挛，从而影响大脑的供血，使脑内二氧化碳的浓度增高，造成中枢兴奋性增强，导致睡眠障碍。

【临床表现与诊断】

（一）临床表现

1. 症状

（1）患者一般颈部活动常受限，局部疼痛或疼痛不明显。

（2）常见睡眠障碍、多梦、心情烦躁、易于冲动等情志症状。

（3）可见枕部疼痛、头晕头沉、胃纳不佳、神经过敏、精神疲劳等类似神经衰弱的症状。

（4）伴随症状：①记忆力减退，因精神不足容易疲劳，注意力不能集中。②皮肤发绀、发凉、干燥、多汗，或毛发干枯、脱落，指甲干燥无光泽等。

2. 体征

颈部活动受限，局部压痛或触痛。睡眠障碍与头、颈姿势的改变有明显的关系，不少患者感到头部在某一特殊姿势时，睡眠障碍和颈椎病症均减弱，而在另一种姿势时，则加重，因而有些患者常保持一定的被迫体位。

（二）临床检查

X线检查可见颈椎骨质增生，或椎间盘病变、韧带钙化或骨化、颈椎曲度改变等。颈椎病的肌电图检查，可见一侧或两侧上肢肌肉出现纤颤电位。

（三）诊断要点

根据病史、症状、体征，结合影像学及其他检查进行诊断。排除焦虑等精神因素引起的睡眠障碍，必要时行星状神经节或颈上交感神经节以及高位硬膜外封闭，有助于诊断。

（四）鉴别诊断

1. 精神性睡眠障碍

以睡眠障碍为主要症状，患者自觉症状严重，但与客观观察及检查不一致。重度精神病的忧郁症、躁狂状态、神经错乱和精神分裂症等也有睡眠障碍的情况，但这种睡眠障碍多由于长期的思想矛盾或精神负担过重或病后体衰等原因所引起的，一般无颈部症状与阳性体征。

2. 环境性睡眠障碍

这种睡眠障碍多由于环境影响，如光线太亮、声音太闹、卧具不合适等引起。一旦环境改变，睡眠障碍便会不治而愈。

【辨证与治疗】

（一）手法治疗

1. 活筋松解法

患者坐位，医者一只手五指分开按拿头顶，转动颈部，同时另一只手捏拿按摩颈部，反复数次。

2. 叩击法

四指并拢半屈，用指尖轻叩击头部反应点 20 ～ 30 次。

3. 传导法

星状神经节手法，一只手扶头部向患侧侧弯 30°，另一只手拇指于星状神经节（相当于胸锁乳突肌下 1/4 处前 1cm）揉按，以胸部出现热感为度，每次操作 1 ～ 2 分钟。

4. 反射法

选反应敏感点，医者一只手夹住患者头部等部位固定之，另一只手拇指于反应点用力点按，相应部位会出现胀麻等感觉，每次操作 1 ～ 2 分钟。

5. 正骨手法

定点旋转复位法。

（二）其他疗法

1. 中医辨证疗法

适用于颈椎无明显移位，或手法后配合使用。

（1）气滞血瘀型　由于各种原因导致的脊柱、四肢的筋脉、关节等部位的气血凝滞，经脉闭塞所致的疾病。治宜活血化瘀、疏通脉络，用血府逐瘀汤加减。

（2）肝肾不足型　由于病程的迁延，精血的耗伤，肝肾受累，出现肝肾不足的病变，尤以阴血不足为主。治宜滋水涵木、调和气血，用虎潜丸加减。

2. 牵引疗法

可选用布带牵引和颅骨牵引。

3. 针刀疗法

可于肌痉挛明显处的肌肉附着点剥离。

4. 针灸疗法

耳针或埋豆取颈椎、神门、手、内分泌、心等部位。

5. 手术疗法

适用于保守治疗无效或反复发作者。

6. 功能锻炼

功能锻炼在急性期疼痛症状较重时宜缓，锻炼时颈部活动范围要小些，用力不宜过猛。

【预防与调护】

养成正确的睡姿，合适的枕头；纠正不良的姿势和习惯；预防颈椎病，适当的颈部运动；调畅情志、清淡饮食。

【复习思考题】

脊柱相关的睡眠障碍与哪些因素相关?

第五节 咽部异物感

咽部异物感是指患者自觉咽中如物梗塞不适,吞之不下,吐之不出,对饮食并无影响,是咽部感觉和运动功能紊乱的一种症状。凡咽部及邻近组织的病损或有关咽部神经受各种病因的刺激均可诱发。与颈椎病有关的咽部异物感多是由于颈椎骨关节或周围软组织的病损引起。

【发病机制】

由于颈椎的结构特点与咽部有着紧密的解剖关系,咽部的一些疾患与颈椎的病损密切相关。颈椎的病损一旦刺激和压迫支配咽部肌肉和黏膜的腺体神经,或直接刺激和压迫咽部组织,就会导致咽部的病损而产生症状。颈源性咽部异物感与下列因素有关:

1. 颈椎椎体向前滑脱或巨大骨赘形成,可直接压迫和刺激咽部组织出现症状。

2. 颈椎椎体偏歪压迫交感神经,影响咽肌的张力和黏膜腺体的分泌而产生症状。

3. 颈椎骨关节和软组织的创伤性炎症,反射性引起颈肌的保护性痉挛,牵引和压迫咽部而出现症状。

4. 颈椎的病损炎症刺激压迫颈交感神经和椎动脉,引起椎－基底动脉系统供血不足,后颅窝血循环障碍,致舌咽神经和迷走神经支配的自主神经功能失调,腺体分泌紊乱,出现咽部异物感。

【临床表现与诊断】

(一)临床表现

1. 症状

患者自诉咽部异物感部位在口咽和胸骨上窝之间,以咽喉部较多,咽部感到不适或有异物梗塞其间,咽之不下,咳之不出,或有蚁行、灼热、干燥瘙痒、紧束、闷塞、狭窄等感觉,咽部极敏感,每日刷牙含漱时易引起恶心、进食煎炸食物或烟酒刺激后症状加剧,但极少有疼痛性吞咽困难症状。颈部活动受限或有压痛点,颈肌紧张。某些长期颈椎病或头颈部有屈曲性外伤的患者可有持续性咽部梗塞感,但一般很少有疼痛症状。部分患者伴有吞咽障碍、头痛、失眠、心悸等心脑血管植物性神经功能紊乱的症状。

2. 体征

鼻、咽、喉及食管无器质性病变,或局部病变往往不明显或较轻微。咽部检查以咽部感觉敏感多见,咽后壁可显示充血或苍白,分泌物增多或干燥,悬雍垂肿厚。若有关脑神经核受累,则可见伸舌偏歪,悬雍垂不居中,声带闭合不全等症状。

(二)临床检查

1. 局部检查

颈椎触诊可见颈肌紧张,颈部活动略受限或有疼痛,或局部棘突呈阶梯样改变。颈椎中段略后突，关节突关节压痛，疼痛与临床症状成正比。

2. X 线检查

正位片可见，钩椎关节增生、变尖，或两侧间隙宽窄不等；侧位片可见颈曲消失或后凸反张，椎体呈双边征或双突征，局部椎间隙变窄；少数见颈椎中下段有巨大骨赘形成或项韧带钙化等，颈椎椎体前缘有鸟喙状骨赘，典型者骨赘以椎间隙为中心，上下两骨赘方向相反，椎体骨赘以 $C_{4\sim6}$ 前缘增生为明显，或椎体滑脱。

（三）诊断要点

根据病史、症状、体征，结合影像学及其他检查进行诊断，排除其他疾病因素引起的咽部异物感。

（四）鉴别诊断

1. 慢性咽炎

咽部不适、发干、异物感或轻微疼痛，或有咽部刺痒、干咳或痰黏着感。咽部分泌物增多、黏稠，常有清嗓动作，吐白色黏痰，重者可引起恶心、呕吐。

2. 咽部异物

患者一般咽部有不消化异物，咽下痛，刺痛或吞咽困难，吞咽时疼痛明显；如有大块异物梗塞于下咽部，常可见呼吸困难、呛咳、呕吐等症状，严重者可出现发绀、窒息。通过喉镜和 X 线检查可查明异物及其位置。

3. 咽喉及食管肿瘤

早期可有咽部异物感，部位不固定，随着病情进行加重，异物感固定，并可出现进行性吞咽困难等症，定期咽喉部检查或 X 线检查多能发现肿物。

【辨证与治疗】

（一）手法治疗

1. 理筋手法

用手掌或手指指腹于颈后侧进行揉按推拿，然后对局部肌肉肌腱进行捏拿，形如拿物，反复多次，后用分筋、理筋手法放松痉挛的肌肉，改善局部血液循环。

2. 复位法

对于两侧钩椎关节不对称者，用颈椎单人旋转复位法；中颈段两侧钩椎关节不对称者，用角度复位法；下颈段两侧钩椎关节不对称者，用侧旋提推法。

3. 揉按拨络法

选择阿是穴或颈项风池、风府及扶突等穴，用拇指指腹部进行深部揉按，由轻到重，以局部酸胀为度。

（二）其他疗法

1. 中医辨证疗法

（1）肝郁气滞型　治以疏肝理气，散结解郁。方选逍遥散加减。

（2）痰气互结型　治以行气导滞，散结除痰。方选半夏厚朴汤加减。

（3）气滞血瘀型　治以行气祛瘀，方选痛安汤加减。

（4）肝肾亏虚型　治以补肝益肾，舒筋活络。方选一贯煎加减。

2. 牵引疗法

选用枕颌带牵引。

3. 针灸疗法

针刺风池、大椎、天柱、大抒，用补法；肩井、天宗、列缺，用泻法。或用水针治疗劳损点。

4. 物理疗法

用药物烫疗或中药离子导入。

5. 手术疗法

若椎体前缘骨赘过长，经非手术治疗后咽部异物感的症状没有减轻，可考虑手术切除骨赘。

【预防与调护】

调畅情志；坚持头颈部仰伸，缓慢左右旋转锻炼；避免长时间低头体位，或自行揉按紧张的颈项肌肉；注意保暖，避免感受风寒。

【复习思考题】

颈椎病损一般通过哪几个途径引发咽部的一系列症状？

第六节　视力障碍

颈性视力障碍是指颈部疾患所致的颈交感神经受刺激或卡压引起的视力模糊、视力下降、眼胀、眼痛等一系列眼部症状，并伴有颈部酸累、疼痛及活动受限，而眼科检查又无明显的器质性病变的一类综合病症。

【发病机制】

颈性视力障碍常由外伤引起颈椎的偏移或失稳；风、寒、湿邪侵袭颈部，颈部肌肉痉挛，不平衡的肌力引起颈椎的偏移；慢性劳损使颈椎、椎间盘、椎间韧带等组织退变，稳定性减退等因素导致。

当颈椎小关节错位时，位移的颈椎横突压迫、牵拉或炎症刺激颈上交感神经节和星状神经节，使其节后神经纤维兴奋性增高，视神经中央动脉痉挛而视力下降；瞳孔对光调节失控而视力下降、视力模糊、复视。颈椎小关节错位的同时，可造成横突孔中的椎动脉发生扭曲、受压或牵拉，管腔变窄甚至闭塞，出现椎 – 基底动脉供血不足，造成视觉通路及视中枢缺氧而致视物模糊、视野缩小、黑蒙等中枢性视力障碍。枕寰关节错位还可刺激三叉神经脊髓束，引起眼周神经痛或前额痛。椎动脉供血不足可引起视中枢和脑神经损害，导致眼循环障碍而造成视网膜病损。茎突畸形，过长且伸向第一颈椎横突的人，当枕寰关节错位时，附近软组织扭曲影响血循环，导致眼胀、近视和青光眼（眼压病）。

【临床表现与诊断】

（一）临床表现

1. 症状

（1）视物模糊，其次是视力下降，以及视疲劳、眼球胀痛、干涩、怕光、流泪、斜视、复视、瞳孔不等大、眼球震颤、视野缩小、眨眼不止、一过性黑蒙，部分患者还有眼底、眼压、屈亮度等的改变。

（2）多为间歇性出现，多在疲劳、落枕、天气变化、心情欠佳时症状加剧，并有单眼及双眼疼痛、眼球后方疼痛、眼球向后拉扯感。

（3）常伴有颈痛、颈部酸胀不适、头晕、头痛，或血压偏高、眼压增高、失眠、多梦、食欲欠佳、心悸、胸闷等症状。

2. 体征

（1）多有颈椎病病史，颈部活动受限，颈肌紧张或痉挛，颈椎棘突有 2 ～ 4 个呈不同程度的偏歪感。压痛以上段颈椎明显。

（2）眼部症状和颈椎病症状同时发生或相继出现，与头颈姿势改变有关。如在某种颈部姿势发生时加重，在某种颈部姿势时有所改善，因此患者常自我要求保持某种强制性姿势；复视常在晨起或外伤后突发。

（二）临床检查

1. 眼科检查

眼科检查无器质性病变。

2. 颈部检查

颈部活动受限，以后伸明显，颈后部肌肉紧张，颈椎棘突有 2 ～ 3 个不等的病理偏歪（棘突偏离后正中线，在偏离侧医者用拇指行轻压时，患者有疼痛感、微麻感、酸胀感、不适感等 1 或 2 个症状，偏离侧有饱满感或顿厚感，对侧有空虚感），以上颈部多见。

3. X 线检查

颈椎生理弯曲有不同程度的改变，以上、中段变直较为多见。常见第 3、第 4 颈椎略有反张，第 3、第 4、第 5 颈椎椎体前下角有骨质增生；颈椎钩突有不同程度的增生，钩椎关节左右不对称；齿状突不居中，寰齿间隙左右不等宽，寰椎侧块左右长短不一，寰枢间沟左右宽窄不一等，有轻度或半脱位之阳性征。

4. 脑血流图检查

脑血流图检查，枕乳导联异常，提示脑血流较正常差，血管紧张度增高。

（三）诊断要点

排除由白内障、青光眼等眼科疾病引起的视力障碍，根据病史、症状、体征，结合影像学及其他检查进行诊断。

（四）鉴别诊断

1. 屈光系统的透明性改变而致的视力障碍

主要是屈光系统本身有疾患造成的，有的是角膜疾患，如角膜浸润、角膜溃疡、角膜瘢痕、急性青光眼时的角膜水肿；有的是眼房疾患，前房水浑浊；有的是晶状体疾患，白内障等。屈光不正、近视眼、远视、散光等。

2. 眼内的深部组织（视网膜、视神经、脉络膜等）疾病

如视网膜剥离、视网膜中动脉阻塞、视神经乳头水肿或炎症、球后视神经炎、脉络膜视网膜炎、视网膜细胞瘤等。这些疾病各自有其不同特点，可用眼的形态学检查、视力、玻璃体、眼底、眼压、视野检查等手段确诊，易于鉴别。

3. 颅脑内疾患

颅脑内肿瘤、脑脓肿、脑出血、脑炎等引起颅内高压而致视神经水肿；视神经萎缩等见于额叶底部肿瘤，肿瘤造成病侧原发性视神经萎缩；福斯特 – 肯尼迪综合征则造成同侧原发性视神经萎缩，对侧视乳头水肿。

【辨证与治疗】

（一）手法治疗

原则先由下至上，即先做下颈椎，后做上颈椎。

1. 纠正解剖移位

纠正颈椎的解剖移位，采用颈椎定点旋转复位法、单人侧方压颞旋提法、单人环抱头部牵引旋转推法等。纠正偏移的椎体，恢复颈椎解剖位置，促使损伤组织修复，恢复颈椎正常或代偿内外平衡关系，解除相应神经根、神经节的刺激，改善微循环。

2. 复位

复位时应注意患者要保持低头位，尽可能前屈。复位时双手力度和时间保持一致。复位完毕，再在旋转复位的颈椎的上、下邻近的颈椎棘突上及两侧，行分筋理筋手法。

3. 对症手法

常用指压穴位法。选头面部穴位，如风池、印堂、阳白、睛明、鱼腰、丝竹空、太阳穴、瞳子髎、下关，或颈部及上肢部穴位，如大椎、肩井、曲池、外关、四邪、阿是穴、合谷等，做点、按、揉、压、抹等手法。全程 10 ～ 15 分钟，10 ～ 15 次为 1 个疗程，1 日 1 次，两个疗程之间宜间隔 5 ～ 7 天。可舒筋通络、行气活血，消除或减轻临床症状和体征。

（二）其他疗法

1. 中医辨证疗法

（1）气血不足型　颈项不适，视物模糊，眼胀眼痛，头晕头痛，颈痛眩晕，不思饮食，身疲体倦，面色㿠白，舌淡苔白，脉细弱。治以益气养血，通络止痛。方选黄芪桂枝五物汤加减。

（2）肝郁气滞型　颈项不适，视物模糊，目珠胀或轻度酸痛，头晕目眩，伴情志不舒，胸闷叹息，口苦口干，舌质红，苔薄，脉弦细。治以疏肝理气，解郁明目。方选逍遥散加减。

（3）肝肾不足型　颈项不适，视物模糊，目干涩酸痛，常伴有头晕耳鸣，腰膝酸软，失眠多梦，舌淡，苔薄，脉细弱。治以滋补肝肾，益精明目。方选驻景丸加减。

2. 牵引疗法

采用坐位颈枕颌牵引。

3. 针灸疗法

经穴直刺天髎、天宗、天柱、天井等穴；取奇穴翳明、阿是穴（结膜下），穴位注射。

4. 物理疗法

红外线、超短波、频谱治疗仪等物理疗法。

5. 手术疗法

若经非手术系统治疗后无效，症状严重且影响生活、工作等，可行手术治疗。

【预防与调护】

坚持颈部功能锻炼；低头时间不宜过长，一般 1 小时左右抬头看天或远眺 1 ～ 2 分钟，并用手适当揉搓一下颈后部。

【复习思考题】

中医学认为视力障碍与哪些脏腑、经络相关？

第七节　耳鸣耳聋

耳鸣、耳聋都是听觉异常的病症，是听觉系统受到各种刺激或本身病变产生的一种主观的声音感觉。以患者自觉耳内鸣响，如闻潮声，或细或暴，妨碍听觉者称耳鸣；听力减弱，妨碍交谈，甚至听觉丧失，不闻外声，影响日常生活者称为耳聋；症状轻者称为重听。本节主要讨论颈椎急、慢性损伤所致的耳鸣和耳聋，又称为颈源性耳鸣和耳聋。属中医学"耳鸣""耳聋"范畴。

【发病机制】

1. 椎 – 基底动脉供血不全

内耳血液靠椎基底动脉供应，当颈椎病变刺激或压迫椎动脉、颈椎关节囊韧带或椎动脉壁周围的交感神经，会反射性地引起椎动脉痉挛而导致椎 – 基底动脉供血不足，造成内听动脉血流减少而发生耳鸣或耳聋。

2. 自主神经功能紊乱

颈椎的急、慢性损伤或退行性改变，引起颈椎内外平衡失调，易发生颈椎解剖位置的改变。由于机体代偿机制的作用，颈椎解剖位置的这种改变可自行缓解，尚不产生明显的临床症状。若机体失去代偿，颈椎的解剖位移，就能刺激或压迫颈部交感神经或椎动脉，交感神经的鼓室丛受到刺激后可产生耳鸣、耳障；椎 – 基底动脉系统供血不足或迷路动脉血管反射性痉挛，导致内耳血液循环障碍，也可引起耳鸣和耳聋。

耳鸣和耳聋因年龄不同其病因也有所不同，青壮年患者，因无严重的颈椎骨关节病损，其内耳血液循环障碍多为血管痉挛所致；而老年患者颈椎骨关节病损较严重，且多有不同程度的脑动脉硬化症，其内耳血液循环障碍多呈慢性过程。临床上多表现为渐进性、双侧性、感音性耳鸣和耳聋，不易与其他原因所致的耳鸣和耳聋相区别，只有在头颈部外伤或"落枕"后，耳鸣和耳聋症状加重时，方才引起注意。

【临床表现与诊断】

（一）临床表现

1. 症状

耳鸣、耳聋为主要症状，颈椎急性损伤引起的耳鸣，音调较高，属感音性耳鸣，多伴有重听甚至耳聋现象，呈间歇性发作，且与头部位置的改变有关，颈部压痛点与耳鸣多在同一侧。同时伴有轻重不等的脑血管、神经症状，青壮年颈椎损伤者多属此类。颈椎慢性损伤引起的耳鸣多呈持续性，时轻时重，继而出现重听、耳聋症状，为双侧性（或一侧较重）感音性耳鸣，呈缓慢发展趋势，老年人的颈源性耳鸣和耳聋多属此类。

2. 体征

颈部活动受限，颈肌紧张，局部压痛或疼痛不明显。

3. 伴随症状

多伴有眩晕、头痛、视力异常等症状。

（二）临床检查

1. 局部检查

颈部活动受限，颈肌紧张，颈椎两旁有明显压痛感，第 1、2 颈椎棘突或横突有偏移，头颈部位置改变时症状加重。

2. X 线检查

可见颈椎生理弯曲有不同程度改变，第 1～4 颈椎棘突可有不同程度偏移或脱位。椎动脉造影有梗阻现象。脑血流图检查可有枕乳导联异常改变等。

（三）诊断要点

排除由其他因素引起的耳鸣耳聋，根据病史、症状、体征，结合影像学及其他检查进行诊断。

（四）鉴别诊断

1. 梅尼埃病

①突然发作，持续时间 3～5 天；②间歇期无遗留症状；③发作时常与刺激性因素有关，如光线、声音，全身活动时加重；④严重时伴有面色苍白、大汗、呕吐等迷走神经症状；⑤无颈部症状与阳性体征。

2. 药源性耳聋

氨基苷类抗生素可引起前庭和耳蜗损害而导致听力下降，甚至耳聋，多见于儿童，此型通过询问病史可确诊。

3. 先天性耳聋

由于孕妇用药不当或胎儿先天发育不良所致，多为聋哑相并发生。

【辨证与治疗】

（一）手法治疗

采用颈椎旋转复位法纠正移位的椎骨，恢复脊柱内外平衡，以松解或消除病患对交感神经及椎动脉的刺激或压迫。对于老年患者，因其脑血管有不同程度的硬化，颈椎骨关节病损较严重，因此手法治疗效果欠佳，宜以颈部的按摩为主。若由于颈部受外伤者，可酌情采用其他复位手法治疗。

1. 用拇指或食指、中指依次点按头面、颈项、背部及下肢的穴位，每穴约 1 分钟。点按耳交穴、太冲、三阴交、肝俞。

2. 术者用手掌按压患者患侧耳廓，食指压在中指上置于患者耳后乳突部，然后食指快速滑下弹击乳突，反复弹 10 ～ 20 次，此法古称"鸣天鼓"。

3. 用拇指分别推按患者颈项两侧肌肉（可涂抹膏药），时间为 5 ～ 10 分钟；然后进行正骨复位。

4. 术者在患者双耳部的翳风、耳门、角孙等穴处分别施以指振法，时间各为 1 分钟。

（二）其他疗法

1. 中医辨证疗法

（1）瘀血阻滞型　治宜活血化瘀通窍，方用通窍活血汤加石菖蒲等。

（2）肝火上扰型　治宜清泄肝热，开郁通窍。方用龙胆泻肝汤加石菖蒲等治疗。若肝气郁结而火热尚轻者，可改用逍遥散加蔓荆子、石菖蒲、香附等疏肝解郁以通窍。

（3）肾精亏损型　治宜补肾益精，滋阴潜阳。方用耳聋左慈丸加减。偏于肾阳虚者，可改用附桂八味丸等治疗。

2. 牵引疗法

常用枕颌布托牵引。

3. 西药治疗

可配服血管扩张剂及抗凝药物，如培他啶、藻酸双酯钠及益脉康等西药。

4. 针灸疗法

根据辨证分型不同，辨证取穴。

【预防与调护】

防止颈部外伤；加强颈部锻炼；颈部不宜长时间处于被迫体位；注意多休息、颈部保暖；忌饮咖啡、浓茶、可可、酒等刺激性饮料。

【复习思考题】

简述颈肩部肌肉的变化与耳鸣耳聋发生有何关系。

第八节　颈源性肩肘痛

肩肘痛是一种常见的临床症状，可见于急慢性软组织损伤、退行性关节炎、肩周炎、肱骨外上髁炎等。本节介绍的是由于颈部退行性改变及软组织损伤所引起的肩部位及肘关节部位的疼痛。

【发病机制】

引起肩肘痛的原因主要是神经根型颈椎病和颈肩部软组织损伤。前者的临床症状主要是颈项部疼痛，向枕部、肩部及肘部或整个上肢放射，有麻木感。后者为颈肩部软组织损伤、炎症、水肿等刺激或卡压脊神经后支末梢或臂丛神经分支末梢，反射性引起肩肘部以及上肢其他部位的疼痛。

【临床表现与诊断】

（一）临床表现

1. 病史

颈部有外伤，或劳损，或感受风、寒、湿病史。

2. 临床分型

当颈椎发生病变，会有脊神经根压迫或其他神经分支损伤症状的不同。

（1）脊神经根受刺激

1）临床表现　①颈项部疼痛向肩部、肘部、手臂、手指等处放射，疼痛为酸痛、钝痛或灼痛，兼有麻木感，颈后伸或咳嗽、打喷嚏及大便时疼痛加剧。可出现皮肤感觉障碍，肌力减弱等症状。②病变在第四、五颈椎间隙时，颈部疼痛，经肩前至上臂前外侧和前臂桡侧前部至腕部放射及麻木感。③病变位于第五、六颈椎间隙时，颈背部疼痛，经上臂外侧、肘关节前侧、外侧及后外侧，前臂桡侧到拇指、食指放射性疼痛。肘关节前外侧、前臂桡侧及拇指感觉障碍，肩胛内上缘压痛。④病变位于第六、七颈椎间隙时，颈背部疼痛，沿上臂及前臂后侧中央沿食指中指放射痛，肘关节前内侧疼痛，肩胛内缘中部压痛。⑤病变位于第七颈椎间隙时，颈肩部的痛麻症状沿上臂内侧和前臂尺侧放射至无名指和小指，肘关节后侧疼痛，肩胛内下缘有肘痛。

2）临床检查　颈部肌肉紧张，颈生理前曲减少，颈活动受限，病变节段棘突偏歪，棘突旁及其神经分布区有压痛。患侧横突下方和肩胛骨内上角、胸大肌区常有压痛、放射痛。神经分布区感觉异常，肌力减退，肌萎缩。

（2）神经分支受损　受损神经可通过脊柱的脊髓节段放射性引起其他支配区的疼痛。

1）临床表现　颈部的软组织损伤或炎症或痉挛以及卡压脊神经后支，会出现颈部酸胀痛，疼痛可向肩部、肘部以及前臂手指等部位反射。颈部活动受限，颈部病变肌肉压痛，但上肢一般无压痛点，关节活动无影响。肩部软组织损伤，发生炎症、渗出、痉挛、粘连等病变，刺激或卡压臂丛神经发出的肩胛背神经、肩胛上神经、腋神经等分支，引起肩关节周围疼痛，以肩背部及肩外侧疼痛为主，并可向颈部及肘部、前臂手指反射。肩关节活动可引起疼痛加重，严重时，可有肩关节疼痛性活动受限。肘关节周围软组织受到臂丛神经支配，特别是桡神经分支支配肘关节的范围最广，因此肘关节疼痛的原因除肘关节的病变外，有相当一部分是由于颈肩部的病变反射性引起。肘关节部位的病变，如肌间隙慢性炎症、韧带创伤性炎症或纤维化等刺激所在部位的神经末梢，出现肘部疼痛的同时，反射性引起肩部、颈部等部位疼痛。而颈肩部的病变，可通过脊髓反射性引起肘关节相应神经支配区的功能紊乱，如肌痉挛等。长期的肘部炎症、水肿增生等刺激或卡压神经分支，加重肘部疼痛症状，同时又反射性引起颈肩部疼痛，如此恶性循环。这类患者，肘部症状与体征不成正比，自觉肘关节疼痛，呈酸胀或麻痛，可有颈肩牵涉痛。

2）局部检查　臂丛神经牵拉及椎间孔挤压试验阴性。颈椎牵引一般无效果。肩关节压痛以肩胛冈周围及三角肌为主，可向颈部及上肢反射性压痛，常有肌痉挛性引起的肩关节活动受限，多为肌痉挛性，解痉手法常有立竿见影的效果。肘关节部位压痛轻微，压痛点模糊，或者无压痛。肘关节活动正常。

（二）辅助检查

X线片可见病变节段增生，椎间隙变窄，左右不等宽等改变。CT或MRI检查可显示椎间盘髓核向后外侧或前外侧突出，有的可见神经根受压迫表现。肩部X线片未见明显异常；肘关节X线片正常。

（三）诊断要点

排除肩肘关节局部疾病引起的疼痛，根据病史、症状、体征，结合影像学及其他检查进行诊断。

（四）鉴别诊断

1. 肩关节周围炎

多见于50～60岁患者，发病缓慢，逐渐加重，并感到肩部僵硬。疼痛可为钝痛，刀割样痛，夜间加重，可放射到上臂和手。肩部压痛广泛，喙突处、肩峰下结节间沟处压痛最为明显。肩关节活动受限，以外旋、外展与上举受限最明显。晚期三角肌或冈上肌萎缩，关节囊粘连，严重时出现肩胛骨代偿性活动。肩关节造影显示关节囊容积变小，肩胛下隐窝或腋隐窝可以变小或消失。

2. 肱骨外上髁炎

为急慢性损伤所致，多见于经常做打网球类动作的患者。疼痛局限于肱骨外上髁部位，前臂旋前伸直肘疼痛加重。局部无红肿，肱骨外上髁处压痛，密尔（Mills）试验阳性。X线片无异常。

【辨证与治疗】

（一）手法治疗

手法是目前肩肘痛的首选治疗方法，手法操作应轻、巧、稳，颈椎旋转角度不宜过大。严重的急性颈椎间盘突出症患者或伴有脊髓压迫症状体征患者，须慎用手法；颈椎及椎管内有破坏性或占位性病灶时，禁作手法治疗。

1. 活筋松解

用轻柔的㨰、按、拿、一指禅等手法在颈椎两侧及肩部进行治疗，松解颈肌和筋膜之间的粘连，缓解肌痉挛。然后一只手托住患者下颌部，另一只手托住患者枕部，两手同时用力向上提，沿着颈椎纵轴方向向上拔伸提拉牵引，持续数分钟，同时可以将头部缓慢地前后左右摆动数次，以增宽颈椎间隙，扩大椎间孔。

2. 纠偏复正

用于小关节错位、棘突偏歪者，可选用旋转复位法、侧旋提推法或牵引复位法，以纠正错位的小关节。

3. 理筋通络

用拇指指腹或掌根沿颈项肌及肩部肌肉行走方向理筋，指掌力度中等，由近向远，由上向下，由内向外反复理筋 20 ～ 30 次。

（二）其他疗法

1. 中医辨证疗法

（1）中药内服　治以温经散寒，散瘀止痛。方选痛安汤或三痹汤。

（2）中药外用　可选用麻黄、威灵仙、桂枝、夹竹桃叶等祛风散寒药物，水煎，温洗颈、肩、肘部。

2. 牵引疗法

一般采用枕颌布托牵引，可坐式牵引，也可卧式牵引。

3. 西药治疗

西药可口服布洛芬、戴芬等消炎镇痛药品；维生素 B_1、维生素 B_{12}、维生素 C 等口服或注射；可用 β － 七叶皂苷钠、红花注射液、复方丹参针等活血消肿药。

4. 针灸疗法

循经辨证取穴。

5. 物理疗法

超短波、中药离子导入等方法。

6. 手术疗法

经各种非手术治疗无效，痛麻严重，影响工作和生活者，可考虑手术治疗。

【预防与调护】

预防颈部的外伤，及时治疗颈肌的损伤；注意颈肩部保暖；不宜长时间在一个强迫体位工作，注意进行颈部各方向活动的功能锻炼，宜多做头后伸的左右旋转活动。

【复习思考题】

不同的颈椎节段病变引起的肩肘痛的临床表现有哪些？

第九章
胸椎性脊柱相关疾病的诊断和治疗

第一节　胸闷

胸闷是指胸部闷胀不适，呼吸费力不适等症状，引起胸闷的原因有多种，其中胸椎病变引起的胸闷在临床上并不少见。属于中医的"胸痹""真心痛""厥心痛"等症。

【发病机制】

1.胸椎小关节紊乱，刺激肋间神经感觉纤维、脊髓后根传入纤维、支配心脏及主动脉的感觉纤维、支配气管与支气管及食管的迷走神经的感觉纤维、或膈神经的感觉纤维等，均可引起胸痛、胸闷。

2.颈椎由于外伤、劳损、退变等原因造成颈椎生物力学紊乱、骨质增生尤其是钩椎关节的骨质增生、椎间盘退变，加之椎间失稳，刺激或压迫颈部交感神经节，使其节后神经纤维兴奋性增高，从而使血管的舒缩平衡失调，心脏的冠状动脉由于血管平滑肌的痉挛而变的狭窄，造成心脏供血不足、缺血、缺氧而出现胸痛、胸闷症状。椎动脉及周围的交感神经丛受到刺激时，刺激通过心中、心下神经支，产生内脏感觉反射，可引起心前区疼痛、胸闷等症状。

3.中医学认为，胸为人体阳气聚会的地方，若胸部阳气运行不畅，加上外感风寒湿邪，使邪气、留滞胸中，"不通则痛"，从而引起呼吸困难，出现胸闷等症状。

【临床表现与诊断】

（一）临床表现

1.症状

胸椎源性胸痛、胸闷在临床上经常见到。胸痛常为阵发性灼痛和刺痛，并与转头或翻身有直接关系，当体位变换时，可使疼痛加剧。胸部有束带感，气不够用，长叹气，患者多因胸闷、呼吸困难而不能平卧。患者还可伴有自主神经系统功能紊乱的表现，如心烦意乱、心慌、心律失常、心绞痛、头晕、失眠健忘等。

2.体征

胸椎可触及后突或增粗，以第3～8胸椎多见；棘突上、棘间及椎旁压痛。

（二）临床检查

心肺检查一般无异常。X 线片可见胸椎缘可有骨赘形成，胸椎棘突偏左或偏右（以 $T_{2\sim8}$ 多见）；椎间隙变窄。

（三）诊断要点

颈背部有外伤，或劳损，或感受风、寒、湿邪病史。伴有各种典型的胸椎小关节紊乱引起的症状、体征及影像学改变；胸椎曲度改变，胸椎棘突偏歪、移位、旋转等，在相应部位脊柱正中或两侧伴有疼痛、感觉异常、压痛，肌肉紧张或韧带的剥离感觉。排除心肌梗死及心力衰竭的患者。

（四）鉴别诊断

1. 呼吸系统疾病

一般除了胸闷，还有发热、咳嗽、咯痰或咯血，或喉间有哮鸣声等，胸部平片可见肺、支气管、胸膜等病变，多见于急慢性支气管炎、急性肺炎、哮喘、肺结核等。

2. 心血管疾病

如急性左心衰，多见胸闷，端坐呼吸，咳粉红色泡沫痰，血压的改变，心电图异常等表现。此外疼痛多位于胸骨后或心前区，少数在剑突下或向左肩放射，劳累后发病或加重，休息后好转。心电图有明显异常。此类疾病常见于心绞痛、心肌梗死、心肌炎、先天性心脏病等。

【辨证与治疗】

（一）手法治疗

1. 掌推复位法

患者俯卧位，两上肢自然平放置于身旁。医者站于患者左侧，右手掌根部（大小鱼际之间）按于患椎棘突，左手置于右手背上，嘱患者做深吸气，在呼气末时，医者手掌（与脊椎水平线呈 45°角方向）用力向前下方推按，此时可听到"咔嗒"的关节复位声或椎体移位感，手法复位完成。此法宜复位中下段胸椎。

2. 胸椎膝顶复位法

患者端坐于矮凳上，双手指于后枕部交叉，托住后枕部。医者双手自患者两肩前上穿过，双手拇指扶住患者锁骨，其余四指扣住患者双侧腋下，嘱患者上身略后仰，医者右膝顶住患者背部的患椎棘突处，在患者呼气未了时，医者双手用力往后上方提拉，同时稍用力后压，与此同时医者右膝往前上方顶推，此时常可闻及"咔嗒"关节复位响声或椎体移位感，手法复位完成。

3. 端坐提肩拍打法（以右侧胸痛为例）

患者端坐矮凳、挺胸、两上肢自然下垂。医者立于患者右侧，右肘置于患者右腋下并用力往上提。嘱患者深吸气后憋气。医者用左掌根猛拍患者疼痛相应肋间的相邻上下两肋骨角处（背部），然后按压局部数次。手法完成。

（二）其他疗法

1. 中医辨证疗法

（1）心血瘀阻型　治以活血行气，化瘀通脉。方选血府逐瘀汤加减。

（2）痰瘀阻滞型　治以豁痰化浊通阳。方选栝楼薤白半夏汤合温胆汤加减。

（3）气滞心胸型　治以疏肝理气，活血通络。方选柴胡疏肝散加减。

（4）寒凝心脉型　治以辛温散寒，宣通心阳。方选枳实薤白桂枝汤合当归四逆汤加减。

（5）气阴两虚型　治以益气养阴，活血通脉。方选生脉散合人参养荣汤加减。

（6）心肾阴虚型　治以滋阴清火，养心和络。方选天王补心丹合炙甘草汤加减。

（7）心肾阳虚型　治以温补阳气，振奋心阳。方选参附汤合右归饮加减。

2. 针灸疗法

取风池、大椎、心俞、肺俞、阿是穴，直刺，深度在穿透筋膜至肌肉表面。每日 1 次，5 日为 1 个疗程。

3. 牵引治疗

颈部布兜牵引，牵引时颈部轻度前屈，牵引重量坐位一般不超过 3 ～ 5kg，卧位一般不超过 10kg，每次牵引时间 20 ～ 30 分钟，10 次为 1 个疗程。每次牵引时间为 20 ～ 30 分钟，每日 1 次，10 次为 1 个疗程。

【预防与调护】

避免长时间低头含胸的工作或学习；手法治疗期间，配合挺胸、扩胸运动和单杠悬吊等锻炼。

【复习思考题】

引起胸闷的胸椎错位类型有哪几种？

第二节　心律失常

正常心脏的搏动是有自动节律性的，心脏的这种自律性受神经和体液的调节。任何原因引起心脏内冲动的形成和传导的异常，并使心脏活动的频率和节奏发生紊乱的现象称为心律失常。颈性心律失常是由于颈椎病或上胸段脊柱病变引起的心律不齐、心动过速或心动过缓等证候群。

【发病机制】

1. 急、慢性损伤、脊柱退变等原因可引起颈、胸椎小关节紊乱，周围肌肉痉挛，局部软组织缺血缺氧，产生代谢障碍。因代谢产物的滞留而产生无菌性炎症，炎症物质刺激脊神经，导致神经传导异常，又加重了周围肌肉痉挛，呈恶性循环相关。另一方面颈、胸椎小关节紊乱、椎体周围肌肉痉挛均可牵拉或压迫相应的脊神经以及颈交感神经节而引起心律失常。其中颈椎 2、3 椎间关节紊乱，刺激或压迫颈上交感神经节易发生阵发性心动过速；颈 5 ～ 7 椎间关节紊乱、椎体周围肌肉痉挛，导致颈中交感神经节和颈动脉窦受损而引起心率过缓；颈 7 ～胸 3 交感神经节前纤维受损易引发心房颤动以及心肺功能障碍；胸 3 ～ 5 椎间关节错位，易导致胸交感神经节前纤维受损而出现期前收缩。

2. 交感神经通过兴奋心脏肾上腺素能 β_1 受体使心率、传导加快，心脏收缩力增强。

3. 副交感神经通过兴奋乙酰胆碱能受体使心率减慢、传导抑制、心脏收缩力下降、周围血管扩张。

4. 正常的心脏在一定范围频率内不停地、规律地跳动，促使心脏活动的冲动起源于窦房结，并以一定的程序传布于心房和心室。任何由于心脏内冲动的形成和传导的不正常，使心脏活动的规律发生紊乱，即可形成心律失常。中医称为心悸，心悸一般分为惊悸和怔忡两种。

【临床表现与诊断】

（一）临床表现

1. 症状

心悸，呈间歇性反复发作，心慌、心烦不安，甚至自觉心跳异常或自觉心律不规则，症状时轻时重，可伴有头晕头痛，失眠多梦，全身乏力等。颈项背酸胀疼痛不适，活动受限，双（或单）上肢酸、胀、麻、痛及无力等。症状出现或加剧常发生在体位改变之后，常伴有多梦、多汗、视力模糊、烦躁、易怒等。发病者多为青壮年，尤其是文案工作者，女多于男。

2. 体征

颈椎功能活动受限，颈、胸椎肌肉紧张病变节段棘突上、棘突旁压痛。

（二）临床检查

颈椎横突不对称，颈胸椎棘突偏歪，触痛、叩击痛，椎旁肌紧张、压痛或可扣及病理阳性物（如硬结、条索状物等）。椎间孔挤压试验可为阳性，但臂丛神经牵拉试验一般为阴性。

（三）诊断要点

具备心前区不适等心脏症状，以及颈肩背痛，颈部活动受限，双（或单）上肢酸、胀、麻、痛及无力等颈椎病症状；颈椎病的阳性体征，心脏各瓣膜听诊区未闻及病理性杂音，心电图可有各种单纯性心律异常改变，而无器质性改变的图形，颈椎影像学检查，符合颈椎病诊断。抗心律失常药物疗效欠佳，或反复发作，对于颈椎病疗法敏感，随着颈椎病症状的缓解和消失，心脏的症状也缓解和消失，心电图恢复正常。

（四）鉴别诊断

1. 心血管病变（动脉粥样硬化性心脏病）

动脉粥样硬化心脏病患者有典型的阵发性胸骨后疼痛，疼痛剧烈而持久，压榨性甚至可有濒死感，症状随着诱发次数的增多而逐渐加重。如属一般心绞痛者可舌下含服硝酸甘油，症状可迅速缓解；如为心肌梗死舌下含服硝酸甘油不能缓解，而且易导致休克及心衰，且心电图有病理改变。

2. 风湿性心脏病

早期风湿性心脏病可有活动性风湿性炎症的全身症状，心脏听诊可闻及收缩期以及舒张期杂音；晚期胸部 X 线可见左右心房、心室增大。

【辨证与治疗】

（一）手法治疗

手法治疗主要着眼于整复颈、胸椎关节紊乱，通利关节，缓解椎周肌痉挛，松解粘连，减低神经根张力，促进血液、淋巴液的循环以及代谢产物的排出，提高机体代谢，加速损伤软组织的修复。可根据病情需要在基础手法的上，辨证施用不同手法。

1. 基础手法

舒筋通络手法：患者取坐位或俯卧位，医者以手指或手掌沿脊柱两侧从上颈段至上胸段进行揉、推、按；并进行深部的按压、弹拨；患者端坐位，医者站定患者前外方，一只手扶头部向患侧侧弯30°，另一只手拇指于胸锁乳突肌下 1/4 处前 1cm 进行揉按，以胸部出现热感为度。每次操作 1 ～ 2 分钟。

根据颈椎错位类型分别选用单人旋转复位法或侧旋提推复位法、角度复位法。胸椎错位选用俯卧位掌推法或坐位扳肩膝顶复位法，对年老体弱或骨质疏松者，宜用悬提摇摆复位法。

2. 辨证治疗手法

（1）一指禅推拿治疗　患者取坐位，医者用一指禅推法或滚法施于背部两侧膀胱经，手法宜轻柔和缓，治疗 10 分钟，按揉心俞、肺俞、膈俞穴每穴 2 分钟，按揉前臂内侧的内关、通里，以患者略觉酸胀为度。

（2）加减　心虚胆怯之心悸，重点按揉膈俞、脾俞、神堂以及通里、足三里，或做背部膀胱经擦法，因为血会膈俞配神堂具有补血养心作用，配通里穴安神定悸。血液的生成，赖水谷精微所化取足三里、脾俞，健运中焦以助生血之源。

心血瘀阻之心悸，宜加按揉血海 3 分钟，曲泽、少海 2 分钟，起到活血化瘀、强心定悸、止痛的作用。

（二）其他疗法

1. 中医辨证疗法

本病辨证论治应注意辨其虚实、脉象变化，结合辨病及区分惊悸怔忡，治疗时做到"当随其证，施以治法"。

（1）心虚胆怯型　治以镇惊定志，养心安神。方选安神定志丸加减。

（2）心脾两虚型　治以补血养心，益气安神。方选归脾汤加减。

（3）肝肾阴亏型　治以滋补肝肾，养心安神。方选一贯煎合酸枣仁汤加山萸肉加减。

（4）心阳不振型　治以温补心阳，方选桂枝甘草龙骨牡蛎汤加减。

（5）血瘀气滞型　治以活血化瘀，理气通络。方选桃仁红花煎加减。

（6）痰浊阻滞型　治以理气化痰，宁心安神。方选导痰汤加减。

2. 针灸疗法

本病病机为心失濡养或心脉痹阻而导致。应以养心安神、宁心定悸为治疗原则，针灸并用，补法（阴虚火旺者只针不灸，平补平泻）。以心经、心包经腧穴和相应俞、募穴为主。主穴为神门、内关、通里、心俞、厥阴俞、巨阙、膻中。

随证加减：心阳不振加关元、足三里振奋心阳；心虚胆怯加百会、胆俞补心壮胆；心脾两虚加脾俞、足三里补益心脾；阴虚火旺加劳宫、太溪滋阴降火；心血瘀阻加曲泽、膈俞活血化瘀；水气凌心加水分、阴陵泉行水降逆、宁心定悸。

所有腧穴常规针刺；背部穴位应当注意针刺的角度、方向和深度。急性发作可用泻法，留针30 分钟至 1 小时，以症状消失或缓减为度。

3. 牵引治疗

枕颌牵引之着力点在下颌及枕部，故名颈椎牵引。分为坐位牵引和卧位牵引两种。布制的枕颌牵引带在牵引时下颌的着力点常大于枕部的着力点。牵引时，使颈部轻度前屈，至少是直线位。若颈椎略后仰，则颈椎后部常得不到松解，以致影响疗效。牵引重量应从小开始，逐渐加大，但一般不超过10kg，每次20～30分钟，10次为1个疗程，同时注意避免损伤下颌关节。本病颈部布兜牵引，适用于心律失常兼手臂麻痛者。

4. 穴位注射

按常规选穴，穴位数一般不超过3个，用维生素B_1、维生素B_{12}注射液或胎盘注射液5mL，每穴注射0.5mL，以针下有酸胀感为佳，隔日1次，并且经常更换用穴，以取得更好疗效，7次为1个疗程。

【预防与调护】

治疗期间，应注重畅达情志，避免忧思、恼怒、惊恐等不良刺激。注意保暖，避免寒冷刺激。

【复习思考题】

颈部交感神经是如何影响心脏功能的。

第三节　胃脘痛

脊源性胃脘痛是指胸椎关节发生解剖位移后导致支配的胃、十二指肠的自主神经功能失调，引起两侧肋骨下缘连线以上至鸠尾的梯形部位疼痛。胃脘痛又称胃痛，其名始见于《黄帝内经》。西医学的急慢性胃炎，胃、十二指肠溃疡病，胃下垂，胃痉挛，胃神经官能症及部分胰腺、胆道疾病等以上腹部疼痛为主症者，均属中医学胃脘痛之列。

【发病机制】

1. 当脊神经通过狭窄的椎间孔时可受到压迫牵拉等刺激；创伤性炎症反应对脊神经根可产生不良刺激；椎体周围软组织肿胀、痉挛、粘连同样可造成交感神经的继发性损伤。

2. 交感神经与副交感神经两者相互拮抗，共同维持胃的正常生理功能。

（1）交感神经机能主要是抑制胃的运动，减少胃酸分泌并传出痛觉。

（2）副交感神经机能主要是促进胃的运动，增加胃液的分泌。

当突然而强大的旋转外力作用于胸椎时，可将胸椎小关节向侧方扭开造成位移，此时相应的肋椎关节、肋横突关节发生位移，使椎间孔发生变化，局部肌肉韧带被牵扯而撕裂，引起充血、水肿和痉挛，产生无菌性炎性反应，导致脊神经及交感神经的被压迫或牵拉、炎症刺激、粘连等，产生继发性损伤。

自主神经在上述因素影响下产生功能紊乱：①交感神经兴奋－迷走神经抑制：胃壁血管扩张，胃酸分泌减少，胃炎形成。②迷走神经兴奋－交感神经抑制：胃壁血管收缩，组织缺氧，胃酸分泌增加，溃疡形成。自主神经功能紊乱可导致胃部的功能紊乱，出现胃脘部的不适或疼痛；迁延日久可进一步加重胃部组织的损害使症状加重。见图9-1。

本病的发生发展与脊柱侧凸侧弯、胸椎小关节紊乱（肋小头关节、肋横突关节及胸椎后关节）及周围软组织损伤有密切关系。当胸椎及周围组织发生改变，使固有的生理平衡失衡，刺激相应自主神经，导致自主神经功能紊乱，诱发胃脘痛而引起一系列症状。当胃脘痛发生后，又反过来使椎体周围生物力学平衡被进一步破坏，二者互为因果。

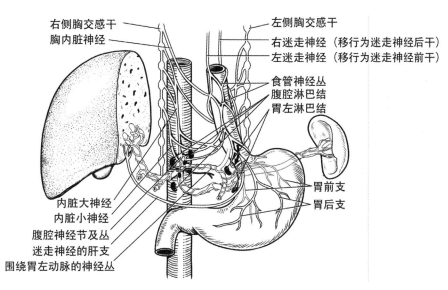

图 9-1　胃部组织自主神经系统解剖示意图

3. 中医学认为，脾胃为后天之本，胃主受纳，脾主运化，脾主升，胃主降，脾喜燥恶湿，胃喜润恶燥。脾胃的生理功能，主要是气机作用，而气机的调畅，有赖于肝的正常疏泄功能及胃阳的温煦推动作用。如肝的疏泄功能失调，则会出现肝气犯胃的病理变化，如肾阳不足，则会出现脾胃阳虚的病理变化。可见脾胃与肝肾是有密切联系的《素问·脉要精微论》指出："腰者，肾之府，转摇不能，肾将惫矣。"腰椎关节紊乱，导致足少阴肾经、足厥阴肝经气机不利，脾胃升降功能失调而发胃脘痛。

【临床表现与诊断】

（一）临床表现

1. 症状

病史较长，初期常表现为间歇性胃脘部胀闷不适，食欲不振、恶心呕吐，疼痛程度一般较轻，多呈钝痛感，性状各异，但范围较大。颈部疼痛、不适、僵硬及双上肢的麻木、疼痛，胸背酸胀疼痛不适、活动受限，胸闷等症状。常反复发作久治难愈，日久可出现胃脘部饥饿样痛或灼痛感，并呈现出与进食有关的节律性疼痛，甚至可见吐血、黑便、卒然腹痛等症。本病常发作于过度劳累、感受外邪、情绪波动、饮食失节以及气候的改变有关。多发生于成年，无性别差异。

2. 体征

胃脘部可有局限性压痛，$T_{5\sim10}$ 棘突偏歪、触痛、叩击痛（有时可出现沿肋间神经行走方向逆向疼痛），椎体周围肌肉紧张或有阳性病理物，叩击患椎或阳性病理物，可反射性引起胃脘部症状加重。

（二）临床检查

胃镜检查可见胃十二指肠炎性改变或溃疡样病变。胸椎 X 线正侧位片一般无明显的异常改变。个别患者可见 $T_{5\sim9}$ 单个或多个椎体骨赘形成。

（三）诊断要点

1. 多有胸背部外伤史或劳损史。

2. 胃脘部痞满、疼痛，伴恶心呕吐、食欲不振、嗳气反酸。

3. 颈胸段脊柱触诊可见生理曲度改变，局部压痛及肌肉紧张。

4. X 线检查是诊断溃疡和脊柱病变的重要方法，脊柱 X 线片显示有颈椎病或颈、胸小关节错位征象。胃肠 X 线显示在胃肠的整齐边缘上，可见密度增加的隆起脂影、龛影，组织增厚。亦可见到胃蠕动失常，痉挛性畸形，或黏膜皱襞粗厚紊乱等。

5. 电子胃镜检查能最直接观察溃疡的位置，大小范围及深度。在渐趋愈合或浅小的溃疡，胃镜检查具有一定的价值。

6. 排除上消化道占位性病变，经消化内科系统治疗效果不佳，症状反复者。

（四）鉴别诊断

1. 胃癌

胃癌疼痛呈持续性，疼痛剧烈，而且疼痛没有规律性，夜间尤甚。伴有食欲不振、进行性消瘦。CEA、胃镜、组织活检可予鉴别。

2. 急性胰腺炎

起病急骤，中、上腹部疼痛，轻者上腹钝痛，重者绞痛，并向腰背放射。可为持续性刀割样疼痛，阵发性加剧，伴高热，畏寒，恶心呕吐，腹肌紧张、压痛、反跳痛，血、尿淀粉酶检测均可增高。

3. 急性胆囊炎

上腹部胀痛，或间歇性绞痛，右肩中下区可见放射痛，伴恶心呕吐。但起病突然，腹痛多呈持续性，伴发热，右上腹部稍膨胀，腹式呼吸受限，胆囊区压痛，腹肌紧张，墨菲征阳性，血常规检查多见白细胞及中性粒细胞数值增高，B 超胆囊检查有炎性改变征象。

4. 胃神经官能症

胃神经官能症与胃溃疡均可出现上腹部疼痛不适等症状，但胃神经官能症以中年女性较多，多有精神创伤史，主要表现为间歇性上腹痛、胃灼热或不适感、泛酸、嗳气、呃逆等，但症状缺乏溃疡病的节律性，常伴有头痛、头昏、乏力、失眠、抑郁或焦虑等神经精神症状，各种器械与生化检查均无异常。

【辨证与治疗】

（一）手法治疗

初治以手法纠正胸椎小关节错位为主，配合调理脾胃。复诊时若胸椎棘突后突不明显，胸背酸痛困重症状消失，则以调理脾胃功能为主。

1. 基础手法

（1）一指禅推法　患者俯卧位，医者用拇指分别沿脊柱两旁足太阳膀胱经走行方向从大杼穴向下推按至三焦俞，每侧往返施术 4 ～ 5 遍。

（2）推按理筋法　患者俯卧位，术者用拇指指腹或掌根沿胸 5 ～ 9 脊柱两侧自上而下顺肌肉行走方向进行推按。

（3）膝顶复位法　胸椎错位整复采用膝顶复位法。患者端坐于矮凳上，双手指于后枕部交叉，托住后枕部。医者双手自患者两肩前上穿过，双手拇指扶住患者锁骨，其余四指扣住患者双侧腋下，嘱患者上身略后仰，医者右膝顶住患者背部的患椎棘突处，在患者呼气未了时，医者双手用力往后上方提拉，同时稍用力后压，与此同时医者右膝往前上方顶推，此时常可闻及"咔嗒"关节复位响声或椎体移位感，手法复位完成。

（4）调理脾胃法　患者俯卧位，医者用拇指分别按揉脊柱两旁之背俞穴，每穴施术约1分钟，接着患者改变体位为仰卧位，医者用拇指分别按摩中脘、天枢、足三里、气海等穴，每穴施术约1分钟，按摩力度以患者觉局部酸胀为宜。随后用一指禅推法推按（剑突下至气海穴往返），并重点中脘穴，用掌摩法以中脘穴为中心按顺、逆时针方向，运用大鱼际或掌揉胃脘部，各摩200～300次，然后以掌振法振上腹部3～5分钟。

2. 分型手法

（1）寒凝气滞型　直擦左侧背部（T$_{7～12}$），擦至热烫感为度。

（2）饮食积滞型　用双手拇指沿肋弓做分推法，用一只手大鱼际由上而下做推法。

（3）肝郁气滞型　用五指端自剑突下开始由上而下向两侧肋部做梳法，按揉章门、期门。

（4）瘀血阻络型　点按脾俞、胃俞、三焦俞。

（5）脾胃虚寒型　在胃脘部摩法时间适当延长，擦左侧背部，擦至热烫为度。

（6）脾胃阴虚型　点按胃俞、大肠俞、八髎。

（二）其他疗法

1. 中医辨证疗法

本病辨证时需注意寒热、虚实、气血以及病位。治法上常以理气和胃止痛为基本原则，但须审症求因、审因论治。

（1）胃气壅滞型　治以理气和胃止痛，方选香苏散化裁加减。

（2）肝胃气滞型　治以疏肝和胃，理气止痛。方选柴胡疏肝散加减。

（3）胃中蕴热型　治以清胃泄热，和中止痛。方选泻心汤合金铃子散加减。

（4）肝胃郁热型　治以清肝泄热，和胃止痛。方选化肝煎加减。

（5）瘀血阻滞型　治以理气活血，化瘀止痛。方选失笑散合丹参饮加减。

（6）胃阴不足型　治以滋阴益胃，方选益胃汤合芍药甘草汤加减。

（7）脾胃虚寒型　治以温中健脾，方选黄芪健中汤加减。

2. 针灸疗法

本病属中医学的"胃脘痛"范畴。胃气失和、胃络不通、胃失濡养是其基本病机，常因饮食不慎、情志不畅、劳累等因素而诱发或加重。脾胃虚寒、寒邪犯胃者应温经散寒止痛，针灸并用，虚补实泻。胃阴不足者，应养阴清热、益胃止痛，只针不灸，补法或平补平泻。肝气犯胃者，应疏肝理气、和胃止痛；食积伤胃者，应消食化积、行气止痛；瘀血停滞者，应行气活血、化瘀止痛，均只针不灸，泻法。根据病症的不同，辨证选穴。

3. 水针疗法

每次4～6mL胎盘组织注射液及复合维生素B注射液在患椎椎间盘劳损点各注射2～3mL，隔日1次，每疗程10次。

4. 敷贴疗法

根据其证候类型选用相应的药物敷贴。

【预防与调护】

胃脘痛患者应食少多餐，注意饮食调节，避免过度劳累，避免寒凉刺激以及禁烟酒、辛辣食品。胃肠功能紊乱严重者，应行手法治疗加药物调理。

【复习思考题】

脊源性胃脘痛应如何选择治疗方案?

第四节　功能性消化不良

功能性消化不良又被称作"胃肠神经官能症"，常表现为上腹部疼痛、餐后饱胀不适、早饱、上腹烧灼感等胃肠功能紊乱症状。本病属于中医学"痞满"，在于脾胃功能障碍，致中焦气机阻滞，升降失常从而发生痞满。本节主要论述因脊椎异常引起的功能性消化不良。

【发病机制】

暴力损伤、慢性劳损、感受外邪等原因，均可使胸、腰椎小关节错位，椎间孔变形狭窄，椎旁肌紧张、受牵扯，产生炎性渗出、充血、水肿等无菌性炎症。脊神经根通过相对狭窄的椎间孔时受到牵拉、压迫等机械刺激。椎旁软组织无菌性炎症的炎症物质对交感神经产生不良刺激。椎体周围软组织的粘连、痉挛可引起交感神经的继发性损伤。形成恶性循环，使交感神经正常的生理功能受损，导致交感—迷走神经功能失调，最终影响胃的蠕动和分泌功能，产生相应功能紊乱的症状。

【临床表现与诊断】

（一）临床表现

1. 症状
（1）腰背部不适　患者常有腰背酸累、坠胀感以及疼痛、活动受限等不适。
（2）胃肠道症状　临床症状复杂多样，主要以胃肠道症状为主的上腹饱胀、纳呆、嗳气吞酸、呕吐等。
（3）自主神经功能紊乱　常常伴有失眠多梦、健忘、倦怠、焦虑、手足心汗多、注意力不集中、精神涣散等自主神经功能紊乱的表现。

2. 体征
主要是 $T_{5\sim10}$ 棘突偏歪、后突、压痛、叩击痛，椎旁肌紧张、痉挛、压痛、叩击痛。腹部听诊肠鸣音正常。

（二）临床检查

X线检查，胸椎正、侧位片可无阳性改变，或见胸椎退变，椎间隙变形狭窄，不对称改变等；胃肠电图检查提示胃肠动力减弱，蠕动变慢，排空延迟等现象。

（三）诊断要点

具有典型的上腹痛、上腹灼热感、餐后饱胀症状之一种或者多种，呈持续性或反复发作的慢性过程；脊柱视诊、触诊或影像学可见阳性体征；经详细询问病史、体检、辅助检查等排除其他可解释的器质性疾病；

（四）鉴别诊断

1. 急性肠炎、急性痢疾

腹部剧痛，但有腹泻和脓血便，粪便镜检有大量脓细胞。

2. 急性肠梗阻、肠套叠、肠扭转

这几种疾病常有呕吐，腹部包块和明显的压痛点。

3. 腹主动脉囊小破裂、夹层动脉瘤

腹痛剧烈，背部疼痛亦较剧，酷似胸腰椎后关节紊乱引起的腹痛。但腹部触诊，深部可触及肿物，搏动性，有杂音，下肢动脉搏动减弱，脐周围或侧腹壁有瘀血斑。

4. 急性腹膜炎

此病大多由腹内脏器穿孔、破裂和腹内脏器急性感染的蔓延而引起，原发性较少见，通过实验室和物理检查易于与上述腹痛鉴别。另外，急性腹膜炎患者喜欢屈腿仰卧，无扭伤史。

【辨证与治疗】

（一）手法治疗

1. 胸椎掌推复位法

患者俯卧位，两上肢自然平放置于身旁。医者站于患者左侧，右手掌根部（大小鱼际之间）按于患椎棘突，左手置于右手背上，嘱患者做深吸气，在呼气末时，医者手掌（与脊椎水平线呈45°角方向）用力向前下方推按，此时可听到"咔嗒"的关节复位声或椎体移位感，手法复位完成。

2. 胸椎膝顶复位法

患者端坐于矮凳上，双手指于后枕部交叉，托住后枕部。医者双手自患者两肩前上穿过，双手拇指扶住患者锁骨，其余四指扣住患者双侧腋下，嘱患者上身略后仰，医者右膝顶住患者背部的患椎棘突处，在患者呼气末了时，医者双手用力往后上方提拉，同时稍用力后压，与此同时医者右膝往前上方顶推，此时常可闻及"咔嗒"关节复位响声或椎体移位感，手法复位完成。

（二）其他疗法

1. 中医辨证疗法

以健脾清胃为主，用参苓白术散、保和丸加减。

2. 针灸疗法

该病归属中医学的痞满。在于脾胃功能障碍，致中焦气机阻滞，升降失常从而发生痞满。处方用穴以任脉腧穴和脾胃的背腧穴为主，常用中脘、气海、百会、胃俞、脾俞、足三里，痞满恶心加公孙、内关，嗳气加太冲、期门。

【预防与调护】

本症的产生与胸椎小关节及周围软组织的急慢性损伤有一定关系，故应避免猛然转体或单手提携重物等腰背受到扭转或不协调牵拉应力的影响。应加强腰背肌功能锻炼，以增强腰背肌的活力和韧性，维护脊柱的内外平衡。

【复习思考题】

脊源性功能消化不良的诊断主要有几个方面？

第五节　呃逆

呃逆，古称"哕"，俗称"打嗝"，是指气逆上冲，喉间呃呃连声，声短而频，不能自制为表现的一种病症。产生呃逆的病因很多，本文主要论述因脊柱及其周围软组织的病变引起的周围性呃逆。

【发病机制】

呃逆乃膈肌阵发性痉挛，导致横膈不由自主地间歇性收缩所致。而膈肌阵发性痉挛可因膈神经局部受累（如颈、胸椎错位、局部炎症、或肿瘤侵袭膈神经）。迷走神经受刺激（如腹部疾患）或中枢神经疾病（如炎症、中毒等）而引起。由于颈椎的外伤、退行性改变、慢性劳损（如睡姿不当、枕头高低不适），使 $C_{3\sim5}$ 的钩椎关节错位，导致膈神经受压迫或刺激，引起膈肌痉挛，可以导致连续不断的呃逆。

【临床表现与诊断】

（一）临床表现

1. 症状
（1）颈肩背部不适感　颈肩背部常有酸胀、疼痛、肌紧张、活动受限等症状。颈椎旁有压痛点，病久者可摸及条索状或硬结状反应物。
（2）呃逆　自觉胸膈气逆，喉间呃呃连声，声短而频，不能自止，呃声疏密不定，可伴有恶心、纳呆等消化不良症状。

2. 体征
颈肩背部周围软组织压痛、肌紧张。颈椎活动受限，$C_{3\sim5}$ 棘突或椎旁压痛、叩击痛，可触及棘突偏歪，项韧带钙化等；胸椎（尤其是下胸段）棘突或椎旁压痛、叩击痛，棘突偏歪、后突，活动受限。

（二）临床检查

1. X 线检查
颈源性呃逆 X 线上可见颈椎曲度改变，颈椎侧弯，椎间、钩椎关节不对称，钩椎变尖，相应的椎间隙狭窄，骨质增生，项韧带钙化等；胸源性呃逆 X 线上可见胸椎椎体侧缘密度增高，骨质增生，韧带钙化，脊柱代偿性侧弯或后凸。

2. CT 或 MRI 检查

可排除颈椎肿瘤、脊髓空洞症等其他脊髓病变性疾病。

（三）诊断要点

该病主要症状为呃逆接连不断，伴有呼吸短促、胸闷、肩颈部和胸膜放射性疼痛，有颈痛或颈部活动受限，主要体征为双侧颈肌紧张，斜方肌张力增强，$C_{3\sim5}$ 横突向一侧偏歪压痛。

（四）鉴别诊断

1. 中枢性呃逆

中枢性呃逆多见于神经性脑部病变，如脑炎、脑积水、脑肿瘤、脑膜炎以及脑血管意外。这些病变波及延髓，出现频繁呃逆，预示病情有恶化征兆。此外，还有心因性和中毒性呃逆。心因性常见于癔病患者，多由不良精神刺激或不良暗示所致，可出现各种不同临床症状，如感觉、运动障碍、内脏器官和自主神经功能失调以及精神异常等，可因暗示而产生或消失。患者多具有易受暗示、好感情用事的特点。这类呃逆常在一定时间发作，声响颇大，虽连续不断但不感痛苦。中毒性呃逆可见于尿毒症、急、慢性酒精中毒以及全身感染伴有显著毒血症者，如伤寒、中毒性痢疾等。

2. 肿瘤性呃逆

第 4 颈椎有肿瘤时，可出现膈神经麻痹，出现呼吸困难或呃逆。

【辨证与治疗】

（一）手法治疗

1. 基础手法

（1）颈源性呃逆　患者取坐位，医者立于患者背后，先以点、按、揉、弹拨等手法放松颈肩部软组织，使痉挛的颈部肌肉松弛。

①捏拿舒筋法：医者捏拿颈椎两侧的筋腱肌肉，边拿边放，并且逐渐由上而下移动，操作时用力要由轻而重，不可突然用力，动作要缓和而有连贯性，将指力作用于筋骨之间，以透热为度，产生刺激。这种刺激可以经相应部位的颈神经后支的内侧支至后根脊神经节及后根，到达第四或第五颈髓节后角灰质相应的神经元。除将这种刺激向上传达大脑皮质感觉中枢，引起胸背部传导的感觉外，其侧支可达相应颈髓节前角运动神经元，影响神经元抑制膈神经的传导作用，降低膈神经的兴奋性，从而解除膈肌痉挛。

②颈椎旋转复位法：以颈第 2 颈椎棘突左偏为例。医者站于患者左侧，右手拇指触到偏左的第 2 颈椎棘突棘突，右手其余手指置于患者左侧颞部，同时医者左手托扶患者右侧下颌面部，使患者颈部前屈 35°，右侧屈 35°，再使其颈部向左旋转 45°，此时医者双手同时瞬间相对用力，左手使患者下颌部向左上旋转，右手使头颞部向左后旋转，同时右手拇指向右推按第 2 颈椎偏歪棘突，常可听到"咔嗒"响声或有棘突滑动感，即告手法复位完成。此时必须注意使用手法时颈部旋转幅度以不超过 45°，不可过大；不可刻意追求旋颈时可能发的声响。

③穴位按摩法：取印堂、攒竹，用点、按、揉以及一指禅推法。令患者平卧，医者站在患者头部一端，用拇指按压穴位，嘱患者屏住气（按压期间患者暂时不呼吸）并用力把下腹部鼓起。术者拇指时而挤压时而放松，指端不离穴位，同时做小旋转按压，可向两边眉棱骨按压，坚

持 40 秒左右。反复上述做法 2 ～ 3 次。按摩印堂、攒竹以及眉棱骨，通过压迫及挤压框上神经，刺激神经系统的调节，使膈肌及胃部神经处于松弛状态，而且下腹部鼓气时可以使胃部广泛充气，利用气体压力作用于膈肌，以达到止呃逆的目的。

（2）胸源性呃逆　患者取俯卧位，医者立于患者左侧，先以点、按、揉、弹拨等手法放松背部软组织，使痉挛的背部肌肉松弛。

①俯卧冲压法：以第 7 颈椎棘突偏左，第 1、2 胸椎棘突偏右为例。患者俯卧于软枕上，头面转向左侧（使第 7 颈椎棘突转向右方或正中），双手自然分开放于身体两侧。医者立于左前侧，右手掌根部按于第 7 颈椎棘突左上方，左手掌根突起部按于第 1、2 胸椎棘突右上方。令患者作做深呼吸，当其呼气时，双手同时用一冲击压力下推按，右手向右下方推按，左手向左下方推按，对错位椎体棘突起旋转推压的作用，达到复位目的。

②胸椎旋转定点复位法：以第 10 胸椎棘突左后偏为例。患者坐位双手交叉抱头。助手站患者身后，双手扶腋下固定。医者站于患者左侧，右手拇指抵住向左后偏移的第 10 胸椎棘突的左后侧，左手穿过患者的左肩上，握住患者的右侧颈肩部。开始复位动作时，医者右手拇指向右前侧推按患者偏歪的棘突，同时左手牵拉患者上身使其胸椎左后旋转；与此同时助手扶住患者腋下双手与医者配合，帮助患者上身向左后旋转，凭借两人的协同动作将患者侧偏的棘突拨正，使相邻的椎体恢复动态平衡，以解除疼痛和软组织的痉挛。

③提肩拍打法：患者端坐挺胸，双手自然下垂。医者尽量将患者肩部上提，嘱患者深吸气后憋气，趁机用掌根拍打第七胸椎肋横突关节处。然后做胸背部的环揉手法。

2. 分型手法

（1）胃中寒冷　患者仰卧位，医者以中脘部为中心，顺时针方向摩腹 6 ～ 8 分钟，同时重按中脘、气海两穴，每穴约 5 分钟，再用掌按法由膈下向腹部直推 5 ～ 7 次，然后按揉膻中、乳根两穴，每穴 1 分钟。患者俯卧，医者重按胃俞、膈俞 2 次，各约 5 分钟，再以小鱼际快速横擦左背部，以透热为度。

（2）胃火上逆　患者仰卧，医者用掌按法于中脘、神厥两穴，每穴 5 分钟。再用拇指按揉巨阙穴 1 分钟，继以推内庭穴 1 分钟，并按揉足三里，以局部酸胀为度。患者俯卧，医者重点按揉胃俞、膈俞、大肠俞等穴，每穴 1 分钟，最后横擦八髎穴，反操作 5 分钟，以透热为度。

（3）气滞痰阻　患者仰卧，医者自上而下顺着肋间，从胸骨正中分梳至左右腋中线，反复施术 5 ～ 10 次，再点按中府、膻中、期门等穴，继以拇指按揉合谷、内关、至阴、足三里、丰隆等穴，每穴 1 分钟，然后指揉天突穴 5 分钟。患者俯卧，医者用一指禅推法施术于肝俞、肺俞、胃俞、膈俞等穴，时间 3 ～ 5 分钟。

（4）脾肾阳虚　患者仰卧，医者用拇指按揉膻中、鸠尾、足三里、三阴交等穴；指揉天突穴 1 分钟，以得气为度，继以掌按法于中脘、神厥、关元等穴，每穴施术 3 分钟。患者俯卧，医者以一指禅推法于脾俞、胃俞、膈俞、肾俞等穴，时间为 3 ～ 5 分钟，最后以小鱼际横擦背部肩胛骨区域，再直擦督脉走行部，至透热为度。

（二）其他疗法

1. 中医辨证疗法

呃逆乃由胃气上逆动膈而成。造成胃气上逆的原因多为饮食、情志因素或正气亏虚，或寒、热、痰郁，皆可导致胃失和降，胃气上逆。治疗时须清楚虚实寒热，病情轻重。呃逆一证，总由胃气上逆而成，故理气和胃、降逆平呃为基本治法。在此基本治法基础上，根据辨证的寒热虚实、分别施以祛寒、清热、补虚、泻实之法。对于危重病症中出现的呃逆，急当救护胃气。

（1）胃寒气逆型 治以温中散寒，降逆止呃。方选丁香散加减。

（2）胃火上逆型 治以清热和胃，降逆止呃。方选竹叶石膏汤加减。

（3）气滞痰阻型 治以理气化痰，降逆止呃。方选旋覆代赭石汤加减。

（4）脾胃阳虚型 治以温补脾胃，和中降逆。方选理中丸加丁香、白豆蔻等温运脾胃之品。

（5）胃阴不足型 治以益气养阴，和胃止呃。方选益胃汤加减。

2. 针灸疗法

本病病位在膈，基本病机为气逆动膈。胃寒积滞、脾胃阳虚者应温中散寒、通降腑气，针灸并用，虚补实泻；肝郁气滞、胃火上逆者应疏肝理气、和胃降逆，只针不灸，泻法；胃阴不足者应养阴清热、降逆止呃，只针不灸，平补平泻。主以任脉腧穴为主，选用膈俞、内关、中脘、天突、膻中、足三里；胃寒积滞、胃火上逆、为阴不足者加胃俞和胃止呃；脾胃阳虚者加脾俞、胃俞温补脾胃；肝郁气滞者加期门、太冲疏肝理气。

【预防与调护】

培养良好的饮食习惯，避免暴饮暴食，少食冷饮及酸、辣等刺激性食物。注意保持良好的姿势和习惯。加强体育锻炼，增强腰背肌及腹肌的肌力和耐受力。

【复习思考题】

由脊柱引起的呃逆与中枢性呃逆的鉴别要点有哪些？

第十章

腰骶椎性脊柱相关疾病的诊断与治疗

第一节　腹泻

腹泻是以大便次数增多、便质清稀甚至如水样或完谷不化为主要特征的病症，多伴有腹痛、肠鸣等症状。急、慢性腹泻主要因肠黏膜的分泌旺盛，吸收障碍，肠管的蠕动增强，使肠内容物在肠管内通过的速度加快，造成排便次数增多、大便稀薄或水样。脊柱源性腹泻是一种肠易激综合征，属胃肠功能性疾病。其特征是对多种生理性和非生理性刺激的反应性增高（即胃肠动力异常和内脏感觉异常敏感，但理化检查无异常改变）。

【发病机制】

1. 颈椎轻度移位或周围软组织痉挛或炎症刺激导致椎动脉或交感神经纤维受刺激发生血管痉挛，出现椎 - 基底动脉血流量减少，继发下丘脑缺血，边缘叶对内脏的活动调节通过下丘脑往下传递时发生障碍，产生胃肠蠕动和腺体分泌增加，可引起腹泻。并且由于夜间长时间的睡眠，极易引起颈椎生理曲度改变，加上清晨起床前后的颈部活动，从而加重了椎动脉的刺激或压迫，使体内血流量的分布发生了明显变化，从而加剧了下丘脑缺血，出现比在其他时间更明显的清晨肠鸣音亢进、腹痛、腹胀、腹泻或下坠感。

2. 胸、腰椎关节错位使交感神经节前纤维受到压迫、牵拉或炎症物质的刺激，造成神经功能低下，肠壁细胞处于去神经的过敏状态，最终导致胃肠功能紊乱。

3. 直接暴力或间接暴力造成腰椎后关节紊乱及骶髂关节错位刺激肠系膜下丛、上腹上下丛的自主神经，使肠道的功能发生紊乱，影响对粪便中水分的吸收，从而导致腹泻。腰椎及骶髂关节发生错位刺激骶丛，导致排便次数较原来增多，患者常有肛门的坠胀感或便急感。

脊柱椎体、小关节、局部炎症反应等最终通过神经系统（通过自主神经介导调节胃肠神经系统）、内分泌系统（胃肠激素分泌异常、平滑肌受体敏感性异常，患者结肠腔内 PGF2 含量升高，黏膜中肥大细胞增多，使肠神经系统感受性改变，传入神经敏感性提高，传入反射弧增加，因而使胃肠动力异常，内脏感觉过敏，出现大便习惯改变）、免疫系统（炎症介质、免疫因子）共同起作用。其病理表现有两个显著特征：其一，广泛性，常涉及整个胃肠道；其二，高反应性，即去神经敏感性。下丘脑是调节内脏神经的高级中枢，它与内脏的活动最为密切，边缘叶对内脏的活动调节，主要通过下丘脑往下传递，产生胃肠蠕动和腺体分泌增加。因此，下丘脑缺血引起内脏神经功能失调，胃肠蠕动增强及腺体分泌过多时，可引起腹泻。见图 10-1。

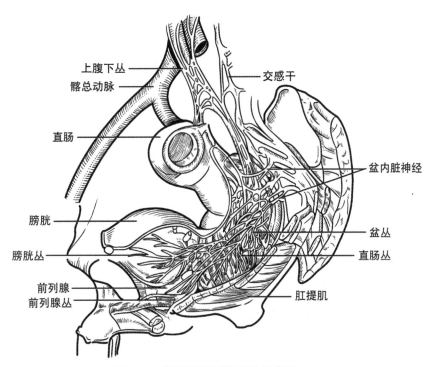

上腹下丛
髂总动脉
直肠
膀胱
膀胱丛
前列腺
前列腺丛

交感干
盆内脏神经
盆丛
直肠丛
肛提肌

图 10-1　引起腹泻的解剖结构示意图

【临床表现与诊断】

（一）临床表现

1. 症状

（1）腹泻　大便次数增多、便质清稀甚至如水样或完谷不化，多伴有腹部不适，肠鸣、轻度腹痛，或坠胀感，多见于左下腹或下腹，排便后症状得以缓解，无脓血便，且以晨起腹泻症状明显。

（2）自主神经功能紊乱　如焦虑、紧张、失眠、心悸、手足心汗多以及血压低等。

（3）颈、胸、腰椎症状　常有明显的头痛、头晕、颈项酸痛，或肢体麻木，胸、腰背不适等脊柱症状。

2. 体征

腹部多无阳性体征，有时可扣及条索状肠管。颈肌紧张，$C_{3\sim5}$ 横突不对称，$C_{3\sim5}$ 棘突偏歪、压痛，颈部活动受限。$T_{10}\sim L_3$ 触诊可及棘突偏歪，椎旁压痛。

（二）临床检查

X 线检查可见颈曲变直，或颈后缘连线中断、成角、反张，$C_{3\sim5}$ 椎体呈双边征或双突征，椎间隙变窄，骨质增生 $C_{3\sim4}$、$C_{4\sim5}$ 椎间孔变形变小；胸、腰椎关节紊乱，棘突偏歪，甚至脊柱力线改变（侧弯），棘突间距异常等。三大常规、电解质以及实验室检查无异常。结肠纤维镜检可见肠管痉挛持续时间延长，收缩频率加快，肠腔黏膜出血，黏液分泌增多或正常。组织活检正常；全消化道钡餐透视检查多数可见肠管痉挛、激惹等现象；乙状结肠镜检查可发现乙状结肠黏膜潮红、水肿或增厚，且较脆，易于出血或表面有浅溃疡、边缘不甚整齐，部分患者无异常发现。

（三）诊断要点

脊源性腹泻是指与颈椎病相关的、病程超过两个月的慢性腹泻。该病在慢性腹泻的症状基础上，常伴随头痛、头晕、颈项酸痛、肢体麻木等脊柱相关症状，查体及影像可见 $C_{3\sim5}$ 椎体异常。

（四）鉴别诊断

1. 胃源性腹泻

慢性萎缩性胃炎、胃癌、胃切除术后、恶性贫血等疾病，可使胃酸缺乏而引起腹泻，并常在晨起或餐后排便，多无肠绞痛。胃源性腹泻多为腐败性消化不良，大便呈深褐色而带泡沫的糊状，有刺鼻的恶臭，原发病症状明显。

2. 感染性肠源性腹泻

因病毒、细菌、真菌及寄生虫等感染引起。腹泻比较急、重，粪便多伴有脓血、黏液等分泌物，腹痛、食欲不振等消化道症状明显，多伴有发热、恶寒等感染症状。大便常规常有大量白细胞或红细胞，细菌培养等可发现特意性病原体。内科药物治疗，效果肯定。

3. 肿瘤性腹泻

肠道肿瘤，如小肠恶性淋巴瘤、结肠癌、直肠癌等，由于肠黏膜受浸润及发生炎症、溃疡等均可引起腹泻。但本类疾病，一般为便血或痢疾样脓血便，伴腹痛或腰骶部持续性疼痛，右腹常可触及肿块，伴消瘦、贫血、发热、黄疸等恶病质改变。全消化道钡餐透视可见结肠充盈缺损、肠腔狭窄等病变；纤维结肠镜检查，可发现原发性病灶。

【辨证与治疗】

（一）手法治疗

以纠正颈、胸、腰椎的关节错位为主，配合缓解肌紧张，解除神经受压，促进气血运行，恢复脾、胃、大肠升降功能的正常。

1. 捏拿舒筋

以拇指与其余四指对合沿斜方肌进行捏拿，运用擦法沿膀胱经第一侧线以及肌肉走行方向往返数遍；用拇指指腹或手掌掌根沿上述肌肉走向反复推按数遍，进行推按及分拨理筋。

2. 旋转复位法

根据颈、胸、腰椎错位情况的不同，选择相应的旋转复位法。

3. 点按

肾俞、大肠俞、脾俞、胃俞及腰阳关，掌揉腰骶部以及八髎穴，每穴施术约 2 分钟，以透热为度。

4. 理顺通络法

按肠胃生理蠕动走向用手掌揉按推顺。例如调理推顺结肠法：用掌根先在右侧升结肠起始处顺时针环揉数次，然后一边环揉一边顺升结肠走向向上走，再同样一边环揉一边顺横结肠、降结肠、乙状结肠走向揉推。

5. 点穴通络

按揉双侧足三里，以酸胀为度，施术约 3 分钟；患者俯卧位，沿脊柱两旁脾俞到大肠俞以擦法施治，往返 10 余遍；患者仰卧位，医者以一指禅推法由中脘穴缓慢向下移至气海、关元穴，往返 5 ～ 6 遍，然后摩腹，时间约 5 分钟。

（二）其他疗法

1. 中医辨证疗法

本病归属中医学"泄泻"范畴，病变部位主要在脾胃，病理因素主要是湿，辨证要点在于辨暴泻与久泻、虚实、寒热。泄泻的基本病机为脾病湿盛，故其治疗原则为运脾化湿，结合证候特征加减用药。

（1）寒湿泄泻型　治以芳香化湿，疏表散寒。方选藿香正气散加减。

（2）湿热泄泻型　治以清热利湿，方选葛根芩连汤加减。

（3）暑湿泄泻型　治以清暑化湿，方选黄连香薷饮加减。

（4）食滞肠胃型　治以消食导滞，方选保和丸加减。

（5）肝气乘脾型　治以抑肝扶脾，方选痛泻要方加减。

（6）脾胃虚弱型　治以健脾益胃，方选参苓白术散加减。

（7）肾阳虚衰型　治以温肾健脾，固肾止泻。方选四神丸加减。

2. 针灸疗法

泄泻处方选穴以大肠的俞、募、下合穴为主进行加减。寒湿困脾、脾气虚弱、肾阳亏虚者应健脾益肾、温化寒湿，针灸并用，虚补实泻；肝郁气滞、食滞胃肠、肠腑湿热者应行气化滞、通调腑气，只针不灸，泻法。常用选穴为神阙、天枢、大肠俞、上巨虚、三阴交。辨证选穴为寒湿困脾加脾俞、阴陵泉健脾化湿；肠腑湿热加合谷、下巨虚清利湿热；饮食停滞加中脘、建里消食导滞；肝郁气滞加期门、太冲疏肝理气；脾气亏虚加脾俞、足三里健脾益气；脾气下陷加百会升阳举陷；肾阳亏虚加肾俞、命门、关元温肾固本。每日 1 次，每次 30 分钟，7 次为 1 个疗程。诸穴均常规针刺，神阙穴用隔盐灸或隔姜灸。寒湿困脾、脾气亏虚者可施隔姜灸、温和灸或温针灸；肾阳亏虚者可用隔附子饼灸。急性泄泻每日治疗 1 ～ 2 次，慢性泄泻每日或隔日治疗 1 次。

3. 穴位注射

取天枢、上巨虚，用黄连素注射液或维生素 B_1、维生素 B_{12} 注射液，每穴注射 0.5 ～ 1mL。

4. 脐疗

取五倍子适量研磨，食醋调成膏状敷脐，伤湿止痛膏固定。2 ～ 3 日一换。适用于久泻。

【预防与调护】

注意休息、适当加强腰背肌的功能锻炼，早、晚各坚持 5 ～ 10 分钟的腰功能锻炼。注意保持饮食的规律性，避免暴饮暴食、辛辣刺激及生冷之品。

【复习思考题】

脊源性腹泻的临床表现有何特点？

第二节　便秘

便秘指大便秘结，排便周期延长，或虽有便意但排便困难的病症。可见于多种急慢性疾病中。本病病位在肠，但与脾胃肝肾功能失调均有关联。本节主要讲述与脊柱相关的便秘，其主要是由于腰骶段脊柱病变导致相关的自主神经功能发生紊乱而引起的。

【发病机制】

脊柱源性所致便秘的病因病理，一般认为是因脊柱小关节的错位或增生骨刺，刺激或压迫了交感神经，或造成脑干、丘脑下部及高位脊髓供血不足，而抑制副交感神经系统，使分布在肠壁的胸、腰支交感神经的作用亢进，胃肠蠕动减弱和分泌减少而产生便秘。具体机制如下：

1. 直接暴力或间接暴力作用于脊柱

直接暴力或间接暴力作用于脊柱引起脊髓损伤，肛门外括约肌的随意控制及直肠的排便反射消失，肠蠕动减慢，直肠平滑肌松弛，粪便潴留，日久因水分被吸收而成便秘。

2. 胸、腰椎关节错位

胸、腰椎关节错位使交感神经节前纤维受到压迫、牵拉或炎症物质的刺激，造成神经功能低下，肠壁细胞处于去神经的过敏状态，最终导致胃肠功能紊乱，引起排便异常。

3. 骶髂关节错位

骶髂关节错位可因牵拉梨状肌等软组织导致局部充血、水肿和肌痉挛，从而刺激或压迫经过坐骨大孔的神经，阴部神经受刺激则兴奋性增高，肛门外括约肌紧张，导致便秘。亦可刺激经过骶髂关节前面的下腹下神经丛及由下部腰神经和上部骶神经分出的前支所组成的腰丛，使其兴奋性增高，抑制肠蠕动，肛门内括约肌收缩，导致便秘。

【临床表现与诊断】

（一）临床表现

1. 症状

以排便困难为主症，临床上有各种不同的表现。或两日以上至一周左右大便一次，粪质干硬，排出困难；或虽有每日大便一次，但粪质干燥坚硬，排出困难；或粪质并不干硬，也有便意，但排出困难等。伴下腹部胀闷不适，腰骶部隐痛、胀痛、下肢酸软、麻胀和怕冷，食欲不振、恶心、口苦、头晕，全身酸痛、乏力，精神萎靡等。

2. 体征

腹软，无压痛、反跳痛，有时可在左下腹触及无痛性条索状肠管样粪块，可见脊柱损伤的相关体征。

（二）临床检查

1. 体格检查

腹软，无压痛、反跳痛，有时可在左下腹触及无痛性条索状肠管样粪块。脊髓损伤患者可见截瘫的一系列体征；胸、腰椎关节错位者可见有 $T_{10} \sim L_3$ 棘突不同程度的偏移，椎旁压痛，叩击痛；骶髂关节错位者，可见梨状肌有深压痛。

2. 影像学检查

脊柱损伤引起脊髓损伤者，X 线、CT、MR 检查可见骨折、脊髓损伤的征象。胸、腰椎关节错位者，X 线检查可见棘突偏歪，甚至脊柱力线改变（侧弯），棘突间距异常等。

3. 肌电图检查

肌电图显示波幅低、频率慢。

4. 其他检查

大便常规、结肠镜镜检、钡餐灌肠未见明显异常。

（三）鉴别诊断

1. 直肠和肛门病变

直肠炎、痔疮、肛裂、肛周脓肿和溃疡等，肿瘤瘢痕性狭窄均可引起便秘。此类便秘多因病变部位受刺激而引起肛门疼痛和痉挛，患者害怕排便导致粪便潴留时间过长所致。

2. 肌力减退性便秘

肠壁平滑肌、肛提肌、膈肌或腹壁肌无力时常可引起粪便潴留时间过长而致便秘，多见于老年人或慢性肺气肿、严重营养不良、肠麻痹等患者，临床常见以原发病的虚损性症状为主。

【辨证与治疗】

（一）手法治疗

以纠正胸、腰椎棘突以或骶髂关节的轻度错位为主，配合缓解肌痉挛，解除神经受压，促进气血运行，恢复脾、胃、大肠升降功能的正常。

1. 理筋缓解法

缓解胸椎、腰椎、骶髂关节周围肌肉及梨状肌的紧张，调整内外平衡。

（1）捏拿舒筋　以拇指与其余四指对合，沿斜方肌或骶棘肌、臀大肌或梨状肌的肌纤维排列方向由上而下或由内而外捏拿，反复数次。

（2）推按理筋　用拇指指腹或手掌掌根沿上述肌肉走向反复推按数遍。

（3）分拨理筋　主要为梨状肌的分筋理筋，先用拇指分拨痛点，再用拇指指腹或掌根推理调顺梨状肌肌纤维。

2. 纠偏复正法

整复胸、腰椎、骶髂关节错位，调整内外平衡。

（1）胸椎旋转复位法　以第10胸椎棘突左后偏为例。患者坐位双手交叉抱头。助手站患者身后，双手扶腋下固定。医者站于患者左侧，右手拇指抵住向左后偏移的第10胸椎棘突的左后侧，左手穿过患者的左肩上，握住患者的右侧颈肩部。开始复位动作时，医者右手拇指向右前侧推按患者偏歪的棘突，同时左手牵拉患者上身使其胸椎左后旋转；与此同时助手扶住患者腋下双手与医者配合，帮助患者上身向左后旋转，凭借两人的协同动作将患者侧偏的棘突拨正，使相邻的椎体恢复动态平衡，以解除疼痛和软组织的痉挛。此法宜复位中、下段胸椎错缝。

（2）腰椎旋转复位法　适用于腰椎关节错位，以第4腰椎棘突偏右为例。患者坐于双连凳的前凳上，双手交叉置于枕部。医者坐于后凳上，右手拇指置于第4腰椎偏右的棘突旁，左手自患者左肩上穿至右侧肩颈部并握住该部位。令患者前屈60°，左侧屈45°，在右手拇指推按偏歪棘突向左侧的同时，左手拉住患者颈肩部向左后上方旋转，使患者腰骶部旋转约30°～60°，常听到"咔哒"响声，或右手拇指下有棘突移动感，提示手法复位完成。

（3）腰椎侧卧斜扳复位法　适用于腰椎关节错位，以腰椎左旋为例。患者左侧卧位，左下肢自然伸直，右下肢屈曲。医者面对患者站立，两手（或两肘）分别扶按患者的肩前部及臀部，做相反方向的缓缓用力扳动，使腰部被动扭转。当扭转到有交锁阻力感时，再施加一个较大幅度的旋转推按力，按压肩部的力向右后下方，按压臀部的力向左前下方，此时常可听到"咔嗒"响声，提示手法复位成功。

（4）骶髂关节前错位复位手法　选用骶髂单髋过屈复位法（以左侧为例）。患者仰卧，两上肢放平置于身两侧或抱于枕后。医者站于患者左侧，右手肘臂抵压患者左膝使其屈髋屈膝，左手扶持右膝固定右下肢使其保持伸直。医者右肘臂稍用力下压使患者左侧膝髋屈曲角度加大，并同时稍旋髋向身体外侧或内侧，此时或可听到"咔嗒"响声，或手下有轻度移位感，提示手法复位完成。

（5）骶髂关节后错位复位手法　以左侧髋过伸复位法为例。患者俯卧，靠床沿。医者站于患者左侧，以右手前臂抱托起患者左大腿下段，同时使患者左下肢伸直，髋部后伸。医者左手掌根按压患者左骶髂关节错位处，右前臂先缓缓旋转，或上下晃动患者左下肢4～5次，然后用力向上提拉患者左侧大腿使其伸直的左下肢后伸，同时医者左手用力下压，两手向相反方向扳按，此时可闻及"咔嗒"复位响声，或手下有关节复位感，提示手法复位完成。此手法适用于体弱及肌肉欠发达患者。

3. 理顺通络法

理顺肠胃功能，通经活络，促进胃肠功能恢复。

（1）揉按顺推　按肠胃生理蠕动走向用手掌揉按顺推。例如调理推顺结肠法：用掌根先在右侧升结肠起始处顺时针环揉数次，然后一边环揉一边顺升结肠走向向上走，再同样一边环揉一边顺横结肠、降结肠、乙状结肠走向揉推。并重点点按中脘、气海、天枢、关元、中极、足三里、太冲以及阳陵泉。

（2）点穴通络　按揉双侧足三里，以酸胀为度，施术约三分钟；患者俯卧位，沿脊柱两旁脾俞到大肠俞以滚法施治，往返十余遍；患者仰卧位，医者以一指禅推法由中脘穴缓慢向下移至气海、关元穴，往返5～6遍，然后摩腹，时间约5分钟。点按肾俞、大肠俞、脾俞、胃俞及腰阳关，每穴施术约2分钟，以透热为度。掌揉腰骶部以及八髎穴，以透热为度。

（二）其他疗法

1. 中医辨证疗法

便秘的病位主要在肠，病因不外乎热、实、冷、虚四个方面，病机为大肠的传导功能失常，与肺、脾、肾关系密切。辨证时要依据患者的排便周期、粪质、舌象分清寒热虚实，辨证选方。

（1）胃肠积热型　治宜泻热导滞，润肠通便。方选麻子仁丸加减。
（2）气机郁滞型　治宜顺气导滞，降逆通便。方选六磨汤加减。
（3）气虚便秘型　治宜补气健脾，润肠通便。方选黄芪汤加减。
（4）血虚便秘型　治宜养血润燥，滋阴通便。方选润肠丸加减。
（5）阳虚便秘型　治宜温阳通便，方选济川煎加减。

2. 针灸疗法

便秘处方选穴以大肠的俞、募、下合穴为主进行加减。常用选穴位支沟、天枢、大肠俞、上巨虚、照海，每日1次，每次30分钟，7次为1个疗程。

3. 脐疗

取生大黄、芒硝各10g，厚朴、枳实、猪牙皂各6g，冰片3g，共研为细末，每取3～5g，加蜂蜜调成膏状，敷贴于神阙穴，胶布固定。2～3日换药1次。

【预防与调护】

治疗期间应避免重体力劳动和剧烈运动，注意休息。适当加强腰背肌的功能锻炼，早、晚各坚持 5 ～ 10 分钟的腰功能锻炼。注意保持饮食的规律性，避免暴饮暴食及过食辛辣刺激之品。患者应多吃新鲜蔬菜水果，进行适当体育活动，并养成定时排便的习惯。胸、腰椎关节、髂关节错位引起者，一般预后良好。

【复习思考题】

脊柱相关性便秘如何进行辨证论治。

第三节 尿频尿急

尿频尿急即排尿的次数较正常为多，伴有尿急感，尿量或多或少，是一种临床常见病，多见于泌尿系统疾病，亦可由脊柱病变引起，虽不常见，但是一旦由脊柱病变所引起，往往因治疗不得当，使病情迁延，给患者身心带来很大的不良影响。

【发病机制】

正常的排尿依靠健全的排尿结构和完整的神经系统。膀胱和括约肌受交感神经、副交感神经和躯体神经三组神经支配，这些神经均含感觉纤维。交感神经受刺激可使逼尿肌松弛而内括约肌收缩；副交感神经可使逼尿肌收缩而内括约肌松弛；躯体神经为尿道外括约肌的运动神经，其功能为排尿的随意控制。膀胱容量及内压的改变，神经冲动传入中枢，发放排尿反射，而脑部中枢可起阻抑作用，暂时停止排尿反射的发放。脊柱病变引起尿频尿急的一个重要原因是由于腰骶部骨关节和肌筋的损伤，

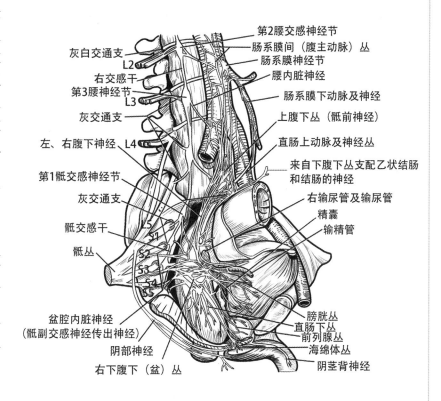

图 10-2 引起排尿异常的解剖结构示意图

刺激压迫支配膀胱和括约肌的神经，引起尿频、尿急、排尿困难或尿潴留。此外，支配盆腔器官的神经受刺激压迫，可影响前列腺的血循环，导致前列腺的急慢性肿大，引起排尿困难和尿潴留。另一原因上段颈椎错位引起椎基底动脉供血不足，或使颈交感神经受刺激，以及腰椎、骶髂关节错位，都会影响排尿高级中枢或膀胱自主排尿中枢等对排尿活动的影响，出现排尿异常。见图 10-2。

【临床表现与诊断】

（一）临床表现

尿频、尿急、尿量或多或少，淋漓不尽，小腹拘急或痛引腰腹为主要特征的病症，伴见头痛、头晕、乏力等神经衰弱症状以及腰骶部、会阴区、大腿内侧不适感觉。

（二）临床检查

1. 体格检查

颈部活动受限，颈肌紧张，颈椎棘突或椎旁压痛。腰背肌紧张，腰椎生理曲度改变，腰椎棘突单个或多个偏歪，棘上韧带肿胀或剥离。压痛点可在棘突嵴，或在患椎棘突旁半横指处，伴有或不伴有下肢放射痛，若棘突间隙压痛，是合并棘间韧带损伤。检查患者髂前上棘，位置较健侧偏下者为前错位，反之为后错位。检查患侧髂后上棘位置较健者偏下者，为骶髂关节后错位，反之，为前错位。触诊腰骶关节隆起为骶椎后错位（仰头），凹陷为前错位（点头）。双下肢不等长，双足呈阴阳脚。

2. 影像学检查

（1）X 线检查　选用张口位片。寰椎双侧的侧块不对称，寰齿侧间隙及寰枢关节间隙左右不对称。侧位片寰椎后结节呈仰、倾式或旋转式错位。病程较长或慢性者，腰椎前缘可出现骨质增生等。部分患者有腰椎滑脱，腰椎斜位片可辨别真性滑脱或假性滑脱。骨盆平片显示患侧骶髂关节密度增高，两侧关节间隙宽窄不一。两侧髂嵴最高点连线与坐骨结节线不相互平行。腰椎侧弯或棘突偏歪，骶骨"点头"或"仰头"，骨盆矢状位片显示两耻骨支不对称。

（2）B 超检查　可及时发现泌尿系统的结石，辅助发现泌尿器官的炎症、肿瘤等其他疾患。

（三）诊断要点

尿频、尿急症状的发生或加重，与患者脊柱损伤相关联，伴见头痛、头晕、乏力等神经衰弱症状以及腰骶部、会阴区、大腿内侧不适感觉。颈、腰、骶髂关节的相关阳性体征。影像学检查、实验室检查、B 超等检查等证实。

（四）鉴别诊断

1. 脊柱损伤性疾病导致的排尿异常，一般有颈、腰、骶段脊柱的外伤、劳损病史和相应的临床症状、体征及影像学的改变，泌尿系统的各项理化检查多无异常发现。

2. 泌尿系统的炎症、结核、结石、肿瘤以及泌尿器官的器质性疾患，可以通过体格检查和理化检查的阳性结果鉴别。

3. 三岁以前的婴幼儿及精神疾病患者，因其高级中枢的排尿控制功能不全或减弱，也可引起排尿异常。

【辨证与治疗】

（一）手法治疗

1. 常用松解手法

患者取坐位或俯卧位，术者以手指或手掌沿脊柱两侧颈段、胸段、腰段进行推揉弹按，反复4～5遍以缓解紧张的椎旁软组织，并松解粘连以备正骨操作。

2. 颈椎小关节复位手法

（1）单人旋转复位法　以第2颈椎棘突左偏为例。医者站于患者左侧，右手拇指触到偏左的第2颈椎棘突，右手其余手指置于患者左侧颞部，同时医者左手托扶患者右侧下颌面部，使患者颈部前屈35°，右侧屈35°，再使其颈部向左旋转45°，此时医者双手同时瞬间相对用力，左手使患者下颌部向左上旋转，右手使头颞部向左后旋转，同时右手拇指向右推按第2颈椎偏歪棘突，常可听到"咔嗒"响声，或有棘突滑动感，提示手法复位完成。

（2）侧旋提推法　适用于下颈段颈椎移位。以第6颈椎棘突偏右为例。患者端坐位，医者右手拇指置于偏移棘突右侧，左手掌托住下颌部稍用力向左上提拉，然后右手拇指同时瞬间用力向左侧推移，常听到"咔嗒"的响声，提示手法复位完成。

3. 腰骶部肌筋损伤的治疗手法

（1）腰臀部软组织损伤的治疗手法　腰臀部软组织的松解、舒筋、推按等治疗手法，可缓解腰臀部肌痉挛，促进局部血循环，改善腰脊柱动力平衡，减轻或消除对支配膀胱和括约肌神经的刺激压迫。

（2）梨状肌损伤的治疗手法　梨状肌松解、舒筋法：患者俯卧，两下肢自然分开。医者站立床沿，右手拇指按梨状肌体表投影，自内上往外下由轻到重理按5～6次，至患肢酸胀或发热为度，最后用掌根松解患侧臀肌。

（3）直腿抬高内旋牵拉法　患者仰卧，医者站立床沿，助手按压患者健侧膝踝关节并固定。医者右手握患肢踝关节后缘，左手掌扶按患膝。在反复和缓慢抬举患肢至50°～60°时，内旋患肢，并逐渐加大患肢抬举的角度至患者能忍受为度。

4. 腰骶部骨关节损伤的治疗手法

腰骶部骨关节损伤手法治疗以纠正脊柱静力平衡，缓解骨关节创伤性炎症对支配膀胱和括约肌神经的刺激压迫。

（1）腰椎后关节紊乱的治疗手法

①腰椎旋转复位手法：患者端坐位，两手手指交叉于头后，医者坐在患者身后另一椅子上，右手从患者右腋下穿过，绕颈后搭在患者左肩，左手拇指按压腰4棘突右侧。嘱患者前屈60°～90°，右侧偏45°。医者右手顺势往后上旋拉患者的同时，左拇指往左前方推按患椎棘突，此时可闻及复位响声，提示手法复位成功。

②腰椎斜扳复位手法：患者仰卧位，患侧在上，髋、膝关节屈曲，健侧在下，髋、膝关节伸直，腰部尽量放松。医者立于患者前侧，一只手置于肩部，另一只手置于臀部，两手相对用力，使上身和臀部做反向旋转，即肩部旋后，臀部旋前，活动到最大程度时用力做一推扳动作，此时可听到清脆的弹响声，腰痛一般随之缓解。

（2）骶髂关节错位复位手法

①骶髂关节前错位复位手法（以右侧为例）：患者仰卧在床沿，两下肢伸直，助手按压左膝

上部，医者站立于患者右侧，右手握患者右踝或小腿近端，左手扶按右膝，先屈曲右侧髋膝关节，内收外展 5 ～ 6 次，再往对侧季肋部过屈右髋膝关节，趁患者不备用力往下压，此时可闻及复位响声，提示手法复位成功。

②骶髂关节后错位复位手法：俯卧单髋过伸复位法（以右侧为例）。患者俯卧位，医者站立于患者左侧，右手托患肢膝上部，左掌根压右侧骶髂关节，先缓慢旋转患肢 5 ～ 7 次，医者尽可能上提患者右侧大腿，过伸患肢，左手同时用力下压骶髂关节，两手成相反方向扳按。此时可闻及复位响声，提示手法复位成功。此手法适用于体弱及肌肉欠发达患者。

（二）其他疗法

1. 中医辨证疗法

本病的病位在肾和膀胱，与脾密切相关，归属中医学的"淋证"范畴，多因肾虚，膀胱湿热，气化失司，水道不利所致。其病机主要是湿热蕴结下焦，导致膀胱气化不利。治疗时应辨明淋证类别、证候虚实、标本还击，辨证选方。

（1）膀胱湿热型　治宜清热利湿，方选八正散加减。
（2）脾气亏虚型　治宜补气健脾，升清降浊。方选春泽汤合补中益气汤加减。
（3）肾阳不足型　治宜温阳益气，补肾利尿。方选济生肾气丸加减。

2. 针灸疗法

本病的病位在肾和膀胱，归属中医学的"淋证"范畴。淋证选穴以足太阴脾经腧穴和膀胱的俞、募穴为主，根据症状进行加减。常用穴为中极、三阴交、阴陵泉、膀胱俞，每日 1 次，每次 30 分钟，7 次为 1 个疗程。

【预防与调护】

积极治疗颈、腰、骶部骨关节和肌筋的损伤是缓解和消除排尿异常的关键，而加强腰背肌的功能锻炼是减少复发、巩固疗效的保证。对于治愈后又反复发作的患者，需要进一步检查，排除泌尿系统的结石、炎症等继发病患。反复发作排尿困难和尿潴留的患者，除积极治疗腰骶部骨关节和肌筋的病损以及继发的尿道炎症外，还需注意改变导致症状反复发作的饮食和生活习惯。。

【复习思考题】

1. 试述脊柱疾病引起尿频尿急的发病机制。
2. 试述腰椎后关节紊乱的常用治疗手法。

第四节　遗尿

睡中小便自遗、醒后方觉的不随意排尿，称之为遗尿。遗尿通常又称之为"尿床""夜尿症"。通常是指 3 岁以上的小儿睡眠中小便自遗、醒后方知的一种病症。颈、胸、腰骶椎的损伤，一旦影响或阻断来自脑中枢的神经兴奋，可导致遗尿甚至尿失禁。此外，大脑皮层功能失常，也可导致排尿异常。

【发病机制】

1. 腰交感干由 4 ～ 5 对腰神经节及其节间支组成，交通支连接相应的腰神经；腰内脏神经发自腰段脊髓侧柱的节前纤维，起自腰交感干神经节，与腹腔神经丛下延的部分组成腹主动脉丛。其分支到下肢及骨盆。当腰交感干神经受损，可导致排尿异常、排便异常、不孕、不育、月经失调等病症。

2. 盆部交感神经由 4 对骶交感干神经节和 1 个尾交感神经节及其间支组成。位于骶骨盆面，骶前孔的内侧。骶部交感神经干的节前纤维经交通支在交感干内下降至骶神经节，在节内交换神经元后，以交通支达到骶神经和尾神经。骶髂关节错位可致骶部交感神经受刺激，引起男女生殖系统、泌尿系统病变或下肢血管神经性水肿等。

3. 当上段颈椎错位引起椎－基底动脉供血不足，或使颈交感神经受刺激，以及腰椎、骶髂关节错位，都会影响排尿高级中枢或膀胱自主排尿中枢等对排尿活动的影响，出现排尿异常。

【临床表现与诊断】

（一）临床表现

睡中尿床，数夜或每夜一次，甚至一夜数次。可伴有头痛、头晕、乏力等症状以及颈项、胸腰骶部疼痛酸胀不适感觉。

（二）临床检查

1. 体格检查

颈部活动受限，颈肌紧张，颈椎棘突或椎旁压痛。腰背肌紧张，腰椎生理曲度改变，腰椎棘突单个或多个偏歪，棘上韧带肿胀或剥离。压痛点可在棘突，或在患椎棘突旁半横指处。棘突间隙压痛，是合并棘间韧带损伤；椎旁压痛、叩击痛，可伴有或不伴有下肢放射痛。检查患者髂前上棘，位置较健侧偏下者为前错位，反之为后错位。检查患侧髂后上棘位置较健者偏下者，为骶髂关节后错位，反之，为前错位。

2. 影像学检查

（1）X 线检查　选用张口位片。寰椎双侧的侧块不对称，寰齿侧间隙及寰枢关节间隙左右不对称。侧位片寰椎后结节呈仰、倾式或旋转式错位，颈椎相应椎体可见双边征、椎体失稳或椎间孔变形狭窄。胸、腰椎骨、关节损伤患者，其相应椎体可见骨赘形成或楔形样改变，棘突偏歪以及胸椎力线改变。必要时予 CT 和 MRI 检查。

（2）B 超检查　可及时发现泌尿系统的结石，辅助发现泌尿器官的炎症、肿瘤等其他疾患。

（三）诊断要点

睡中尿床，数夜或每夜一次，甚至一夜数次，伴头痛、头晕、颈项、腰骶部疼痛酸胀不适等症状。颈、胸、腰、骶髂关节错位的相关体征。通过影像学检查、实验室检查、B 超等检查等进一步明确诊断。

（四）鉴别诊断

需要鉴别的病种比较多，主要与以下几种疾病相鉴别。

1. 高级中枢排尿控制功能不全或减弱，常见于婴幼儿及精神疾病患者。

2. 泌尿系统疾病，如下尿路畸形或梗阻、泌尿系感染、肾功能不全等。

3. 全身性疾病，如糖尿病、尿崩症、镰状红细胞贫血等。

4.神经系统疾病，如脑发育不全、脊膜膨出、脊髓栓系综合征、脑梗塞死等。

【辨证与治疗】

（一）手法治疗

1. 常用松解手法

患者取坐位或俯卧位，医者以手指或手掌沿脊柱两侧颈段、胸段、腰段进行推揉弹按，反复4～5遍，以缓解紧张的椎旁软组织，并松解粘连以备正骨操作。

2. 颈椎小关节复位手法

（1）单人旋转复位法　以第2颈椎棘突左偏为例。医者站于患者左侧，右手拇指触到偏左的第2颈椎棘突，右手其余手指置于患者左侧颞部，同时医者左手托扶患者右侧下颌面部，使患者颈部前屈35°，右侧屈35°，再使其颈部向左旋转45°，此时医者双手同时瞬间相对用力，左手使患者下颌部向左上旋转，右手使头颞部向左后旋转，同时右手拇指向右推按第2颈椎偏歪棘突，常可听到"咔嗒"响声，或有棘突滑动感，提示手法复位成功。

（2）侧旋提推法　适用于下颈段颈椎移位。以第6颈椎棘突偏右为例。患者端坐位，医者右手拇指置于偏移棘突右侧，左手掌托住下颌部稍用力向左上提拉，然后右手拇指同时瞬间用力向左侧推移，常听到"咔嗒"的响声，提示手法复位成功。

3. 腰椎小关节复位手法

（1）腰椎旋转复位法　适用于腰椎棘突有偏歪者。以第4腰椎棘突偏右为例。患者坐于双连凳的前凳上，双手交叉置于枕部。医者坐于后凳上，右手拇指置于第4腰椎偏右的棘突旁，左手自患者左肩上穿至右侧肩颈部并握住该部位。令患者前屈60°，左侧屈45°，在右手拇指推按偏歪棘突向左侧的同时，左手拉住患者颈肩部向左后上方旋转，使患者腰骶部旋转30°～60°，常听到"咔哒"的一声，右手拇指下有棘突移动感，提示手法复位成功。

（2）腰椎侧卧位斜扳法　适用于腰椎棘突有偏歪者。以腰椎左旋为例。患者左侧卧位，左下肢自然伸直，右下肢屈曲。医者面对患者站立，两手（或两肘）分别扶按患者的肩前部及臀部，做相反方向的缓缓用力扳动，使腰部被动扭转。当扭转到有交锁阻力感时，再施加一个较大幅度的旋转推按力，按压肩部的力向右后下方，按压臀部的力向左前下方，此时常可听到"咔嗒"响声，提示手法复位成功。

4. 骶髂关节复位手法

（1）骶髂关节前错位复位手法　骶髂单髋过屈复位法（以左侧为例）。患者仰卧，两上肢放平置于身两侧。医者站于患者左侧，右手肘臂抵压患者左膝使其屈髋屈膝，左手扶持右膝固定右下肢使其保持伸直。医者右肘臂稍用力下压使患者左侧膝髋屈曲角度加大，并同时稍旋髋向身体外侧或内侧，此时有时可听到"咔嗒"声，或手下有轻度移位感，提示手法复位成功。

（2）骶髂关节后错位复位手法　俯卧单髋过伸复位法（以左侧为例）。患者俯卧、靠床沿。医者站于患者左侧，以右手前臂抱托起患者左大腿下段，同时使患者左下肢伸直，髋部后伸，医者左手掌根按压患者左骶髂关节错位处，右前臂先缓缓旋转或上下晃动患者左下肢4～5次，然后用力向上提拉患者左侧大腿使其伸直的左下肢后伸，同时医者左手用力下压，两手向相反方向扳按，此时可闻及"咔嗒"响声，或手下有关节复位感，提示手法复位成功。

（二）其他疗法

1. 中医辨证配合疗法

本病归属中医学的"遗尿"范畴。尿液的生成与排泄与肺、脾、肾三脏对水液的代谢的调节作用密切相关。遗尿归咎于膀胱和肾的气化功能的失常，亦与肺、脾的宣散转输和肝的疏泄有关。治疗时要辨别脏腑寒热虚实，审因治宜，分证论治。

（1）下元虚寒型　治宜温补肾阳，固涩小便。方选菟丝子散加减。

（2）肺脾气虚型　治宜补肺健脾，固摄止遗。方选补中益气汤合缩泉丸加减。

（3）肝经湿热型　治宜清肝泄热，固摄止遗。方选沈氏闷泉丸加减。

2. 针灸疗法

（1）体针　取关元、气海、三阴交、阴陵泉、印堂穴，每次2～3穴，可配足三里穴。每日1次，用补法，留针10～15分钟，起针后再用艾条悬灸关元穴3～5分钟。

（2）手针　取夜尿点（小指二横纹中点），留针15分钟。隔日1次，每次30分钟，7次为1个疗程。

（3）耳针　针刺肾、膀胱、神门、肺、脾的反应点。

（4）艾灸　取神阙、三阴交穴，每日20分钟，温和灸。用于属虚证者。

3. 牵引疗法

颈部枕颌带牵引。牵引时颈部轻度前屈，牵引重量坐位一般为3～5kg，卧位一般为6～8kg，每次牵引时间30分钟，10次为1个疗程。

【预防与调护】

避免长时间低头含胸的工作或学习。手法治疗期间，配合做挺胸、扩胸运动和单杠悬吊等锻炼。适当加强腰背肌锻炼。

【复习思考题】

试述骶髂关节错位的常用复位手法。

第五节　痛经

痛经为常见的症状之一，指行经前后或月经期出现下腹部疼痛、坠胀，伴有腰酸或其他不适，症状严重影响生活质量者。痛经分为原发性痛经和继发性两类。原发性痛经指生殖器官无器质性病变的痛经，多见于青春期少女、未婚及已婚未育者。此种痛经在正常分娩后疼痛多可缓解或消失；继发性痛经则多因生殖器官有器质性病变所致，如由盆腔器质性疾病，如子宫内膜异位症、子宫腺肌病等引起的痛经。本节主要论述与颈椎病有关的痛经。与脊柱相关的痛经主要是腰骶椎病变所致的盆部交感神经受刺激所引起的疼痛，在临床上尤以原发性痛经多见。

【发病机制】

由于外伤、劳损等致病因素使骶髂关节轻度移位、梨状肌受到牵拉或炎症刺激等，加之子宫颈峡部或子宫颈内口狭小，子宫位置过度前倾前屈或后倾后屈，经血排出受阻不畅，往往刺激产生反射性子宫收缩，收缩频率增加伴节律紊乱。因此，在月经前期或者经行前后可引起子宫平滑肌及盆腔周围组织紧张度增高，血管充血，子宫内膜螺旋动脉痉挛收缩，经血凝滞，外流受阻而产生痛经。

【临床表现与诊断】

（一）临床表现

1. 症状

一般在开始行经的头 1～2 年无明显症状或仅有轻度不适，严重的痉挛性疼痛多发生于初潮 2～3 年后的青年女性。周期性发生下腹部疼痛（胀痛、冷痛、灼痛、刺痛、隐痛、坠痛、绞痛、痉挛性疼痛、撕裂性疼痛），疼痛蔓延至腰骶部，甚至涉及大腿及足部，常伴有全身症状，月经疼痛多数出现于月经第一二天，常为下腹部阵发性绞痛，有时也放射至阴道、肛门及腰部，可伴有恶心、呕吐、尿频、便秘或腹泻等症状，腹痛常持续数小时，偶见持续 1～2 天者，当经血外流通畅后逐渐消失。疼痛剧烈时，面色苍白，手足冰冷，出冷汗，甚至昏厥。亦有部分患者在月经前 1～2 天有下腹部疼痛，接近月经来潮时加剧。膜样痛经的患者则在月经第 3～4 天时疼痛最剧烈，膜状物排出后即消失。

2. 体征

疼痛部位肌肉紧张、痉挛或僵硬，并有广泛的压痛点；脊柱生理弧度异常变化，或脊柱发生侧弯；肢体功能活动可有轻度或中度受限。

（二）临床检查

X 线检查可见脊柱生理弯曲有不同程度的改变。

（三）诊断要点

本病一般根据病史、症状、体征及 X 线检查就能做出明确诊断，患者常有外伤史或慢性劳损史。

（四）鉴别诊断

原发性痛经首先要排除盆腔病变的存在。建议先行妇科检查、超声检查、宫腔镜检查等，以排除生殖器器质性病变（如子宫内膜异位症、盆腔炎、盆腔瘀血症等）引起的继发性痛经。

【辨证与治疗】

（一）手法治疗

对骶尾部行手法复位调整，松解足三阳和足三阴筋经的筋结，配合腹部和骶尾部的推拿按摩手法，以达到整体结构平衡，解除病症的目的。

1. 舒筋通络

（1）腹部患者取仰卧位。医者坐于右侧，用摩法或揉法顺时针方向在小腹部治疗约 10 分钟。然后在气海、关元穴用一指禅推法治疗，每穴约 5 分钟。腹部手法要深透有力，轻而不浮，一般约 15 分钟手法治疗，至患者腹部有温热感。

（2）骶部患者俯卧位。医者站于右侧，用擦法在骶部治疗约 2 分钟；然后用按法在八髎穴上治疗，以酸胀为度；最后在骶部八髎穴用擦法治疗，以透热为度。

2. 筋经手法

患者先仰卧后俯卧。医者检查患者两侧足三阳和足三阴经筋的循经通道是否对称、是否有筋结，再进行左右两侧比较，并用手法轻揉按压，活筋松解，每次按揉 2 ~ 3 分钟，达到整体结构平衡、解除病症的目的。

3. 一指禅穴位按压

嘱患者取坐位。医者用一指禅推按肝俞、膈俞、章门、期门等穴，然后到两胁，由后往前擦。而后加施上腹部按摩法 8 分钟，再用一指禅推揉中脘穴 2 分钟，最后直擦背后督脉和膀胱经。

4. 正骨整复

医者在患者腹部及骶尾部选取疼痛反应点，用一指禅推按 2 ~ 3 分钟，再于双侧三阴交、阴陵泉按揉 2 ~ 3 分钟。用掌跟轻轻叩击患者骶部 20 ~ 30 次，如有必要，采用腰椎旋转复位或斜扳法治疗。

（二）其他疗法

1. 中医辨证疗法

根据其临床辨证，结合整体情况及有关兼证全面分析进行化裁。

（1）气滞血瘀型　治宜活血化瘀，行气止痛。可选用身痛逐瘀汤加味治疗。

（2）痰浊瘀滞型　治宜通阳豁痰，活血通络。方用栝楼半夏白酒汤加减治疗。

（3）肝肾亏虚型　治宜补益肝肾，方用杞菊地黄丸加减。若为腰膝酸冷、夜间多尿、畏寒脉沉者应改用金匮肾气丸治疗。

2. 局部封闭

用 0.5% 利多卡因 3 ~ 4mL，加入 12.5mg 醋酸强的松龙混悬液进行痛点浸润封闭。

3. 针灸疗法

根据辨证分型不同，辨证取穴。

（1）第 3 腰椎横突压痛明显者，用 2.5 寸毫针刺至横突尖部骨质后，针稍退出以雀啄手法捻转留针 5 ~ 10 分钟。

（2）取双肾俞、腰眼、腰阳关等背部俞穴、华佗夹脊、足太阳膀胱经脉穴位，合理配伍，以电针刺激 10 ~ 20 分钟。

（3）对肩部、胸、腰及背部受到风寒致病者，在压痛明显的天宗穴或椎旁夹脊穴拔火罐 10 ~ 20 分钟。

4. 物理疗法

TDP 照射、蜡疗、中药离子导入等物理治疗。

【预防与调护】

经前、经期忌辛辣生冷之物；注意保暖，防止受凉；注意经期卫生，避免精神刺激，控制情绪；经期痛经，一般腹部不做手法，八髎亦不用热敷，以防由此导致月经过多。

【复习思考题】

如何鉴别原发性痛经与继发性痛经。

第六节 月经失调

月经失调泛指各种原因引起的月经改变，主要包括经期与经量的变化，是妇女病中最常见的症状之一。神经内分泌功能失调以及器质病变或药物是导致月经失调的主要原因，而腰骶椎病变所致的盆交感神经丛受刺激（或受压）而使盆腔脏器功能失调亦可造成月经失调而称为脊源性月经失调。本病相当于中医学"月经病"的范畴。

【发病机制】

外伤或劳损导致腰骶关节的轻微错位，或由于梨状肌痉挛、炎症激惹而刺激了梨状肌附近的盆部交感神经丛，使盆部交感神经丛发出支配子宫的交感神经支长期处于兴奋状态，从而引起子宫平滑肌的持续收缩，并且引起子宫内膜与子宫内膜螺旋动脉的痉挛收缩，这些变化将导致子宫内膜组织的缺血、坏死及脱落而成为月经并使月经提前。到后期，长期兴奋的交感神经转为受抑制，而副交感神经兴奋，子宫内膜螺旋动脉则扩张充血，子宫平滑肌松弛，则子宫内膜组织脱落时间延后而使得月经周期退后。此外，腰丛及盆腔神经丛受刺激后可反射性刺激大脑皮质（通过下丘脑及垂体的正负反馈机制），从而影响雌激素与孕激素的血液含量而引起月经紊乱。

【临床表现与诊断】

（一）临床表现

1. 症状

（1）常可询及患者腰、臀部外伤史，常见腰臀部的胀痛伴随腰部活动不利。

（2）有月经失调的表现，行经前或行经后的小腹的胀痛感明显，但经量与经色正常。

（3）可伴见下肢，尤其是腓肠肌的酸胀乏力，以及臀部、膝部胀痛，不同程度的跛行，患侧下肢的怕冷或潮热。少数病例还可见尿频、尿急、便秘或腹泻。

2. 体征

（1）不同程度的腰椎活动受限，伴见腰肌紧张，或一侧腰肌代偿性增粗而对侧腰肌萎缩。

（2）第 4、5 腰椎棘突间隙过大，或第 4、5 腰椎棘突偏歪，局部压痛。

（3）两侧髂后上棘不对称，伴压痛，或患侧梨状肌明显压痛。

（4）患侧直腿抬高试验阳性，个别患者可出现"4"字试验（Faber 试验或 Patrick 试验）阳性、床边试验（Gaenslen 试验）阳性，或伸髋试验（Yeoman 试验）阳性。

（二）临床检查

1. 腰椎 X 线片上可见到腰曲加深或变浅，腰骶角增大，椎间隙改变，腰椎骶化，骶椎腰化或骶椎隐裂等表现。

2. 血常规、血沉、抗"O"、类风湿因子等理化检查均正常，妇科常规检查以及子宫、子宫附件 B 超未见异常。

（三）诊断要点

1. 月经失调超过 1 年以上并伴腰部外伤史，腰部疼痛及不同程度的腰部活动受限。

2.X 线片见腰骶关节或骶髂关节的损伤表现。

3.妇科检查排除生殖系统的病理因素或损伤，B 超检查子宫附件无异常。

4.排除药物、环境及情绪等因素造成的月经失调。

5.对月经延期者，按常规用黄体酮、己烯雌酚治疗无效者。

（四）鉴别诊断

1.青春期功能失调性子宫出血病

青春期女性的不规则子宫出血，先有一段时间停经，然后突然大量出血，延续数周，不易自止；亦可表现为断断续续的出血，量时多时少，失血过多者可继发贫血。

2.更年期功能失调性子宫出血病

更年期妇女无规律性的子宫出血，月经周期紊乱，经期长短不一，出血量时多时少，有时经血淋漓数月，伴贫血，

3.多囊卵巢综合征

多囊卵巢综合征是育龄妇女常见的一种复杂的内分泌及代谢异常所致的疾病，主要临床表现为月经周期不规律、不孕、多毛和 / 或痤疮等。

以上疾病可以通过病史、专科临床表现、实验室检查，必要时结合 B 超、MRI 等检查鉴别。

【辨证与治疗】

（一）手法治疗

可采用局部推拿按摩手法放松腰臀部紧张的肌肉。若存在腰椎棘突偏歪，可采用坐位旋转复位法调整偏歪之棘突。骶髂关节前错位者使用单髋过屈复位法，骶髂关节后错位者使用单髋过伸复位法。

（二）其他疗法

1.中医辨证疗法

（1）月经先期

①阳盛血热型：治宜清热降火，凉血调经。方用清经散加减治疗。

②阴虚虚热型：治宜养阴清热，凉血调经。方用两地汤加减治疗。

③肝郁化热型：治宜清肝解郁，凉血调经。方用丹栀逍遥散加减治疗。

④气虚型：治宜养心健脾，固冲调经。方用归脾汤加减治疗。

（2）月经后期

①实寒型：治宜温经散寒，活血调经。方用温经汤加减治疗。

②虚寒型：治宜温经扶阳，养血调经。方用大营煎加减治疗。

③血虚型：治宜补血养营，益气调经。方用人参养荣汤加减治疗。

④气滞型：治宜理气行滞，活血调经。方用乌药汤治疗。

2.耳针疗法

取子宫、内分泌、卵巢、肝、肾、脾、胃俞穴。

3.埋线疗法

用 1cm 消毒羊肠线埋植于三阴交或中极透关元。

【预防与调护】

脊源性月经不调，如早期发现，经整脊后临床疗效显著。

【复习思考题】

月经失调应如何辨证施治。

第七节　产后腰腿痛综合征

产后腰腿痛综合征，多发于初产妇或多产妇。多是在分娩时骨盆环损伤，常因骶髂韧带劳损或骶髂关节损伤未能及时修复，以致产后出现下腰、臀部、下腹或下肢疼痛等多种症状。

【发病机制】

产后腰腿痛综合征常见原因有难产致骨盆环损伤、产后过早不当的活动、骨盆环原有疾患产后加重和分娩时骨盆扩张未能及时复原等。妊娠后期，由于内分泌因素的影响，骨盆韧带松弛，使微动的骶髂关节轻度移位，带动了耻骨联合的分离，在分娩时骨盆容积增大，胎儿可顺利出盆，分娩后骨盆又逐渐恢复原状。但由于骶髂关节的移位与耻骨联合的分离，加以胎儿的重力，腹部前挺使腰骶关节与骶尾关节可能产生移位，使整个骨盆环的结构受到了影响。骨盆周围的肌肉（如梨状肌、髂肌、闭孔肌等）、周围神经（髂腹下神经、坐骨神经、阴部神经等）和自主神经（主要为副交感神经）受到损伤，可影响盆腔内的脏器（如膀胱、直肠、生殖器等）。以上这些组织或器官受到移位的关节直接挤压，或因炎症、瘀血的刺激而产生症状。见图 10-3。

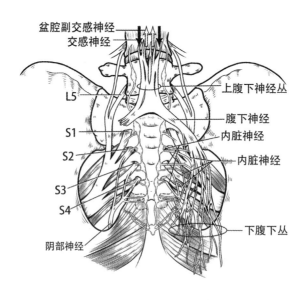

图 10-3　骨盆神经分布示意图

【临床表现与诊断】

（一）临床表现

1. 症状

（1）臀部及下肢疼痛，多见于单侧（骶髂关节损伤多发生于单侧）疼痛，常放射至大腿后侧，仰卧睡觉不能持久，行走时患侧下肢不敢用力，可出现跛行。

（2）腰骶或骶尾部疼痛，站立行走时局部疼痛加剧，坐、蹲、卧位时疼痛减轻。

（3）耻骨联合损伤者，局部疼痛，或通过阴部神经放射引起会阴部疼痛。

（4）骨盆肌肉损伤者，主要表现为髂后上棘下外侧或髂前上棘前下方疼痛。多发生在一侧，常放射至下肢后侧或前内侧。

（5）盆腔脏器功能紊乱者，可因骨盆损伤或炎症刺激局部脊神经或自主神经，引起盆腔脏器功能紊乱而出现症状。如腹胀、便秘、尿频、尿急、排尿障碍或月经不调。

2. 体征

（1）骶髂关节损伤者，局部压痛。骶后上棘高耸，位置偏前下为后错位；若髂后上棘凹陷、偏上为前错位。单腿直立时骶髂部疼痛加剧，单髋屈曲内收时骶髂关节疼痛加剧，"4"字试验多呈阳性。

（2）耻骨联合损伤者，局部有压痛，或可触及耻骨联合间隙增宽，骨盆分离试验可呈阳性。如耻骨联合发生松弛时，患者平卧，两腿伸直，在一侧足部向上推，常可感到上推侧的耻骨向上移动，有时合并骶髂关节损伤。

（3）腰骶关节与骶尾关节损伤者，局部压痛。腰部过伸或过屈时，腰骶部疼痛加剧。

（4）骨盆肌肉损伤者，多发生在梨状肌与髂腰肌，有局部压痛，下肢抗阻力外旋或前屈时局部疼痛加剧。

（5）盆腔脏器功能紊乱者，多有下腹压痛，有时触及小硬块，肠鸣音多亢进，常合并附件炎。

（二）临床检查

1. X 线检查

轻者 X 线检查无异常；重者可有两髂后上棘不对称，双侧骶髂关节间隙不等宽，或患侧间隙模糊等。有的出现耻骨联合分离，或腰骶角增大等。

2. 实验室检查

尿检可出现少量蛋白尿。

（三）诊断要点

可根据特殊病史、典型症状、体征、X 线片确诊。

（四）鉴别诊断

本病应注意与腰椎间盘突出症、腰椎椎管狭窄症等疾病相鉴别，其鉴别要点如下：

1. 腰椎间盘突出症

腰痛并放射至一侧或两侧下肢，腰椎可有侧弯或前屈受限，腰椎旁有压痛并向下肢放射；直腿抬高试验多呈阳性，骨盆试验阴性；X 线片示骨盆环无异常。

2. 腰椎椎管狭窄症

病程隐匿，发展缓慢，有长期下腰背部、臀部及大腿后部疼痛史，并呈渐进性，有间歇性跛行，可因特殊姿势或行走诱发，变换体位或休息后症状减轻或消失；CT、MRI 检查见椎管狭窄。

【辨证与治疗】

（一）手法治疗

骶髂关节错位者，用斜扳法复位；耻骨联合分离者，用侧卧挤压法复位，必要时两侧都做；腰骶角增大者，可让患者取俯卧位，术者于骶角后向前按压；肌肉粘连者，用分筋理筋，松解手法；有移位者，注意手法复位后卧床休息 1～2 周。

（二）其他疗法

1. 中医辨证疗法

（1）气滞血瘀型　治宜活血祛瘀，方用血府逐瘀汤或桃红承气汤加减。

（2）肝肾亏虚型　治宜补益肝肾，方用六味地黄汤加减。

（3）湿热下注型　治宜清热利湿，方用三仁汤加减。

2. 物理疗法

选用蜡疗、醋疗、中药离子导入等物理治疗，可以缓解肌肉痉挛、消除神经根的炎性水肿、改善局部循环。

3. 功能锻炼

患者宜做蹲下起立活动，反复进行，每日 2～3 次，每次 20～30 遍，对骨盆恢复原位、改善局部血液循环、消除炎症有一定作用。

【预防与调护】

在产前及早开始调护，产前有慢性腰痛者要及时治疗。产后不宜下地过早，以防止闪挫扭伤。产后逐步加强骨盆与下腰部的功能锻炼。产前、产后要注意调养，避免风、寒、湿等。

【复习思考题】

产后腰腿痛综合征的发生应考虑哪几个因素？

第八节　腰椎骨盆源性膝痛

由于脊椎侧弯、骨盆倾斜、脊柱力平衡失调导致膝关节受力不均，致使受力较大的部位出现软骨磨损，骨质增生，引起腰椎骨盆源性膝痛，也称脊源性腰椎骨盆源性膝痛。该病以膝部的疼痛、肿胀、活动受限为基本特征，依其症状当归属中医学"骨痹"范畴。

【发病机制】

腰椎骨盆源性膝痛的发生与膝关节周围肌肉韧带和半月板的损伤有关，也与脊柱、骨盆的劳损有关。

（一）膝关节周围筋伤

1.在人们日常的活动或运动中，膝关节既要承受纵轴压缩力，还要允许小腿沿其长轴旋转。从机械力学的观点看，既要求膝关节在承受体重和长杠杆力的作用下，在全伸直时有很大的稳定性；也要求在一定程度的屈曲情况下，具有很大的活动性。但膝关节关节面的结构，只允许它做伸屈一种运动，唯有在削弱稳定性的情况下，在一定程度的膝关节屈曲状态下，胫骨才能沿其纵轴做幅度较小的旋转运动。而此时膝关节周围软组织的强有力代偿，是膝关节在运动中维持其稳定性和活动性的关键因素，若膝关节周围软组织极度疲劳或损伤，对关节在活动时的协调和保护能力下降，易继发引起骨关节的损伤、劳损及退变。

2.止于膝关节周围的双关节肌，均有不同程度的伸屈髋、膝关节的作用。起于髂前上棘的股直肌、缝匠肌、阔筋膜张肌分别止于胫骨粗隆、胫骨内髁及外髁。在跳跃动作中，髋、膝关节从屈曲到伸展，这三块肌肉的牵拉应力都集中到髂前上棘一个起点上，若准备运动不充分或动作不协调，易导致此处的损伤或劳损。而这三块肌肉共同起点的损伤，反过来会影响这三块肌肉收缩和伸展的协调动作，髋、膝关节的功能因此而受限。但由于髋关节其他屈肌的强有力代偿，临床仅表现为膝关节各有关部位的疼痛和功能障碍。如股直肌的损伤或劳损，表现为胫骨粗隆的疼痛和屈膝受限；缝匠肌的损伤或劳损，表现为膝关节内侧疼痛；阔筋膜张肌的损伤或劳损，则表现为膝关节外侧疼痛及伸屈受阻。

3.内、外侧半月板的前、后角附在胫骨髁上。当股骨外旋时（即胫骨相对内旋），半月板被股骨所推动，外侧半月板被拉向前，而内侧半月板被拉向后；股骨内旋时（即胫骨相对外旋）则相反，内侧半月板前移而外侧半月板后移。外侧半月板移动的总范围比内侧半月板大一倍。当膝关节做伸屈运动时，股骨内外髁在半月板上面呈前后运动；旋转运动时半月板则固定于股骨髁下面，其转动是发生在半月板和胫骨平台之间。在伸膝时，半月板向前移动，其前半部承受压力较大；屈膝时则相反，后半部承受压力大。因此，若在小腿内、外旋的情况下猛然伸直膝关节（如踢球的动作），内侧或外侧半月易受股骨髁及胫骨髁的卡压而受损，轻者引起半月板嵌顿，重则造成半月板破裂。由于内侧半月板与内侧副韧带及缝匠肌有较紧密的解剖联系，这些软组织的病损，势必影响内侧半月板的活动性，在膝关节的伸屈活动中，受到牵拉和挤压，因此，内侧半月板较外侧半月板更易受损，而且正常膝关节都有轻度外翻，胫骨外髁负重较大，故外侧半月板受压亦大，易发生破裂。

膝关节损伤多发生在关节不同程度屈曲、旋转等稳定性较差的情况下，究其原因大致有四：①膝周软组织极度疲劳或损伤，协调和保护能力下降；②膝关节的病损或退变，致膝关节的异常活动增加，稳定性下降；③起于髋周的双关节肌的病损，影响膝关节的屈曲和髋、膝关节的协调动作；④膝关节的解剖结构的缺陷。以上因素使膝关节的内外平衡失调，膝关节受力较大的部位出现增生和退变，进而引起膝痛的发生。

（二）脊柱－骨盆的劳损

1.膝关节是由胫股关节和髌股关节所组成的双关节结构，关节的活动同时发生在三个平面内，其中胫股关节面的活动范围较大，构成了关节活动的主要部分。膝关节的肌力虽由多块肌肉所产生，但股四头肌收缩所产生的力量占膝关节全部肌力作用的大部分，并构成了膝关节屈曲时的静力平衡。腰椎侧弯多发生于上段，腰椎1、2、3是股神经和闭孔神经发出的节段。股神经支配股四头肌，闭孔神经支配股内收肌群，这两组肌肉是膝关节稳重的重要机制。上段腰椎关节紊乱，股神经和闭孔神经受刺激，分别可引起其支配的肌肉肌力下降，继发膝关节不稳，而导致腰椎骨盆源性膝痛的发生。

2. 脊柱侧弯或骨盆倾斜后，造成一侧下肢承载力过大，膝关节超重活动，直接造成软骨磨损，膝骨节软骨的磨损，可直接导致腰椎骨盆源性膝痛的发生。

【临床表现与诊断】

（一）临床表现

1. 症状

多见于中老年妇女，多有慢性腰痛史，一侧膝关节疼痛，活动受限，久站、久行疼痛，休息减轻。膝关节慢性不定性疼痛，上下楼梯及早晨起床或久坐站立时疼痛加重，活动后减轻，过度活动又加重。膝关节肿胀压痛，屈伸受限，活动关节时有摩擦音，晚期可呈现膝关节内翻或屈曲畸形。

2. 体征

（1）髌骨下疼痛　在上下楼梯或坐位站起等动作中，股四头肌主动收缩引起髌骨下疼痛及摩擦音，膝关节被动伸屈时无症状，有时可出现交锁现象，髌骨下压痛。

（2）关节反复肿胀　外伤或轻度扭伤后引起关节肿胀积液、疼痛、关节周围压痛、膝关节肌肉痉挛，积液多不严重。休息 1～2 个月后，症状可自然消退。但可因轻微外伤而反复发作。由于股四头肌无力或疼痛，膝关节可出现"闪失"现象。

（3）关节畸形　病情逐步发展，膝关节出现内翻或外翻畸形，关节骨缘增大，关节主动及被动活动范围逐步减少；有些患者不能完全伸直膝关节，严重者则膝关节呈屈曲挛缩畸形。

（4）股四头肌萎缩　部分患者可并发程度不一的股四头肌萎缩。

（二）临床检查

1. 特殊检查

（1）外翻分离试验　患侧膝关节略屈曲，外展小腿，此时内侧上下关节面分开，间隙加宽。如放松小腿，关节面因相互抵触而发出撞击声则为阳性，可诊断内侧副韧带断裂。

（2）内翻分离试验　医者一只手固定患肢大腿，另一只手向内侧扳动小腿，此时外侧关节面分开，间隙加宽。如放松小腿，上下关节面相互抵触发出撞击声者为阳性，可诊断外侧副韧带断裂。

（3）夹枕试验　用普鲁卡因封闭外侧副韧带的压痛点后，于两膝内侧夹枕，用绷带缠紧双踝，拍摄双膝 X 线正位片。外侧副韧带完全断裂者，X 线片显示外侧关节间隙增宽，合并十字韧带断裂者，其增宽范围明显。

（4）麦氏征试验　也称半月板弹响试验，是半月板破裂的重要检查项目。患者仰卧并屈膝到最大限度，医者立于患者右侧，左手掌置于膝前，右手握持足跟，外旋足部并在内收位逐渐伸直，在伸膝过程中左手掌感到弹响且患者感到局部疼痛者为阳性，表示内侧半月板破裂。反之，内旋足部并逐渐伸膝，有弹响且患者感到疼痛者为外侧半月板破裂。膝关节屈曲 90° 时有弹响为半月板中央破裂；最大屈曲时有弹响为后角破裂；伸直时有弹响为前角破裂。但此法对前角破裂不易有阳性发现。左、右膝检查方法相同。

（5）阿氏试验（Apley Test）　又称膝关节旋转或提拉试验。患者俯卧位，屈膝约 90°，医者两手把持患侧足部，垂直向下挤压，先向外旋转同时伸屈其膝关节，出现疼痛者为内侧半月板损伤；内旋时疼痛者为外侧半月板损伤。如固定患肢股部，屈膝90°，向上提拉足部并旋转，出现疼痛者多为韧带损伤。

（6）侧方重力试验　患者侧卧，患肢在上，嘱患者慢慢伸屈膝关节，因受小腿重力挤压，内侧半月板损伤时，患者感到局部疼痛。然后患肢在下，伸屈膝关节时疼痛者为外侧半月板损伤。此时患者常因疼痛不敢伸直膝关节。

（7）髌骨研磨试验　患者仰卧位，检查者沿滑车沟向远侧推移髌骨，患者收缩股四头肌以对抗髌骨下移。正常髌骨在滑车部应该自由滑动。髌骨滑动时出现疼痛或者捻发音为阳性，提示髌股综合征。

2. X 线检查

（1）腰椎上段有明显向患膝对侧侧弯，腰椎生理弧度改变，骨盆左右高低不等。

（2）膝关节早期 X 线片常为阴性，偶尔侧位片可见髌骨上下缘有小骨刺增生。以后可见关节间隙狭窄，软骨下骨板致密，关节边缘及髁间嵴骨质增生，软骨下骨有时可见小的囊性改变，多为圆形，囊壁骨致密。

（三）诊断要点

有腰部慢性劳损史；膝关节有肿胀、疼痛、活动不便等表现；查体有腰椎侧弯、骨盆倾斜、髌骨下及膝周围压痛，可出现特殊检查试验阳性；X 线检查有腰椎侧弯、小关节紊乱、骨盆倾斜及膝关节退变等改变。

（四）鉴别诊断

1. 膝关节滑囊炎

此病以局部膝内侧肿胀为主，反复发作，一般疼痛不严重。

2. 半月板损伤

明显外伤史，关节有交锁征，麦氏征呈阳性。注意与先天性盘状半月板的鉴别。

3. 骨关节结核

X 线片有骨破坏的现象。

【辨证与治疗】

（一）手法治疗

脊源性腰椎骨盆源性膝痛的病程不同，其所牵连的肌肉、韧带和骨关节的损伤也有所不同，在采取手法治疗时既要注重膝关节相关肌肉韧带的松解，又要注重骨关节移位的纠正，筋骨并重，以使骨正筋柔，血脉通畅。在急性期主要是缓解膝关节的疼痛的和功能障碍；慢性期则以治疗肌萎缩和恢复膝关节功能为主，治疗范围包括腰、骨盆、膝、足踝关节及其有关软组织，在具体治疗上应针对具体情况进行。

1. 松筋法

（1）膝关节屈曲受限、胫骨粗隆或髌韧带疼痛，多为股四头肌损伤。在股直肌的起点（髂前上棘下缘）弹拨理按数次，多数患者膝关节屈曲角度即可明显增加。然后按揉股四头肌（重点为股内侧肌和股外侧肌），最后按揉髌周及髌韧带。

（2）膝关节伸屈过程中的"绞锁"现象，为阔筋膜张肌、髂胫束损伤的常见症状。在阔筋膜张肌的起点（髂前上棘及髂嵴外唇 2～2.5cm 处）弹拨按揉数次，再沿其走向自上而下按压至胫骨外髁处，最后揉按膝外侧副韧带。

（3）膝关节内侧疼痛，多为缝匠肌或内侧副韧带损伤。先按压缝匠肌起点处（即髂前上棘下缘），再沿其走向按揉至胫骨内髁处，最后按揉内侧副韧带。

（4）膝关节过伸或过屈受限，患者在膝关节过伸过屈时，腘窝有牵扯或"顶住"感，但局部疼痛不明显。多为臀上皮神经损伤反射引起腘肌痉挛所致。手法以按压患侧臀上皮神经为主，一般症状可缓解。必要时按揉腘窝。

（5）半月板嵌顿手法（以外侧半月板嵌顿为例），施法前常规松解膝周软组织。嘱患者仰卧并伸直患膝（或略屈曲 5°～10°），助手双手顶住膝内侧。医者一只手将患侧小腿自外往内持续推压约一分钟，另一只手将患足用力外旋。对于体质健壮的患者，可在持续牵引并内收小腿的情况下，用力外旋患足。

（6）髌骨软化症以松解股四头肌的痉挛手法为主，辅以髌周的按揉手法。目的在于减少髌股关节面的压力与摩擦，可减轻临床症状，延缓病情进一步发展。

2. 正骨法

按腰椎–骨盆疾病整复相关的腰椎小关节或骶髂关节错位，恢复脊柱–骨盆的内外力平衡。

（二）其他疗法

1. 中医辨证疗法

膝痛症的中药治疗，遵"肾主腰脚"，从下焦肝肾论治。

（1）下焦湿热型　治宜清热利湿，方选二妙汤加减。

（2）筋骨虚劳型　治宜补肾强骨，方选舒筋保安汤或左归饮加减。

（3）肾虚湿滞型　治宜温阳渗湿，方选加减乌头汤或右归饮加减。

2. 针刺法

选穴以膝眼，髌骨下缘，血海、阴陵泉透阳陵泉、百虫窝等穴为主，针至骨膜，留针 30分钟。

3. 针刀疗法

用小针刀松解膝周围软组织和铲磨削平骨刺，每周 1 次，3 次 1 个疗程。

4. 牵引疗法

采用小腿皮套牵引，每天 4 小时

【预防与调护】

整脊法要适当配合其他疗法进行综合调理治疗。治疗手法应步骤规范、用力得当、筋骨并重、次数适宜、兼治恰当、轻柔和缓。需配合其他疗法系统治疗。

【复习思考题】

腰椎骨盆源性膝痛的发病机制及其临床表现有何联系？

第十一章
脊源性亚健康

第一节　脊源性亚健康的概念和特点

一、脊源性亚健康的概念

20世纪80年代，苏联学者布赫曼教授首先提出，人们除了健康状态和疾病状态外，还存在一种非健康非患病的中间状态，国外将其称为"第三状态"，我国将其称为"亚健康状态"，也称灰色状态、病前状态、亚临床状态、临床前期、潜病期等，包括无临床症状或症状轻微，但已有潜在病理状态。

关于亚健康的概念有不同的描述，比较公认的是亚健康介于健康与疾病之间，其概念很宽泛。亚健康是指持续3个月以上出现的不适状态或适应能力显著减退而无明确疾病诊断，或有明确诊断但所患疾病与目前不适状态没有直接因果关系。世界卫生组织（WHO）在1946年宪章中提出，人体健康除应在解剖生理上无病态表现以外，还必须在精神、心理上是健康的，并能够圆满地适应社会生活环境的要求，从而开创了人类社会健康与疾病的新认识。其后，WHO对健康作出新的定义：即健康不仅仅是没有疾病和虚弱，而且是生理、心理和社会适应能力的完好状态。2006年《亚健康中医临床指南》提出亚健康状态指人体处于疾病与健康之间的一种状态。亚健康表现为活力和外界适应力降低的一种生理状态，多由人体生理功能或代谢功能低下、退化或老化所致。

国医大师韦贵康教授在《脊柱相关疾病》专著中曾提出脊源性亚健康的概念，认为根据医学疾病谱理论，就人体的脊柱状态而言，应有三种不同情形（状态），即脊柱健康态、脊柱病态及相关疾病态、亚健康态。从中医角度看，脊柱系统是以中医藏象学说、经络学说、气血津液理论为基础，以心-脑-脊髓作为人体的主宰，脊柱骨为主轴（骨为干），脊柱周围筋肉（筋为刚），脊柱周围血管为营运系统（脉为营），脊柱周围脂肪（肉为墙）、皮肤为外围等组成的一个有机系统。它们通过经络气血的联系，互相依存，互相制约，保持其前后、左右、上下、内外的动态平衡。从西医角度看，则是以脊柱的内（脊柱）外（脊柱周围的肌肉韧带滑膜、椎间盘、神经、血管、皮肤等软组织）平衡相互协调的四维八方系统。这系统只要有一方失调则产生相应的诸多不适。这"诸多不适"，可能是脊源性亚健康，甚者可能是脊柱病或/和脊柱相关疾病。

脊源性亚健康是相对脊柱相关疾病而言，是从脊柱生物力学角度研究脊柱与亚健康关系的一门科学，是指由于脊柱内外力学不平衡而致其周围肌肉、肌腱等软组织紧张、失衡，骨关节轻度位移，激惹或压迫了周围的血管、脊神经、交感神经、脊髓等而反射性地引起躯体的内脏器官及其他系统相应发生的一系列证候群。按脊柱不同节段的亚健康态可累及相应的器官、组织、系统，可分为颈椎源性头面五官功能亚健康、颈胸椎源性精神情志亚健康、颈胸腰骶椎源性运动系统亚健康、颈胸椎源性呼吸系统亚健康、颈胸椎源性循环系统亚健康、颈胸腰椎源性消化系统亚健康、胸腰骶椎源性泌尿系统亚健康、胸腰骶椎源性内分泌系统亚健康等。

二、脊源性亚健康的特点

既往亚健康的早期诊断都没有注意到与脊柱的联系，但临床观察发现，通过对脊柱的治疗，这些亚健康状态又奇迹般地获得治愈或好转。所以，脊源性亚健康概念，是指亚健康状态而不是从单一器官病理角度讨论某一个脏器的病变，应将其与脊柱的病变联系起来分析考虑。脊源性亚健康是指处于健康和脊柱疾病之间的一种潜在临床状态，因脊柱未发生器质性改变，尚未达到脊柱疾病或脊柱相关疾病的临床诊断标准，但却表现出脊柱疾病中普遍存在的颈肩部疼痛、颈部僵硬、头痛、头晕、腰背部疼痛、容易疲劳等不适症状，给人们生活带来极大的影响。

脊源性亚健康有其特殊性，各种有害因素必须作用在脊柱或其周围组织上，通过脊髓中枢神经系统反应到相应的脊背部或脏腑、气血、经络而形成证候群。人体对诸多因素的反应，固然有其共同规律，但由于脊柱特殊的解剖结构和生理功能，加上人们所处的环境、地点不同，个人的体质因素，感邪、损伤程度等的差异，导致其反应的特殊性。

1. 脊柱生理病理特点

脊柱作为人体的中轴，上承头颅、下接骨盆、椎管容纳脊髓，具有屈伸、旋转、侧屈、伸缩等功能，起到支撑躯体、保护内脏的作用。交感神经的节前纤维起源于颈、胸、腰脊髓，其节后纤维又与颈、胸、腰椎关节密不可分，对机体内各脏器起支配调节作用。脊柱的稳定性有赖于脊旁、脊上、脊间健全的应力协调一致的肌肉、韧带和结构正常的脊椎。脊柱从背侧看呈一条直线，从侧面看有 4 个正常的生理曲度，即颈曲、胸曲、腰曲和骶曲。

在慢性劳损、外邪侵袭、运动不当等诸多因素影响下脊椎的内外应力可出现改变，会促进脊柱的自然退变加速，导致关节错缝、位移和脊旁肌肉韧带的慢性劳损程度加重。当脊旁、脊间的软组织损伤，或发生无菌性炎症、脊椎的关节错动，激惹了从椎间孔穿出的脊神经，出现诸多相关的不适，即皮肤－内脏反射出现。刺激了前支则出现前支支配区域头颅、胸腹壁的感觉异常；刺激了后支则出现后支支配区域的脊背某局部异常不适；刺激或压迫了前后支之间的交感神经节时，可使交感神经的功能失调，进而引起自主神经的功能紊乱。自主神经对组织器官的生理活动起着双重调节作用，自主神经的功能紊乱会导致脏器功能的紊乱。而这些脏器的功能紊乱症状在早期是功能性的，因此在相应相关脏器的理化检查中便无异常发现，这种状态为非病理期，即所谓的脊源性亚健康。

2. 病因病机特点

劳损又称慢性积累性损害，多因长年重复相同姿势和劳作，使相关组织反复慢性损伤，经过多年损伤的积累，先是表现出相应不适感，最终表现出症状。这种超越生理能力的或虽在生理范围内反复的活动会使应力过分集中于相关的组织，牵涉到脊柱的某一节段，导致慢性积累性损害。长期、反复、持续的应力集中于脊柱的椎间盘、韧带、小关节及肌肉、筋膜等组织，超过了组织所能承受的疲劳强度，就会产生脊柱的损伤。

在脊源性亚健康易感人群中，大多因为工作时段的长时间端坐、办公方式的单一化和缺乏适当的户外阳光活动；业余时间过度放任自己，生活毫无规律或规律性很差，加之学习、工作、家庭、社会等方面压力的影响，造成心身疲劳、脊柱长时间受到不协调的应力作用，导致脊旁肌肉韧带形成慢性累积性损伤。而脊旁肌肉韧带的劳损和椎间小关节的紊乱是一个慢性渐进性过程，先是脊背酸累、重着感，而后逐渐才有明显的脊背疼痛症状或自主神经受激惹后功能紊乱所引起的诸多不适感。

劳损的致病特点多为由轻及重，由表及里，由筋及骨与关节，由脊柱及脏腑与经络。或虽因一时闪挫的急性损伤，而闪挫外力仅为诱因，其内因是脊柱的劳损。所以闪挫虽愈，但劳损未愈，导致病势缠绵，反复发作。正如《仙传外科集验方》所言："久损入骨者，盖因坠压跌扑伤折，不曾通血，以致死血在所患之处，久则如鸡肺之附肋，轻者苔藓之晕。上年少之时血气温和，尤且不觉；年老血衰，遇风寒雨湿，其痛既发。宜以此方热酒调敷，内则用搜损寻痛丸，表里交攻为妙。虽然血气虚弱之人，病在胸肋腰背之间者，谓之脱垢不除，变为血结劳，不论老少，年远近岁，大而遍身，小而一拳半肘，医之则一。此等乃根蒂之病，此非一剂可愈，磨以岁月，方可安。未成劳者易，已成劳者难。"

脊柱劳损性损伤是经筋痹痛的重要内容，正因为其为慢性、细小损伤的积累，发病初期往往因症状轻微而不被人注意，缺乏防护意识，这也是脊源性亚健康被忽视的原因之一。可见慢性经筋劳损，应该引起我们的重视，要从预防入手，防微杜渐。

3. 临床特点

专科检查可见半数以上存在不同程度的脊柱生理弧度改变；绝大部分同时存在不同程度棘突（横突）压痛、棘旁肌肉紧张或压痛，或触及椎旁结节样或条索状肌筋等异常征象；少部分仅有棘旁肌肉紧张或压痛，或触及椎旁结节样或条索状肌筋等异常征象。说明一小部分脊源性亚健康仅仅是脊柱外平衡失调导致，其余绝大部分同时具有脊柱内、外平衡失调，都不同程度地存在着椎旁软组织慢性累积性损伤和脊椎关节错动。在 X 线平片检查时可以看到大部分存在着脊柱生理弧度改变和脊椎的早期退变情况。

4. 其他易感特点

（1）年龄　不同的年龄，脊柱好发问题的部位和发生率也不一样，如儿童易好发于寰枢椎，青壮年好发于颈、胸、骶椎，中、老年人则在胸、腰、骶椎很常见，且由脊柱内在平衡失常诱发的心血管等内脏自主神经紊乱的也较常见。

（2）体质　体质的强弱与脊源性亚健康的发生有密切关系。体强力壮，气血旺盛，肾精充实，筋骨劲强，关节滑利，抵抗外邪能力强，外力也需要足够大、时间足够长时才会发生；体质虚弱，后天失养，气血虚弱，肝肾不足，筋骨失养，肌肉松弛者易直接发生脊源性亚健康或易感外邪，邪气循经入里，扰乱脊柱正常生理功能而出现脊源性亚健康，甚至产生病症。

（3）职业　脊源性亚健康与职业有最直接的关系。如颈椎损伤常发生于长期低头或伏案工作的人，汽车司机易发生颈部挥鞭样损伤。急慢性腰部劳损多发于经常弯腰负重操作的工人。运动员、舞蹈及杂技演员易发生脊柱各个部位的运动性损伤。

第二节　脊源性亚健康的临床表现

亚健康状态者，可表现出程度不同、多种多样的自觉症状，多以自主神经功能紊乱、内分泌功能变化和机体各器官功能性变化为主。主要表现在精神、心血管、胃肠、肌肉等方面症状，常见表现有精神萎靡不振、情绪不稳定、抑郁少言或急躁易怒；嗜睡或失眠多梦、烦急焦虑、健忘；反应迟钝、记忆力减退、注意力不集中、效率低、对事情缺乏兴趣或信心；头痛脑胀、头沉头晕；易疲劳乏力、体力下降、精力不足；全身酸软、手足冰冷或麻木；心慌、胸闷、气短、汗出；食欲不振、大便不调、腹满腹胀、小便异常、小腹不适；月经不调、性欲减退；皮肤干燥、瘙痒易过敏等。虽有症状，但临床各项理化检查无阳性指征。因亚健康状态者的主诉症状多种多样而又不固定，所以又称之为"不固定陈述综合征"。

脊源性亚健康的表现除了脊柱自身骨关节紊乱所产生的症状外，还包括了由此直接或间接对脊旁神经血管及其周围软组织、脊髓或交感神经等受刺激、激惹的一系列症状，有时表现为临床证候群，且常由此发展而致自主神经功能紊乱，从而引起相关系统或器官的相应症状，还有相应病变部位的疼痛及其相应活动功能不同程度的障碍。从病机看，概括为四个字——"阴阳（筋骨）失调"，可以是内平衡（骨关节系统）失调引起，也可以是外平衡（肌学系统）失调引起，或内外平衡同时失调引起的混合症状。骨关节或（与）神经肌学（筋肉）系统－经筋系统的力学平衡失调引起经脉不通，即血液、淋巴、体液循环下降，内分泌功能紊乱等，进一步导致营养与能量交换障碍、代谢下降、酸碱平衡失调等，表现为"紧"——骨关节活动不利、肌肉紧张，甚至病损部痉挛；"乏"——全身疲乏无力；"累"——经常感觉头部或脊背沉重；"痛"——关节或肌肉到处酸痛。诊查发现有结节样或条索样改变，出现传统中医学认为的"不通则痛""不荣则痛"的征象。

脊源性亚健康与有问题脊椎的病理变化有关，有明显的节段性，常常是多发的，故它的临床表现较为复杂，大多数的表现除主要症状外，还伴随多种其他症状，有的表现为综合征。需要说明的是，脊柱及周围软组织力学失衡可以引起这些症状，但不是所有这些症状都一定和脊柱有关，即脊椎病变只是出现这些症状的一个重要原因和病理，而不是全部。见表 11-1。

表 11-1   脊源性亚健康症状表

神经节段	刺激或压迫神经、血管引起的病症
第 1 颈椎	脑供血不足、头晕、视力下降、嗜睡、摇头、头痛、健忘、倦怠
第 2 颈椎	头痛、头昏、耳鸣、眼眶痛、视物模糊、斜视、鼻塞、失眠、心动过速
第 3 颈椎	眩晕头昏、偏头疼、三叉神经痛、视力障碍、失听、吞咽不适、房颤
第 4 颈椎	落枕、呃逆、咽喉痛、恶心、弱视、全手麻木
第 5 颈椎	胸痛、心动过缓、哮喘、血压波动、发音嘶哑、呃逆、口臭
第 6 颈椎	咳喘、咽喉痛、血压波动、扁桃体肿大
第 7 颈椎	咽喉痛、哮喘、气短胸闷、甲状腺病、雷诺氏征
第 1 胸椎	气短、咳喘、早搏、房颤
第 2 胸椎	气短胸闷、心律失常、冠心病（心绞痛）
第 3 胸椎	肺、支气管症状、感冒
第 4 胸椎	胸痛、胸闷、冠心病（心绞痛）、肝胆病
第 5 胸椎	心律失常、冠心病（心绞痛）、肝胆病、低血压、贫血
第 6 胸椎	消化不良、胃炎、胃痛、灼热、胃痉挛
第 7 胸椎	消化不良、胃溃疡、胃下垂、口臭、糖尿病
第 8 胸椎	肝胆病、糖尿病、免疫力差
第 9 胸椎	过敏证、手脚冷、倦怠、浮肿、小便白浊、尿不畅、癃闭

续表

神经节段	刺激或压迫神经、血管引起的病症
第10胸椎	过敏、性功能改变
第11胸椎	皮肤病
第12胸椎	不孕症、风湿、下腹痛凉、生殖器表面痛痒
第1腰椎	便秘、结肠炎、腹泻、下腹痛凉
第2腰椎	下腹痛凉、便秘、阑尾炎、静脉曲张、子宫卵巢病
第3腰椎	月经不调、膀胱子宫病、膝内侧痛无力
第4腰椎	尿量改变
第5腰椎	下肢血液循环不良
骶椎	排尿异常、小腹坠胀不适、性功能障碍、月经失调、痛经、腰骶关节病变、足跟痛麻凉感、膀胱病
尾椎	尾骨痛

一、局部表现

局部或远端酸胀或麻木。酸胀或麻木是神经受刺激或损害的反应，一般认为较严重的酸胀多是炎症刺激的反应，较严重的麻木是机械性刺激或压迫所致，或炎症对神经损害较为严重的阶段才出现症状。酸胀或麻木的性质、程度往往反映损伤组织的类型与严重程度。如脊髓与脊神经、自主神经受损害及其严重程度，所出现的酸胀与麻木的性质和程度有所不同，前者麻痛可能同时存在，疼痛较剧烈，呈刺痛、窜痛；后者以疼痛为主，程度较轻，呈肿胀隐痛或灼痛。

二、全身症状

脊源性亚健康最重要的一个表现是全身性疲劳。

全身性疲劳是指不明原因地出现严重的全身倦怠感，常自觉有低热、头痛、肌肉痛、抑郁、注意力不集中等精神症状，有的淋巴结肿大，是影响正常生活的一种临床综合征。这些表现是由于全身性功能低下，精力与免疫功能低下所引起，属中医学"虚"的范畴。

神经受激惹症状也是脊源性亚健康的一个重要表现。多由直接或间接对神经根、椎动（静）脉、脊髓或交感神经等产生刺激或压迫引起，且常由此发展而致自主神经功能紊乱，从而引起所支配的脏器出现症状。

1. 脊神经受激惹症状

脊神经的本干离开椎间孔后立即分支为前支、后支、交通支、脊膜支。脊神经的前支主要为传出纤维（运动纤维），损伤表现为机体的运动障碍；后支主要为传入纤维（感觉纤维），损伤表现为皮肤、肌肉的麻木、疼痛及感觉障碍；交通支则主管内脏的信息传入、传出，损伤表现为内脏的功能紊乱。脊膜支损伤则表现为脊髓被膜与脊柱韧带的症状。

（1）前支受激惹　前支是混合性神经，较粗大，分布于躯干的侧面、前面及肢体的肌肉和皮肤。胸神经的前支具有明显的节段性分布，其余部分是分别交织成丛，然后再分支到相应部位。脊神经的前支形成的丛有颈丛、臂丛、腰丛和骶丛。起源于脊髓的前角和侧角。与躯体运动有关，分布于颈、胸、腰、骶部的肌肉。它在颈部组成颈丛和臂丛，上位四个颈脊神经的前支组成颈丛，下位四个颈神经的前支和第一胸神经前支的大部分组成臂丛。腰 1～4 的前支，大部分组成腰神经丛，第四腰神经的小部分与第五腰神经合成腰骶干，参与骶神经的组成。

（2）后支受激惹　后支亦为混合性神经，较细小，分布呈节段性。后支由脊神经分出后绕过椎骨的关节突，穿过横突之间（骶神经后支出骶后孔），以肌支、皮支分布于椎骨旁的关节、肌肉和皮肤。第 1～3 腰神经后支的皮支经骶后孔至臀中区内侧，为臀中皮神经。

分布于椎骨旁的关节、肌肉和皮肤，负责躯体感觉的传导。故后支损伤则出现感觉障碍，又分感觉过敏和传导阻滞二种情况，前者表现麻木，后者表现为疼痛；或感觉异常则表现为皮肤发凉或发热感。腰神经后支与前支共同组成腰神经根，所有对后支神经的激惹，如腰骶神经节异位卡压，均可通过神经反射引起腰腿痛等临床症状的出现。当腰部急扭转时，在髂嵴上缘腰部臀上皮神经易被拉伤是导致腰腿痛的常见原因之一。

（3）交通支受激惹　交通支为连于交感神经节和脊神经间的细支，可分为白交通支和灰交通支。交感干于脊柱两旁左右对称，上至颅底，下至尾骨，两干的下端在尾骨前合并。交感干可分为颈、胸、腰、骶、尾五部，除颈部、尾部外其他各部交感神经的数目大致与该部椎骨的数目近似，颈部每侧 3 个、胸部 10～12 个、腰部 3～5 个、骶部 2～3 个。尾部两个合并为 1 个，称奇节，位于尾骨前方。一侧椎旁节的总数 19～24 个，节内为多极神经元。椎前节位于脊柱前方。肠系膜上、下神经节，它们分别位于同名动脉的根部附近。交感干借交通支与脊神经相连。在脊神经根、神经节及脊神经交通支、脊髓同节段中都可以使经筋组织的损伤信息向内脏神经及中枢进行泛化并施加影响。

（4）脊膜支受激惹　脊膜支较细小，经椎间孔返回椎管内，分布于脊髓周围的被膜及脊柱的韧带。

2. 自主神经受激惹症状

内脏神经主要分布于脏器、心血管和腺体，与躯体神经一样包括运动及感觉纤维，分别称为内脏运动神经和内脏感觉神经。其中内脏运动神经又称自主神经，由于它在一定程度上不受意识支配，故又称为自主神经。根据形态、生理和病理特点，内脏运动神经（自主神经）可分为交感神经和副交感神经，两大系统功能相反，往往同时支配一个器官，相互依存且对立统一。自主神经所支配的器官，有消化、吸收、分泌、生殖和体液循环等功能。此类器官不能随意活动，须接受脊髓或脑干内中枢的控制，后者又受脑内高级中枢的控制和调节。这些高级中枢在第 4 脑室底部、中脑灰质、丘脑下部及大脑皮质等处。

（1）上颈段损伤的脊源性相关症状　上颈段损伤以头面部五官症状和颅脑神经症状为主要表现，中下颈段损伤以颈、肩、胸、背、上肢症状为主要表现。

眩晕　眩晕多与头颈部位置改变有关，轻者呈一过性发作。颈椎错位后，可直接刺激、挤压椎动脉，或局部软组织水肿、炎性渗出、肌肉痉挛，这些改变不可避免地会刺激压迫椎动脉及其周围的颈交感神经节，反射性地引起椎 - 基底动脉供血不足。临床常由于头颈部位置的改变而发生眩晕，故又称"位置性眩晕"，轻者呈一过性发作，过后无任何不适；重则天翻地覆，卧床不起，稍改变头颈部位置则症状加剧。眩晕发作时伴有恶心、呕吐、冒冷汗、心慌心悸、四肢冰冷等自主神经功能紊乱症状。多节颈椎的错位均可诱发眩晕，但据临床观察，C_4 以上椎体的错位更多地引起眩晕。

头部不适　多出现整个头部昏沉，或间歇性头疼，部位多局限于枕部、顶部或一侧头部、眉棱、颞部，可呈轻微隐痛、刺痛或跳痛，常伴眩晕、眼胀、心悸、鼻塞、出冷汗等自主神经功能紊乱症状。枢椎错位多引起同侧枕颞部的疼痛。

眼部症状 以眼胀、视力疲劳、眼蒙症状较多见，严重时可见视力明显下降。患者在阅读或看电视时，因眼胀、眼涩、流泪、昏花而不能持久，多伴有同侧头痛，很多中年患者配镜后，上述症状不能缓解。严重者表现为视力明显下降，甚至失明。有的则表现屈光不正，眼睑下垂等。

鼻部症状 常见症状有鼻塞、流清涕、鼻孔内异样感觉及嗅觉异常，以单侧为多，与环境、气候变化无关。发生与寰枢关节错位有密切关系，多为错位方向的同侧。其发病机理可能与颈上交感神经受刺激有关。交感神经受刺激后，鼻黏膜的血管处于敏感状态，对正常的物理、化学刺激因素反应强烈，血管的舒缩功能失调，从而使鼻黏膜肿胀、充血及出现卡他性渗出。有的患者则出现嗅觉异常，甚至形成过敏性鼻炎。

咽喉部症状 主要表现为咽部异物感（即中医学的梅核气），吞之不下，吐之不出，声音嘶哑、失音、吞咽有堵塞感，或可见呛咳等，甚至易于"发炎"，引起慢性咽炎而出现咽部不适，分泌物增多，刺激性咳嗽，咽部疼痛、充血。其原因主要为第3和第4颈椎间错缝刺激了颈横神经或颈中交感神经节，将兴奋传递到颈上神经节的分支——咽支，从而引发了相应的症状。

耳部症状 耳部症状主要表现为耳鸣、耳聋、听力下降等。耳鸣可发生在单侧，也有双侧，声如蝉鸣，甚如机器轰鸣；病情严重者，对日常声调较高的讲话声、金属碰撞声难以忍受。头颈部位置改变时症状可减轻或加剧。有些患者表现为耳胀、听力减退，或耳道内蚁行感，伴同侧枕部牵扯痛；重者可出现耳聋。

颅神经症状 以第9、12对颅神经损伤致软腭活动不利的症状多见。表现为呛咳、声嘶、伸舌不利、语言欠流利等。

循环系统症状 颈部交感神经受刺激时还可出现左右手臂的收缩压、舒张压异常（可单一收缩压或舒张压异常，或两种同时异常于正常值），雷诺氏症，以及类冠心病症状，如胸闷、胸痛、气短、心悸、低热、身体异常出汗（汗多或汗少）、顽固性失眠等，甚至出现心律失常。

其他症状 颈、肩、臂痛，失眠，嗜睡，记忆力减退，血管神经性水肿，精神低落，哮喘，以及消化、内分泌、泌尿生殖等系统的症状。

（2）胸段损伤的脊源性相关症状 胸段损伤的临床相关症状主要表现为以胸腹腔内的脏器功能失调为主。

胸脊神经受激惹症状 表现为损伤神经节段支配区的放射性或局限性酸胀痛、肌肉痉挛或肌肉萎缩或束带样感（海德氏反射）。如 $T_7 \sim _{10}$ 脊神经受激惹，可引起季肋部胀满不适或疼痛或束带感；T_8 和 T_{12} 脊神经受激惹，可产生下腹部及腹股沟区的牵扯样不适或疼痛并向会阴部放射。

自主神经功能紊乱症状 胸椎上段（$T_{1 \sim 5}$）损伤的症状主要表现为胸背痛、胸腔脏器和上肢的感觉异常及功能紊乱。与颈交感神经受激惹的症状相似，如头、颈、胸背、上肢的血管运动机能失调、汗液分泌紊乱。上述部位的皮肤表现为苍白、冰凉，或潮红、灼热，多汗或无汗等。心血管和呼吸系统的功能紊乱亦和胸椎上段损伤有关，表现为心悸、心律失常、假性心绞痛、胸闷、胸部堵塞感或压迫感、呼吸不畅、喘咳或痉挛性呛咳以及哮喘等。

胸椎中下段（$T_{5 \sim 12}$）损伤的症状 主要表现为腹腔实质性器官和消化道等的功能紊乱症状。以食欲不振、脘腹胀满、胁肋不适、血糖异常、胃痛、腹痛、腹泻、便秘等消化道功能紊乱症状多见。长期的内脏运动和分泌功能紊乱，最终可导致器官的实质性病变。如胃十二指肠溃疡、慢性胃炎、胃下垂、慢性结肠炎、胆囊炎等。

（3）腰骶及骨盆部损伤的相关症状 腰椎、骶髂关节损伤和骨盆歪斜主要表现为腰腿痛及盆腔脏器的功能紊乱。

腰痛和腰腿痛 腰椎损伤的临床表现为程度不同的腰痛或腰腿痛。轻者表现为局限性腰痛，不影响日常生活和活动，仅在劳累时症状明显加重；重者卧床不起。常见的疾病有"腰椎后关节紊乱症""腰臀部软组织损伤""腰椎间盘突出症""第三腰椎横突综合征""梨状肌综合征"等。一般先有感觉异常，如麻木、疼痛等，进而出现运动功能的损害，如肌肉萎缩，髋、膝、踝关节活动受限等。

盆腔脏器功能紊乱症　上段腰椎和骶髂关节损伤可刺激、挤压交感神经或其神经丛，引起下腹胀满不适、尿频、尿急、排尿不畅、遗尿、阳痿、下腹疼痛、里急后重感、腹泻、便秘、痛经、月经失调及性功能障碍等症状。临床上常诊为"精神性尿频""前列腺炎""阳痿""痉挛性结肠炎"及某些妇科疾患。不过，要确诊这些相关疾病，必须排除所属脏器的疾病。若为脏器病变，其在脊柱周围相应的病灶点往往有压痛点或结节，当对病灶点施行各种刺激（如针灸、按摩、理疗等）后往往能使这些征象减轻或消失。

三、特殊症状

人体的脊柱是由颈椎 7 节、胸椎 12 节、腰椎 5 节、骶椎 1 块（5 节合并为 1 块）、尾骨 1 块（4 节合并为 1 块）各段椎骨构成，不同的脊椎节段出现问题有不同的临床表现。根据其不同脊椎节段的脊神经所支配的皮肤、肌肉、内脏等器官的感觉与运动的对应关系可以找到脊源性亚健康症状的规律，并且临床症状与脊柱解剖部位关系密切，从而可准确做出判断，使亚健康症状得到正确的调理与预防。但常有一些特殊表现，如相同的症状可发生在不同部位的病损，如排尿异常可发生在上腰段（如腰膨大损伤），也可发生在下腰段（如马尾神经损伤），或发生在臀部（如阴部神经损伤）等。从中医学角度看，督脉穴、夹脊穴、足太阳膀胱经穴、脊柱正中线上一些经筋的筋结点和压痛点（即阿是穴）所主治疾患与脊髓神经节段、海德氏反射带所支配的皮肤、肌肉、内脏等器官功能调节有不谋而合的吻合。需要说明的是，经临床验证脊柱正中线上的筋结点、阿是穴多数处于相应的棘突上。见表 11-2。

表 11-2　穴位、筋节点主治与同水平脊髓神经节段损伤症状对照表

穴位、筋结点	定位	穴位主治病证	海德氏反射带	脊髓节段与皮区	对应部位或脏器	脊髓神经节段损伤症状
风府	督脉穴，在枕骨和第 1 颈椎之间	头痛，项强，眩晕，咽喉肿痛，失音，癫狂，中风	C_1 反射带	C_1	头部	眩晕，后头胀痛，偏头痛，失眠，嗜睡，头昏沉，颈性高血压，脑供血不足，视力下降，单侧鼻塞，咬肌部酸痛
哑门	督脉穴，在项部，当后发际正中直上 0.5 寸，第 1 颈椎下	暴喑，舌强不语，癫狂痫，头痛项强	C_2 反射带	C_2	脑、垂体、内耳、中耳、头部动脉	眩晕，嗜睡，失眠，头痛，偏头掣痛，眼干涩，视力下降，耳道瘙痒感，耳鸣，心动过速，胸闷，排尿异常，高血压，咬肌部酸痛，面瘫
第 2 颈椎棘突	在背部，当第 2 椎棘突顶端处	颈肩疼痛，头痛，头晕	C_3 反射带	C_3	额窦、前额、视神经、舌、听神经	眩晕，头昏沉，偏头痛，咽喉部异物感，胸闷，颈痛，牙痛，非特性甲状腺功能亢进，高血压

续表

穴位、筋结点	定位	穴位主治病证	海德氏反射带	脊髓节段与皮区	对应部位或脏器	脊髓神经节段损伤症状
第3颈椎棘突	在背部，当第3椎棘突顶端处	颈肩疼痛，头痛，头晕，落枕	C_4反射带	C_4	牙、颊、外耳、三叉神经、膈肌	头昏，恶心，呃逆，双手麻木，咽喉部异物感，胸闷，肩痛，牙痛，三叉神经痛，非特异性甲状腺功能亢进
第4颈椎棘突	在背部，当第4颈椎棘突顶端处	颈肩疼痛，头痛，头晕	C_5反射带	C_5	鼻、唇、口、耳、咽管、呼吸系统	眩晕，视力下降，胸痛，心跳过缓，恶心，呃逆，胸壁痛，心动过速或过缓，颈、肩、手掌胀痛，下肢异常感，如酸重、蚁行感、灼热感
第5颈椎棘突	在颈部，当第5颈椎棘突顶端处	颈肩疼痛，头痛，头晕	C_6反射带	C_6	颈部腺体、声带、喉	血压波动，低血压，心律失常（过速或过缓），胸脊背牵扯痛，肩部疼痛，三角肌疼痛或发麻，上肢桡侧麻痛，拇食二指麻木
第6颈椎棘突	在颈部，当第6颈椎棘突顶端处	颈项及肩背疼痛，头痛，头晕	C_7反射带	C_7	肩、扁桃体、颈部肌肉	低血压，心律失常，气短胸闷，颈根部、肩胛痛，上肢后侧尺侧麻痛主治：外感病、神志病，以及项强脊痛
大椎	肌肉、韧带同脊中穴	热病，疟疾，咳嗽，气喘，骨蒸，盗汗，癫痫，头痛项强，风疹	C_8反射带	C_8	肘、肩、甲状腺	气短胸闷，第四、五指麻痛，颈根、肩胛痛
大杼	足太阳膀胱经穴，当第1胸椎棘突下，旁开1.5寸	头痛，疟疾，热病，脊强	T_1反射带	T_1	手、腕、指、前臂、食道、气管	气急，气短，咳嗽，气喘，肩胛部痛，胸痛，心悸，上臂后侧及肘痛、凉
第2胸椎棘突	当第2胸椎棘突顶端处	胸背疼痛，颈项痛，胸痛，胸闷，气短	T_2反射带	T_2	心、冠状动脉	气短胸痛，气喘，咳嗽，左上胸痛，心悸，上臂后侧痛
风门	足太阳膀胱经穴，当第2胸椎棘突下，旁开1.5寸					
附分	足太阳膀胱经穴，当第2胸椎棘突下，旁开3寸					
身柱	第3胸椎棘突下	咳嗽，气喘，癫痫，脊背强痛	T_3反射带	T_3	乳房、肺、支气管、胸	胸闷，肺部、支气管症状，易感冒
肺俞	足太阳膀胱经穴，当第3胸椎棘突下，旁开1.5寸、					
魄户	足太阳膀胱经穴，当第3胸椎棘突下，旁开3寸					

续表

穴位、筋结点	定位	穴位主治病证	海德氏反射带	脊髓节段与皮区	对应部位或脏器	脊髓神经节段损伤症状
第 4 胸椎棘突	当第 4 胸椎棘突顶端处奇穴 3 寸	胸背疼痛，颈项痛，胸闷，心悸	T₄ 反射带	T₄	心、胆囊	胸壁痛，气喘，呃逆，乳房痛，胸背痛，胸闷，常叹气
巨阙俞	第 4、5 胸椎棘突之间凹陷中					
厥阴俞	足太阳膀胱经穴，当第 4 胸椎棘突下，旁开 1.5 寸					
膏肓	足太阳膀胱经穴，当第 4 胸椎棘突下，旁开 3 寸					
神道	第 5 胸椎棘突下	心悸，健忘，咳嗽，脊背强痛	T₅ 反射带	T₅	肝、腹腔神经丛	胸壁痛，气喘，乳房痛，口苦，低血压，胃痉挛
心俞	足太阳膀胱经穴，当第 5 胸椎棘突下，旁开 1.5 寸					
神堂	足太阳膀胱经穴，当第 5 胸椎棘突下，旁开 3 寸					
灵台	第 6 胸椎棘突下	咳嗽，气喘，疔疮，脊背强痛	T₆ 反射带	T₆	胃	胃痛，消化不良，胃痉挛，肝区不适疼痛，上腹胀，肋间痛
督俞	足太阳膀胱经穴，当第 6 胸椎棘突下，旁开 1.5 寸					
譩譆	足太阳膀胱经穴，当第 6 胸椎棘突下，旁开 3 寸					
至阳	第 7 胸椎棘突下	黄疸，胸胁胀满，咳嗽，脊强，背痛	T₇ 反射带	T₇	十二指肠、胰	胃脘痛，肝区不适疼痛，肋间痛，胃溃疡，消化不良
膈俞	足太阳膀胱经穴，当第 7 胸椎棘突下，旁开 1.5 寸					
膈关	足太阳膀胱经穴，当第 7 胸椎棘突下，旁开 3 寸					
第 8 胸椎棘突	当第 8 胸椎棘突顶端处	胸背疼痛	T₈ 反射带	T₈	膈、脾、食管、胰	胃脘痛，肝区不适疼痛，肋间痛，免疫功能低下
八椎下	位于背部正中线，在第 8、9 胸椎棘突间凹陷中					
胃脘下俞	奇穴，当第 8 胸椎棘突下，旁开 1.5 寸					

续表

穴位、筋结点	定位	穴位主治病证	海德氏反射带	脊髓节段与皮区	对应部位或脏器	脊髓神经节段损伤症状
筋缩	第9胸椎棘突下	癫痫，脊强，胃痛	T_9反射带	T_9	肾上腺	胃痛，肝区不适疼痛，上腹胀痛，少腹坠胀，肾功能障碍，小便白浊，尿不畅
肝俞	足太阳膀胱经穴，当第9胸椎棘突下，旁开1.5寸					
魂门	足太阳膀胱经穴，当第9胸椎棘突下，旁开3寸					
中枢	第10胸椎棘突下	黄疸，呕吐，腹满，腰脊强痛	T_{10}反射带	T_{10}	肾	腹胀，肝区不适疼痛，胁腹胀满，腰背酸痛，大腿外侧酸痛，肾功能障碍，性功能障碍
胆俞	足太阳膀胱经穴，当第10胸椎棘突下，旁开1.5寸					
阳纲	足太阳膀胱经穴，当第10胸椎棘突下，旁开3寸					
脊中	第11胸椎棘突下	泄泻，黄疸，痔疾，癫痫，小儿疳积，脱肛	T_{11}反射带	T_{11}	输尿管	胃脘胀痛，胁腹胀满，血糖异常，排尿异常，腰背酸痛、肾功能障碍、尿道病
脾俞	足太阳膀胱经穴，当第11胸椎棘突下，旁开1.5寸					
意舍	足太阳膀胱经穴，当第11胸椎棘突下，旁开3寸					
第12胸椎棘突	当第12胸椎棘突顶端处	腰背疼痛	T_{12}反射带	T_{12}	输卵管、小肠	腹胀痛，排尿异常，腹泻，大腿外侧酸痛，下腹疼凉，疲劳综合征
接脊	当第12胸椎棘突下					
胃俞	足太阳膀胱经穴，当第12胸椎棘突下，旁开1.5寸					
胃仓	足太阳膀胱经穴，当第12胸椎棘突下，旁开3寸					
中焦俞	新穴，在第12胸椎棘突旁开2寸处					
悬枢	第1腰椎棘突下	泻泄，腹痛，腰脊强痛	L_1反射带	L_1	大肠、腹股沟	大腿前侧痛，排尿异常，结肠功能失调，便秘，腹泻，腰痛，下腹痛
三焦俞	足太阳膀胱经穴，当第1腰椎棘突下，旁开1.5寸					
肓门	足太阳膀胱经穴，当第1腰椎棘突下，旁开3寸					

续表

穴位、筋结点	定位	穴位主治病证	海德氏反射带	脊髓节段与皮区	对应部位或脏器	脊髓神经节段损伤症状
命门	第2腰椎棘突下	阳痿，遗精，带下，月经不调，泄泻，腰脊强痛	L₂反射带	L₂	腹部、盲肠、阑尾、结肠	下腹痛，腰酸痛，性功能减退，排尿异常，大腿麻痛
肾俞	足太阳膀胱经穴，当第2腰椎棘突下，旁开1.5寸					
志室	足太阳膀胱经穴，当第2腰椎棘突下，旁开3寸					
第3腰椎棘突	当第3腰椎棘突顶端处	腰背疼痛，腰腿痛	L₃反射带	L₃	卵巢、睾丸、子宫、膀胱	两侧腰痛，腹痛，腰背疼痛，膝内侧痛无力，前阴不适，月经不调，尿少
气海俞	足太阳膀胱经穴，当第3腰椎棘突下，旁开1.5寸					
下极俞	足太阳膀胱经穴，当第3腰椎棘突下，旁开、3寸					
腰阳关	第4腰椎棘突下	月经不调，遗精，阳痿，腰骶痛，下肢痿痹	L₄反射带	L₄	下背部、坐骨神经、前列腺	腹胀便秘，下肢外侧麻痛，性功能障碍，坐骨神经痛，排尿困难，尿频或尿少，腿痛放射至腿肚外侧
大肠俞	足太阳膀胱经穴，当第4腰椎棘突下，旁开1.5寸					
第5腰椎棘突	当第5腰椎棘突顶端	腰痛疼痛，腰腿痛	L₅反射带	L₅	大腿、小腿、踝、足、趾、足弓	下肢后侧麻痛，下肢痛，遗精，月经不调，性功能障碍，下肢无力怕寒冷，腰腿痛麻至腿肚后外侧
十七椎下	奇穴，当后正中线上，第5腰椎棘突下					
关元俞	足太阳膀胱经穴，当第5腰椎脊突下，旁开1.5寸					
鸠尾	足太阳膀胱经穴，当第5腰椎脊突下，旁开3寸					
小肠俞	足太阳膀胱经穴，当骶正中嵴旁开1.5寸，平第1骶后孔处	腰骶疼痛，腰骶疼痛向下肢放散痛，腰骶痛引小腹疼痛	S₁反射带	S₁	髋部、髋骨	排尿异常，小腹坠胀不适，性功能障碍，月经失调，痛经
上髎	足太阳膀胱经穴，当髂后上棘内侧方，当第1骶后孔处					

续表

穴位、筋结点	定位	穴位主治病证	海德氏反射带	脊髓节段与皮区	对应部位或脏器	脊髓神经节段损伤症状
腰奇	新穴，当尾骨端直上2寸，骶角之间凹陷中	腰骶疼痛，腰骶疼痛向下肢放散痛，腰骶痛引小腹疼痛	S_2 反射带	S_2		排尿异常，小腹坠胀不适，子宫系统疾病
次髎	足太阳膀胱经穴，当骶后上棘内下方，正当第2骶后孔处					
膀胱俞	足太阳膀胱经穴，当骶正中嵴旁开1.5寸，平第2骶后孔					
胞肓	足太阳膀胱经穴，当骶正中嵴旁开3寸，平第2骶后孔					
腰中	奇穴	腰骶疼痛，向下肢放射痛，并可引起小腹疼痛	S_2 反射带	S_3	髋部、髋骨	腰骶部疼痛，小腹痛
中髎	足太阳膀胱经穴，当中髎下内方，正当第3骶后孔处					
中膂俞	足太阳膀胱经穴，当骶正中嵴旁开1.5寸，平第3骶骨裂孔					
下髎	足太阳膀胱经穴，在骶部当中髎下内方，适对第4骶后孔处	腰骶疼痛，向下肢放射痛，并可引起小腹疼痛	S_4 反射带	S_4	髋部、髋骨	遗精、遗尿、月经不调、等泌尿生殖系统疾病，腰骶疼
白环俞	足太阳膀胱经穴，当骶正中嵴旁开1.5寸，平第4骶后孔					
秩边	当骶管裂孔旁开3寸处					
腰俞	当骶管裂孔处	月经不调，痔疾，腰脊强痛，下肢痿痹，癫痫	S_5 反射带	S_5	髋部、髋骨	腰骶关节病变，足跟痛麻凉感，膀胱病
长强	尾骨尖下0.5寸，约当尾骨尖端与肛门的中点	泄泻，便血，便秘，痔疾，脱肛，癫狂痫	尾髓反射带	C_0	直肠、肛门	泄泻、便血、痔疾、脱肛、癫狂痫，尾骨痛

第三节　自主神经功能紊乱

自主神经功能紊乱是因长期的精神紧张、心理压力过大以及激怒和精神受到刺激后所引起的一组证候群。慢性脊柱疾患为其发病的常见病因。临床可表现为颈肩部、背部以及腰骶部的酸痛不适，对声光等外界刺激敏感，甚至听到嘈杂即感身体不适，情绪多不稳，烦躁焦虑，紧张易怒，敏感多疑，心存恐惧感，心慌等。

【发病机制】

多由于长期的精神紧张，心理压力过大，以及激怒和精神受到刺激后所引起。一般认为自主神经失调与下列三个因素密切有关。

1. 遗传因素

一般神经衰弱的患者都有家族性特点，但目前尚缺乏家族遗传因素为本病重要因素的证据，目前仍认为其为本病可能的致病因素之一。

2. 社会因素

精神刺激、压力过大可造成内分泌和自主神经的功能紊乱。各种可引起心理过度紧张和情绪剧烈波动的社会因素，均可能成为本病的诱发因素。随着现代生活节奏的加快，在经济高速发展的同时，人们面对的压力也与日俱增，社会工业化、人口城市化、居住密集、交通拥挤、竞争激烈、失业、下岗、个人收入的悬殊以及社会的某些不良现象等现实情况均容易使人们情绪波动或焦虑。长期的精神心理创伤，如家庭纠纷、婚姻不幸、失恋、邻里关系紧张、工作压力大、同事及上下级关系的不协调等也会使人们的精神长期处于紧张状态而出现神经衰弱、自主神经功能失调等。再者，引发本病的因素在不同人群中具有相似的特点，如在学生群体中，其主要与脑力劳动时间过长，学习负担过重，尤其是学习成绩不好、重大考试受挫时造成神经负担过重引发自主神经功能紊乱。

3. 人格因素

自主神经紊乱、神经衰弱与人们的性格和气质有很大关系。性格内向、情绪不稳定者，多表现为多愁善感，焦虑不安，保守，不善与人沟通，遇事闷在自己心里，得不到及时发泄，久之必然导致自主神经失调及神经衰弱；脾气暴躁、心胸狭窄、争强好胜、得理不让人，凡是自我为中心的人最容易患自主神经功能紊乱。

总之，自主神经功能失调的病因、病理仍未完全清楚，但多数神经精神病学专家认为本病多由神经功能过度紧张所致，并与社会环境、家庭环境、心理因素、人格等密切相关。

【临床表现与诊断】

（一）临床表现

植物性神经功能紊乱与其涉及的是中枢或者周围等具体部位密切相关，其临床表现复杂。

1. 自主神经调节机能紊乱的临床表现

（1）全身症状　疲乏、倦怠，流涎，多泪，盗汗，情绪不稳，焦躁不安，健忘，颈、背、腰部酸痛，胸部胀满或压迫感，发冷或发热等。

（2）神经症状　失眠，头晕，头痛，头部有沉重感，耳鸣，眼睑震颤，感觉过敏。

（3）循环系统症状　心悸，胸部压迫感，血压不稳，心电图 S-T 段及 T 波改变，四肢厥冷，口唇发绀等。

（4）呼吸系统症状　呼吸急促、困难，气喘，神经性喘息，喉头异物感等。

（5）消化系统症状　食欲不振，厌食恶心，呕吐，腹部胀满感，下腹疼痛，神经性腹泻等。

（6）泌尿生殖系统症状　神经性多尿、夜尿，月经失调，性功能障碍等。

（7）皮肤症状　多汗或少汗或无汗，阵发性皮肤潮红，瘙痒，或荨麻疹等。

2. 植物性神经功能紊乱的临床表现

（1）交感神经偏亢型　①心悸，易惊；②畏热，低烧，病势缠绵；③血压不稳，脉压差增大；④多汗，手足颤抖，部分患者可见甲状腺轻微增大，吸碘率偏高；⑤头目眩晕，耳鸣。

（2）副交感神经偏亢型　①每遇精神刺激，患者突然昏厥，或站立太久之后昏厥、跌仆；②窦性心动过缓；③功能性、自发性低血糖，常出现在进食后 2～4 小时，约 70% 患者由胰岛功能亢进所致；④胃肠激惹征：恶心、呕吐、腹泻，肠鸣音活跃，唾液分泌增强等；⑤头昏，眩晕，类似内耳眩晕症。

（3）下丘脑功能紊乱　表现为神经性多食，肥胖；或神经性厌食，消瘦；精神性多饮，多尿；特发性浮肿等。

（二）临床检查

1. 卧立位试验

平卧位计数 1 分钟血压和脉搏，然后起立后再测量血压和脉搏。由卧位到立位血压下降 10mmHg 以上或脉搏增加超过 10～12 次为交感神经兴奋性增强。由卧位到立位若减少超过 10～12 次为副交感神经兴奋性增强。

2. 皮肤划纹试验

皮肤血管舒缩反应受交感和副交感神经支配。皮肤受刺激时，交感神经使血管收缩，皮肤变白；副交感神经使血管扩张，皮肤变红。皮肤划痕征在正常人中也可出现，只有持续时间过长或无论用轻重划法都出现一种皮肤反应时，才有临床参考意义。

（三）诊断要点

患者自述症状繁多，主要不适超过 6 个以上，且涉及心血管、消化系统、呼吸系统等多系统，并难以用单一器官疾病来解释，各种体格检查与理化检查排除器质性病变，精神检查排除焦虑等精神心理疾病。

（四）鉴别诊断

需与广泛性焦虑、疑病性神经症等精神心理疾病相鉴别。

【辨证与治疗】

（一）手法治疗

患者坐位，术者立其后，用颈项揉拨法、头项点穴法、肩胛骨松解法、扳法、胸椎小关节错位掌推法或膝顶复位法等理筋整脊手法松解颈项背部软组织，纠正颈胸椎偏歪的棘突，以舒经通脉、理筋整复。

（二）其他疗法

1. 中医辨证配合疗法

（1）肾阴虚证　治宜滋阴补肾，方选左归丸和二至丸加减。

（2）肾阳虚证　治宜补肾壮阳，方选右归丸加减。

（3）肾阴阳俱虚证　治宜阴阳双补，方选二仙汤和二至丸加减。

2. 西药治疗

选用调节自主神经的谷维素、维生素等。对症治疗药物：心慌者，可用小剂量心得安；胃肠功能紊乱者，可用多酶片或胃蛋白酶；失眠者，可睡前服用地西泮；伴有焦虑、抑郁症状者，可用抗焦虑抑郁药物等对症治疗。

3. 心理调摄

自主神经功能紊乱与心理状态密切相关，应根据患者导致本病发生或者加重的病因采用相应的心理疗法。如采用松弛疗法，放松全身肌肉的紧张以降低交感神经的兴奋性，从而改善其功能状态。

【预防与调护】

去除诱发因素，如精神刺激、紧张、过劳、浓茶、咖啡等。改善环境，减少刺激；平时要培养合理健康的饮食习惯，平衡营养膳食；尽量多进行一些户外活动，多参加体育锻炼；培养良好的生活习惯。早睡早起，生活要有规律。自我调整心态、放松精神。要保持良好情绪，良好的情绪有利于神经系统与各器官、系统的协调统一，使机体的生理代谢处于最佳状态。症状严重时，可进行专业心理干预治疗，提高患者的心理应对能力。

【复习思考题】

试述自主神经功能紊乱的中医病因病机。

第二节　慢性疲劳综合征

慢性疲劳综合征（chronic fatigllesydrome，CFS）是现代医学新认识的一组证候群，其以身心极度疲劳感，而且不能通过休息来缓解为主要表现，反复或持续 6 个月以上即可确诊。可表现为身体长期极度的疲劳感，常伴头痛，可同时伴有微热、咽痛、淋巴结肿大、肌肉酸痛、关节疼痛等类似感冒的表现，以及抑郁或烦躁、睡眠异常、多梦，记忆力下降，注意力难以集中等神经精神症状，但体格检查和相关的理化检查等均无相关的异常发现。

【发病机制】

1. 损伤

（1）暴力损伤　钝性暴力损伤、挥鞭性损伤等。

（2）慢性损伤　如长期站立、弯腰、负重，长期睡软床、软枕，长期从事文秘、电脑工作，或长时间看电视、织毛衣、打麻将等。

2. 退行性改变

退行性改变指的是组织结构退化及功能减退。随着年龄的增长，椎体、椎间盘、韧带等组织会出现增生、破裂以及脱水等病理改变，进而影响整体的平衡。

椎间盘退变致椎间隙变窄，关节、韧带松弛使椎体节段性活动异常，出现相应椎间孔和侧隐窝变窄。韧带的松弛、椎体的纤维位移和整体失衡性位移，引发椎间盘突出，相应血管、神经受到挤压刺激；同时椎体周边应力增高，加速了椎体边缘骨的重建过程，以达到新的稳定与平衡。这一过程的压应力和剪应力产生的骨赘进一步使椎体趋于平衡。另一方面，由于椎间盘的退变，小关节将椎间盘间隙的剪应力转变为穿过关节突关节的压应力，由于椎间隙的剪应力不垂直于小关节面，则在小关节面产生了一较大的滑动分力，致使关节松弛、撕裂、炎变、关节面肥大、不对称。久之使胸椎屈度改变或侧凸，从而产生不对称的应力，出现侧凸的压力侧小关节压应力增高，而侧凸的张力侧小关节被拉开，此时侧凸为了缓解椎间孔神经根的刺激，力的作用点移至胸椎的后侧，这样侧凸的力一般不通过胸椎活动的轴心。由于胸椎本身有一定的后凸，根据力矩原理，存在两个平面的弯曲时，如果其中一个力不通过运动轴心，则可产生一个胸椎的扭转力，力的大小与侧凸程度成正比。同时也加重了小关节受力失衡，压应力侧产生一个滑动分力，张应力侧产生软组织损伤（如韧带、关节囊等损伤），在临床上出现小关节面增生，纤维位移或整体失衡性位移、黄韧带肥厚，并继发颈段和腰段关节紊乱，骨盆倾斜等现象。

3. 胸椎纤维位移或整体失衡性位移对神经系统的影响

胸椎除正常的生理屈度外，有时在临床上可发现有椎体或棘突侧方微小移位现象，尽管有前后肋骨支撑，但事实上从触诊（三指触诊法）和 X 线平片上，除生理屈度改变外，还可发现小关节间隙不等宽，或棘突偏离中线而产生微小移位，这种现象称为纤维位移（线性变位），与中医学传统称谓"骨错缝"相吻合。随着病程的进展，屈度和纤维位移可明显加重，甚至屈度变直或屈度过大，移位更加明显或滑脱，此时我们称之为整体失衡性位移（角变位）。病变椎体的纤维移位与整体失衡性位移是诊断病变椎体的新观点。

胸椎的纤维位移可诱发交感神经的兴奋或抑制，以及自主神经功能紊乱。交感神经的低级中枢在脊髓侧角，其节前纤维是有髓纤维，随同本节神经前根通过椎间孔，达内脏神经节。其节后纤维循三个途径分布：直接分布到内脏；随脊神经分布；与血管缠绕伴行而分布。交感神经与副交感神经互相拮抗、互相调节以维持器官的正常功能。如因脊柱纤维位移或整体失衡性位移，首先激惹交感神经节（椎旁的神经节和椎前方的椎前神经节）。同时由交感神经、副交感神经和内脏感觉神经相互交织形成内脏神经丛（如心丛、肺丛、腹腔丛、下腹下丛等）也同时被激惹，临床上会产生诸如心律、心脏收缩力、呼吸功能、胃肠蠕动、泌尿生殖系统、视觉功能、汗腺功能以及四肢血供的改变，出现复杂多变的临床症状。这便是我们在临床中常见到的既无器质性病变可查，又无充分证据让我们能明确判断究竟为何种疾病的奇特现象。这种现象有的医生称之为"神经官能症"（如心脏神经官能症、胃肠神经官能症），有的称为"神经衰弱"（如失眠、多眠或神经性头痛）、有的称为"月经不调""性功能障碍"。例如我们在临床上见到的胸闷、胸痛、心律失常同时存在的现象，从心电图上可偶见不正常导联，缓解期心电图又恢复到正常。这种现象有人称之为"心脏心神官能症"，有人称之为"假性冠心病"。其产生的根源是胸椎间关节纤维位移或整体失衡性位移，使椎间孔变窄而刺激神经根所致。近年来出现的电脑办公者引起的以眼睛疲劳、颈肩疼痛、精神忧郁为特征的"显示终端综合征"也在此范围。因从脊神经发出的肋间神经上有一级神经元，骨关节一旦复位，神经根刺激去除后，肋间肌痉挛即可解除，胸痛、胸闷可消失。

4. 其他相关因素

一些患者无明显诱因，但进一步检查，可发现以下情况。

（1）发育障碍 如有的患者比较瘦弱，但又查不出阳性体征，经 CT 或 MRI 检查，可发现这部分患者脊柱相关韧带发育较差，较正常人群厚度为薄，因而更易损伤或造成关节的纤维位移。

（2）肌肉无力 比较瘦弱的经产妇，她们大多在围生期由于生理性水肿、韧带的松弛或休息不当造成胸椎小关节纤维位移。此种人群多伴有骨盆的倾斜和腰椎、颈椎的纤维位移，以及耻骨联合错位的体征。

（3）其他因素 寒冷刺激背部受冻或感冒，可对脊椎旁肌组织刺激使之收缩不协调，而诱发本病。内分泌失调常伴有自主神经功能紊乱，使脊椎失稳而诱发本病。妇女经期紧张时可使 2/3 椎小关节纤维位移，更年期妇女易患胸椎综合征，均可诱发本病。

【临床表现与诊断】

（一）临床表现

1. 主要症状

原因不明的持续或反复发作的严重疲劳，且持续时间至少 6 个月，经充分的休息后疲劳仍不能缓解，活动水平较健康时下降 50% 以上。

2. 次要症状与体征

①记忆力下降或注意力不集中；②咽喉炎；③颈部或腋窝淋巴结触痛；④肌痛；⑤多发性非关节炎性关节疼痛；⑥新出现的头痛；⑦睡眠障碍；⑧劳累后持续不适。以上症状与体征应同时具备 4 项或 4 项以上，持续时间至少 6 个月。

（二）临床检查

（1）血常规及血沉、乳酸脱氢酶检查 白细胞减少，淋巴细胞增多，血沉加快；乳酸脱氢酶轻度增高。

（2）细胞免疫学检查 有免疫球蛋白 A、免疫球蛋白 M、免疫球蛋白 D 减少，免疫球蛋白 G 缺乏，抑制性 T 细胞增加，自然杀伤细胞活性下降等。

（3）各种病毒学检查 如 EB 病毒、疱疹病毒、肠道病毒、巨细胞病毒、流感病毒等抗体出现，可出现 EB 病毒抗体效价上升。

（4）肌电图检查 部分患者有异常的肌电图，肌纤维出现萎缩坏死，肌细胞有微管和线粒体结构异常等。

（三）诊断要点

1. 具有长期低头伏案工作，或久坐、久视的生活习惯。
2. 疲劳量表（FH-14）符合疲劳综合征的诊断标准。
3. 脊柱周围肌肉张力不均衡，颈曲、腰曲变直或反张。
4. 颈、胸椎椎体或棘突侧方微小移位，局部压痛，有结节、条索状肿物。

依据上述的临床症状及体征，并参考实验室检查和肌电图检查结果。因为慢性疲劳综合征的症状复杂，严重程度不一，目前尚缺乏特异的体征和检查项目，而且在做出明确诊断之前，必须排除其他相关的器质性疾病，以防延误诊治。

（四）鉴别诊断

慢性疲劳综合征广泛存在于躯体化症状和精神障碍中，如抑郁症、纤维肌痛、肠激惹综合征、甲状腺功能低下、焦虑、感染性疾病等疾病。由于 CFS 的病因不明，缺乏特异性诊断标准，常根据病史、实验室检查及症状等进行排除诊断，因而鉴别诊断对 CFS 的明确诊断有着极其重要的意义。

【辨证与治疗】

（一）手法治疗

慢性疲劳综合征一旦确诊后，从颈、胸椎 X 线片上查找移位点，在移位点往往有结节、条索状肿物，应用闭合性松解术高度针对性地对位移部位高应力点进行彻底松解减张，然后应用以下胸椎复位四法进行治疗。

1. 坐位旋转复位法

令患者端坐于方凳上，助手双腿夹住患者双下肢避免转动，术者立于患者后侧，用拇指顶住位移的棘突对侧，另一只手臂在患者胸前绕于患者对侧肩部，肘部固定另一肩部，令患者放松作前屈后仰动作，扶肩的手同时旋转其肩部带动胸椎做与棘突偏歪反方向的旋转动作，同时用力的拇指瞬间发力向对侧挤压，可听到一响动，复位成功，症状消失或明显减轻。

2. 俯卧挤压复位法

此法适用于椎体角变位者（整体失衡性位移）。令患者俯卧于治疗床上，术者一般立于患者左侧，用掌根压于棘突病变部，另一只手叠压其上，等患者深呼吸的呼气之末，沿棘突方向朝前下方瞬间巧妙弹压之，可有患椎前滑动之感觉，复位成功。

3. 攀颈顶背复位法

令患者端坐于方凳上，术者立于患者背后，同时将双手从患者双腋下交叉于患者颈后，双手扣紧，同时令患者稍似前屈状，术者以右足登在小方凳后缘，右膝顶住侧偏之棘突，待患者呼气之末，术者右膝朝患椎斜前方瞬间推顶，可听到复位声，复位完毕。

4. 牵引推压复位法

患者俯卧于治疗床上，双手握住床头，助手双手紧握患者双踝上方，渐渐牵引，使患者背部肌肉放松，再用拇指向偏歪对侧推顶；或令助手立于治疗床上，用一宽布带系于患者双腋下，然后将患者轻轻提起，使自身下垂，稍倾，可用双手拇指按压患椎棘突，手法同以上几种复位法。

在采取以上四种之一手法复位后，令患者安卧于治疗床上，对其后背从肩部到腰骶部进行整复手法，对背部肌肉行推、拿、拍、打、按、揉、捏、搓等手法，以达到散结通络、活血化瘀、剥离粘连、解除痉挛之目的。采取了以上复位手法的同时，还要对颈椎、腰椎、骨盆整体情况进行调衡治疗。

（二）其他疗法

1. 中医辨证配合疗法

（1）肝郁脾虚型　宜疏肝解郁，养血健脾。方选逍遥丸加减。

（2）脾虚湿阻型　宜益气升阳，清热除湿。方选升阳益胃汤加减。

（3）心肺气虚型　宜补肺益气。方选补肺汤加减。

（4）肝肾亏虚型　宜补益肝肾。偏阴虚者治疗当滋阴养血、补肾益肝，方以左归丸合生脉散为主；偏阳虚者，用右归饮合桂枝甘草汤；阴阳俱虚者，用归肾丸合二仙汤。肾精不足者，可用大补元煎合血肉有情之品。

（5）肝气虚损型　宜补益气血，养肝明目。方选补肝汤加减。

2. 针灸疗法

主以足太阳膀胱经和任脉穴为主，主穴选关元、足三里、气海、脾俞、肾俞、心俞、肝俞、神阙与肺俞。余根据患者症状随证选穴。

【预防与调护】

劳逸结合，自我调整心态、放松精神，要保持良好情绪，提高自己的心理应对能力。营养均衡，补充体力及强化免疫力所需的营养。

【复习思考题】

试述哪些中医辨证施治方法适用于慢性疲劳综合征。

第三节　胃肠功能紊乱

本病是以腹痛、腹泻、便秘或便秘腹泻交替出现，并伴自主神经功能紊乱的一种慢性功能性肠道病变。

【发病机制】

内脏小神经起于第 10 ～ 11 胸椎交感节，穿膈肌而终于腹腔节。肠系膜下神经丛分布于结肠及直肠。由于脊柱椎间关节失稳，在姿势不良、疲劳过度、受寒冷或失眠烦躁等诱因下致胸椎错位，因而损害并刺激胸交感神经，使交感神经兴奋或受压迫使交感神经抑制而发病。胸椎及腰椎关节错位使交感神经节前纤维受到严重压迫，神经功能低下，肠壁细胞处于去神经的内脏感觉过敏状态，或许多正常食物或某些刺激性食物显示过敏现象不耐受而诱发肠功能紊乱症状或加重（临床表现为副交感神经相对兴奋状态）。

【临床表现与诊断】

（一）临床表现

1. 症状

（1）腹痛、腹部不适　常沿肠管有不适感或腹痛，可发展为绞痛，持续数分钟至数小时，以左下腹或下腹多见，也可位于脐周。腹痛常在便前发生或加重，便后或排气后缓解、消失。有些食物如粗纤维蔬菜、粗质水果、浓烈调味品、酒、冷饮等，可诱发腹痛。但腹痛不进行性加重。睡眠时不发作。

（2）腹泻或不成形便　常于餐后，尤其是早餐后多次排便。亦可发生于其余时间，但不发生在夜间。偶尔大便最多可达 10 次以上。但每次大便量少，总量很少超过正常范围。有时大便仅 1 ～ 2 次，但不成形。腹泻或不成形便有时与正常便或便秘相交替，粪质量少而黏液量很多，但无脓血。便秘呈现干结、量少，呈羊粪状或细杆状，表面可附黏液。

（3）其他消化道症状　胃肠胀气和消化不良，上腹胀满，频繁嗳气，餐后加重，长伴口干、口苦等，可有排便不尽感、放屁多、排便窘迫感。

（4）自主神经功能紊乱　焦虑、紧张、失眠、乏力、心悸、手足多汗、血压偏低、头面阵热与头晕等。

2. 体征

盲肠和乙状结肠常可触及，盲肠多呈充气肠管样感觉；乙状结肠常呈条索样痉挛肠管，或触及条索样粪块。所触肠管可有轻度压痛，但压痛不固定，持续压迫时疼痛消失。部分患者肛门指诊有痛感，且有括约肌张力增高的感觉。腰背部肌肉紧张，$T_9 \sim L_2$棘突偏歪、椎旁压痛，棘上韧带和患椎有关的最长肌、多裂肌附着点有摩擦音。

（二）临床检查

腹部多无阳性体征。血、尿、粪便常规检查及潜血试验，血培养（至少3次），肝、肾功能，电解质，血沉，甲状腺功能和血清酶学检查无异常。结肠镜检查可见肠管痉挛，持续时间长，收缩频繁，肠镜推进困难，肠腔内可见黏膜充血，黏液分泌增多或正常，组织活检正常。行结肠内置管测压或吞下微型传感器，以及检测胃肠肌电图等方法测定肠运动功能。X线检查可见胸、腰椎间关节排列紊乱，左右关节突关节不对称，较重者脊椎侧弯，或棘突左右偏歪，或棘突间距上宽下窄或上窄下宽。

（三）诊断要点

1. 典型的下消化道功能紊乱临床表现。

2. 腰背部肌肉紧张，$T_9 \sim L_2$棘突偏歪、椎旁压痛，棘上韧带和患椎有关的最长肌、多裂肌附着点有摩擦音。

3. 有肠道功能性疾病的症状，在排除各种可能的器质性病变后，药物治疗效果不理想，可诊断为肠功能性疾病。

（四）鉴别诊断

应与炎症性肠病（溃疡性结肠炎、克罗恩病）结肠癌、细菌性痢疾、甲状腺功能亢进症、肠道吸收不良综合征等鉴别。

1. 腹泻型应与引起腹泻的疾病鉴别，主要注意与常见的乳糖不耐受症鉴别。

2. 便秘型应与引起便秘的疾病鉴别，其中功能性便秘及药物不良反应引起的便秘为主，应详细询问病史及用药史。

【辨证与治疗】

（一）手法治疗

本病治疗主要是积极寻找并祛除诱发因素，对症治疗。强调综合治疗和个性化治疗的原则。

首先用揉、拿、擦、推、分筋理筋等手法松弛腰背部软组织。再根据椎体错位类型选用俯卧位胸椎小关节掌推复位法、坐式旋转复位法、斜扳法等手法。

（二）其他疗法

1. 中医辨证疗法

（1）脾气亏虚型　治宜健脾助运，方用参苓白术散加减。

（2）肝郁脾虚型　治宜抑肝扶脾，方用痛泻要方合四逆散加减。

（3）脾肾两虚型　治宜温补脾肾，方用附子理中合四神丸加减。

（4）肠道湿热型　治宜清热通便，方用葛根芩连合三黄泻心汤加减。

（5）阴虚肠燥型　治宜滋阴润燥，方用增液汤合润肠丸加减。

（6）瘀阻肠络型　治宜理气化瘀、润肠通络，方用失笑散合五仁丸加减。

2. 针灸疗法

主穴选脾俞、天枢、足三里、三阴交，根据病症辨证选穴。

【预防与调护】

劳逸结合，少食多餐，建立良好的卫生习惯。腹泻者应食少渣、易消化、低脂肪、高蛋白食物。便秘者可食多纤维蔬菜、粗粮等，建立定期排便习惯。避免过食生冷及刺激性食物。

【复习思考题】

除了上述提到的治疗方法，临床上还有哪些治疗方案可用于治疗胃肠功能紊乱。

第四节　更年期综合征

更年期是指妇女从性成熟期逐渐进入到老年期的过渡时期，约有 1 / 3 的更年期妇女能通过神经 – 内分泌的自我调节达到新的平衡而无自觉症状，而 2 / 3 的更年期妇女则可因性激素的减少而出现一系列症状。常见有烘热汗出、烦躁易怒、心悸失眠，或忧郁健忘、浮肿便溏、皮肤感觉异常、头晕、腰酸等，称为更年期综合征。

【发病机制】

1. 卵巢储备功能下降

卵巢是产生雌激素和孕激素的主要器官，其储备功能会随着年龄增长而开始不断下降。卵巢储备功能下降的同时，雌激素也会随之减少，从而导致雌激素受体（ER）的功能无法正常运行，最终引起多系统的相关症状。雌激素的依赖器官萎缩、自主神经紊乱及其他精神症状都是卵巢储备功能下降后的主要临床表现。

2. 神经内分泌发生改变

卵巢功能衰退后 H–P–O 轴神经 – 内分泌功能会出现失衡，血清中单胺类递质下降，是导致更年期综合征出现焦虑、抑郁的主要原因。血清中单胺类物质有很多，其中包括去甲肾上腺素、5– 羟色胺等。

3. 免疫因素

人体各项机能随着年龄的增长会随之下降，人体的免疫机制也是如此。在人体免疫机制下降的过程中，具有调高免疫功能的细胞群会随之减少，相反调低免疫功能的细胞群会随之增加，导致免疫机制失衡，更年期综合征发生。

中医学多以肾阴虚立论，认为更年期综合征发病机制分以下几种：①肾气渐衰，天癸枯竭，导致机体冲、任二脉虚衰，精血供应不足而阴阳失衡。②受乙癸同源因素的影响，当机体肾精不足时，极易导致肝失所养，疏泄失常，肝郁气滞。③肾阴亏损，阳不潜藏，脉失濡养，最终导致机体脏腑气血的协调作用被破坏而出现各种负性生理、心理症状，如闷闷不乐、欲哭寡言，抑郁、焦虑等，严重时甚至导致机体记忆力减退，注意力不集中或烦躁等。

【临床表现与诊断】

（一）临床表现

1. 症状

以精神、神经、泌尿生殖系统以及代谢异常的相关症状为主，即潮热、出汗、头晕、肢体蚁走感、关节痛、失眠、抑郁、烦躁、神经过敏、尿频、疲劳、性交痛。

2. 体征

妇科检查可见内、外生殖器开始萎缩。外阴萎缩、阴毛减少变白，大、小阴唇萎缩；阴道黏膜变薄，皱褶减少，黏膜苍白，分泌减少，穹窿变平、变小；宫颈萎缩、变小；宫体缩小；卵巢体积缩小。

（二）临床检查

1. 阴道细胞学检查

阴道脱落细胞涂片，见底层及中层细胞为主，显示雌激素水平低落。

2. 激素水平测定

观察到 FSH、LH 及 E_2 的变化：FSH 明显升高，LH 升高，E_2 下降。

3. 盆腔超声检查

① 子宫超声：体积缩小，内膜变薄，绝经后内膜 < 4mm。② 卵巢超声：体积缩小，卵泡闭锁、消失。

（三）诊断要点

根据年龄、病史、体征、实验室及相关辅助检查等排除器质性病变后即可明确诊断。

1. 45 岁以上女性，月经不规则或闭经、潮热、出汗、心悸、易激动、失眠或抑郁等。

2. 生殖器官及第二性征有不同程度萎缩。

3. 尿、血雌激素降低，促卵泡素及黄体生成素明显升高。

（四）鉴别诊断

许多疾病均可引起与更年期综合征相似的症状和体征，关键要与器质性疾病相鉴别。一般来说，根据其临床表现可做出初步诊断。

1. 伴潮热症状的其他疾病

如甲状腺功能亢进、嗜铬细胞瘤、类癌综合征、糖尿病神经病变、烟碱酸过量、结核和其他慢性感染等。上述疾病产生的皮肤潮红不具备更年期潮热发作的特点（持续时间、身体上的特殊分布等）。另外，如患者有皮肤潮红症状而无其他更年期综合征表现，应进一步做激素测定检查等。

2. 异常阴道出血

40～50岁的患者有月经周期延长和月经量减少，可能是绝经期卵巢功能衰退所致，不必行内膜活检，但如果出现月经频发、月经增多或月经间期子宫出血，应检查子宫内膜。常采用内膜活检法、扩宫刮宫法。绝经6个月后卵巢功能活动再发阴道出血，常与器质性病变有关。此外，许多特殊的外阴和阴道病变（如滴虫性阴道炎、阴道念珠菌病）的表现酷似雌激素缺乏引起的外阴阴道炎，常需特殊检查明确诊断。

3. 心悸与高血压

更年期综合征常伴有心悸、头昏等症状，需与神经症、冠心病、高血压和甲状腺功能亢进等鉴别。若无更年期综合征所特有的症状（发作性潮热），应进行较全面的检查，排除器质性疾病的可能。

4. 卵巢早衰

如更年期综合征发生于40岁前，要想到卵巢早衰的可能。对这些患者应做以下的检查：①血 FSH ≥ 40U/L，LH 反复升高，提示为卵巢早衰；②其他自身免疫性疾病的实验室检查依据可以协助卵巢早衰的诊断；③半乳糖血症的相关检查；④卵巢的影像学检查，以排除卵巢肿瘤的可能。

【 辨证与治疗 】

（一）手法治疗

1. 患者俯卧，运用平推手法，自上而下沿竖脊肌平推30次。
2. 按点弹拨背部俞穴，重点在心俞、肝俞、肾俞；自下而上捏脊3～5次。
3. 头部按摩，分推前额眉弓，扫散两颞，以5指捏拿五经。

（二）其他疗法

1. 中医辨证疗法

（1）肾阴不足型　治宜滋阴降火，柔肝安神。方选一贯煎加减。
（2）肝气郁结型　治宜疏肝理气，养阴清热。方选丹栀逍遥散加减。
（3）痰火扰心型　治宜清热化痰，养阴安神。方选温胆汤加减。
（4）气血亏虚型　治宜益气补血，宁心安神。方选归脾汤加减。
（5）肾阳不足型　治宜温肾助阳，养心安神。方选右归丸加减。

2. 针灸疗法

（1）按辨证取穴　主穴用中极、大赫、子宫、肾俞及 T_3～L_4 夹脊穴。根据次症随证选穴。20次为1个疗程，休息5～7天。

（2）以心经和肾经为主取穴　主穴用心俞、肾俞、神门、内关、百会、涌泉。根据次症随证选穴。用平补平泻法，14天为1个疗程，休息1周后再继续下一个疗程。

（3）按八脉交会穴取穴　交经八穴中，阳脉四穴（外关、申脉、后溪、足临泣）其会合部位主要在体表，凡体表疾患（汗出、瘙痒、麻木）选用这些腧穴施以针灸可以取得明显疗效。阴脉四穴（内关、列缺、公孙、照海）其会合部位主要在胸腹，选此四穴治疗内脏疾患（心悸、腹胀、便溏等）可以取得明显疗效。

（4）耳压法橡皮膏贴压王不留行籽　选穴以交感、肾、皮质下、神门、肝为主，每天按压刺激 3 ～ 5 次，3 天换 1 次，6 天为 1 个疗程。

3. 激素治疗

绝大多数更年期综合征不需激素治疗，仅用于经上述治疗无效者，一般用 3 ～ 6 个月。

（1）雌激素　可补充卵巢分泌不足，大剂量有可能刺激子宫内膜生长，发生子宫出血。所以应注意子宫内膜疾病的发生。对已绝经的更年期综合征的妇女，使用雌激素量宜小，既达到控制更年期综合征症状又不引起子宫出血，一般用己烯雌酚 0.125 ～ 0.25mg ／ d，连续 20 天，间歇 10 天的周期治疗。对已切除卵巢和子宫而症状较重的病例，可用己烯雌酚 0.5 ～ 1mg ／ d，连用 20 天的周期疗法，以后逐渐减量。

（2）雄激素　雄激素可抑制垂体促性腺激素的分泌，并有蛋白合成作用，服用后有舒适欣快、镇静感觉，对消除症状有一定作用。

【预防与调护】

围绝经期是自然的生理过程，女性应重新认识老龄概念，树立自信、自立、自强的新观念，陶冶情操，日常生活以积极的心态面对，积极进行饮食调整，加强运动锻炼等。

【复习思考题】

试述在临床诊治更年期综合征时应注意哪些要点？

主要参考书目

1. 韦贵康，王守东，张俐.脊柱相关疾病学 [M].北京：人民卫生出版社，2012.

2. 韦贵康.脊柱相关疾病 [M].南宁：广西科学技术出版社，1996.

3. 韦贵康.软组织损伤与脊柱相关疾病 [M].南宁：广西科学技术出版社，1994.

4. 韦贵康.脊柱相关疾病与手法治疗 [M].北京：人民卫生出版社，2005.

5. 韦贵康.实用骨关节与软组织伤病学 [M].北京：人民卫生出版社，2009.

6. 韦贵康，安连生，王和鸣.图解脊柱整治三联手法 [M].北京：人民卫生出版社，2012.

7. 韦贵康，张志刚.中国手法诊治大全 [M].北京：中国中医药出版社，2001.

8. 孙树椿.清宫正骨手法图谱 [M].北京：中国中医药出版社，2012.

9. 董福慧.脊柱相关疾病 [M].2 版.北京：人民卫生出版社，2006.

10. 董福慧.临床脊柱相关疾病 [M].北京：人民卫生出版社，2009.

11. 龙层花.脊椎病因治疗学 [M].北京：世界图书北京出版公司，2012.

12. 钟士元.脊柱相关疾病治疗学 [M].广州：广东科技出版社，2003.

13. 张长江.脊柱相关疾病 [M].北京：人民卫生出版社，1998.

14. 李义凯.脊柱推拿的基础与临床 [M].北京：军事医学科学出版社，2015.

15. PFleckenstein，JTranumJensen.影像解剖学 [M].郝强，陈宏颉，林玲译.福州：福建科学技术出版社，2015.

16. Jon C.Thompson.奈特简明骨科学彩色图谱 [M].邱贵兴，高鹏译.北京：人民卫生出版社，2012.

17. Donald A.Neumann.骨骼肌肉功能解剖学 [M].刘颖，师玉涛，闫琪译.北京：人民军医出版社，2015.

18. 詹红生，程英武.脊柱手法医学 [M].北京：人民卫生出版社，2020.

19. 陈小刚，周红海.国医大师韦贵康骨伤手法临证经验录 [M].北京：人民卫生出版社，2018.

20. 陈小刚，韦坚.韦氏脊柱整治手法精粹 [M].北京：人民卫生出版社，2020.